FOR PROFESSIONAL ANESTHESIOLOGISTS

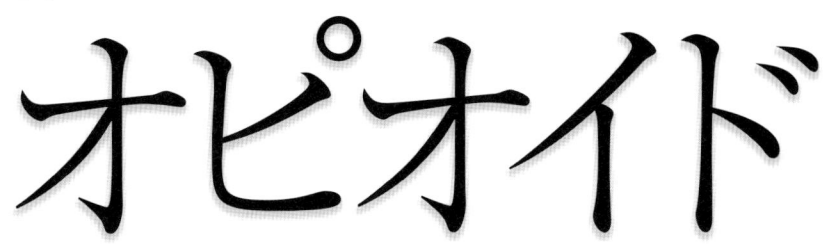

オピオイド
OPIOID

編集　札幌医科大学教授
並木 昭義
札幌医科大学助教授
表 圭一

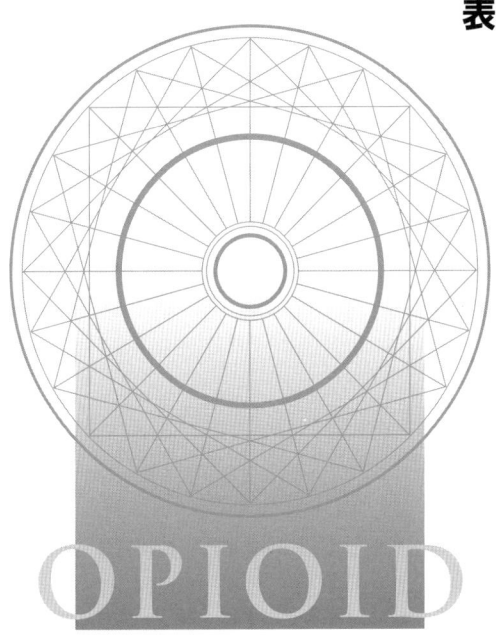

克誠堂出版

執筆者一覧 (執筆順)

植田　弘師
長崎大学大学院医歯薬学
総合研究科分子薬理学分野

岸岡　史郎
和歌山県立医科大学
薬理学教室

南　雅文
北海道大学大学院薬学研究科
薬理学分野

成田　年
星薬科大学薬品毒性学教室

芝崎　真裕
星薬科大学薬品毒性学教室

鈴木　勉
星薬科大学薬品毒性学教室

表　圭一
札幌医科大学医学部
麻酔学教室

佐伯　茂
日本大学医学部麻酔科学教室
(駿河台日本大学病院)

太田　孝一
江別市立病院麻酔科

井上荘一郎
自治医科大学
麻酔科学・集中治療医学講座

川真田樹人
札幌医科大学医学部
麻酔学教室

高橋　稔之
札幌医科大学医学部
麻酔学教室

成松　英智
札幌医科大学医学部
救急集中治療部

川股　知之
札幌医科大学医学部
麻酔学教室

井上　隆弥
NTT東日本関東病院
ペインクリニック科

大瀬戸清茂
NTT東日本関東病院
ペインクリニック科

田中　裕之
広島大学病院
麻酔・疼痛治療科

服部　政治
大分大学医学部
脳・神経機能統御講座
麻酔学教室

野口　隆之
大分大学医学部
脳・神経機能統御講座
麻酔学教室

はじめに

　オピオイドは，術後痛や癌性疼痛に対する有効性がよく知られ，臨床において多用されている．麻酔科専門医はその使用にあたり，基本的知識を十分に身に付け，それを基に臨床応用することが不可欠である．さらに，術後痛や癌性疼痛以外の種々の疼痛（分娩痛，外傷痛，慢性疼痛）に対するオピオイド鎮痛法のノウハウ，小児，高齢者，そしてオピオイド作用に影響を及ぼすような基礎疾患を有する患者に対するオピオイドの使用法などを熟知したうえで，オピオイドを処方・投与することが重要である．この企画においては，麻酔科専門医レベルに必要不可欠なオピオイドに関する知識（薬理，臨床）を網羅する．本書により，麻酔科医に必要なオピオイドの特徴を熟知してもらい，患者の日常診療に大いに役立ててもらうと同時に，専門医（プロとしての）知識のさらなるレベルアップを図ることを趣旨とする．

　本書は，大きく基礎編と臨床編の2編に分ける．基礎編の執筆者は疼痛，鎮痛の薬理学，薬学において，わが国をリードする先生方であり，内容が臨床医に理解できるように解説する．臨床編の執筆者は，臨床の第一線で活躍している先生方であり，その知識と実践を基に解説する．

　基礎編は4章から成る．

　第1章はオピオイドの分子薬理である．執筆者の植田弘師先生（長崎大学分子薬理学）は，オピオイド作用におけるG蛋白質活性化やさまざまのキナーゼ活性化機構と，オピオイド耐性形成におけるそれら分子の役割について解説する．

　第2章はオピオイドの分布と代謝である．岸岡史郎先生（和歌山県立医大薬理学）は，種々のオピオイドの特徴として5種類の麻薬性および3種類の非麻薬性（拮抗性）鎮痛薬の体内動態，用量および作用持続時間についての比較，そして分布と代謝に影響を及ぼす因子として血液脳関門，年齢，肝疾患，腎疾患を挙げて解説する．

　第3章はオピオイドの鎮痛作用である．南雅文先生（北海道大学薬学科薬理学）は，モルヒネの鎮痛作用機序について，特に脊髄後角における痛覚情報伝達に対する抑制作用機序に焦点を当て，その分子機構を解説する．さらに，モルヒネの不安・不快・恐怖などの"負の情動反応"に対する抑制作用について著者らの研究成果を中心に紹介する．また，これまでの薬理学的手法では明確な鎮痛作用機序を知ることが困難であったブプレノルフィン，ペンタゾシン，ブトルファノールなどのいわゆる"拮抗性鎮痛薬"について，分子生物学的・分子薬理学的手法を駆使し，それら薬物の鎮痛作用メカニズムに言及する．

　第4章はオピオイドの副作用および耐性・依存性である．成田年，芝崎真裕，鈴木勉先生（星薬科大学薬品毒性学）は，現在までに明らかとなっているオピオイドの作用機序に加え，最近，著者らの研究室で明らかにしつつある新たなモルヒネの鎮痛作用発現機構，ならびにグリア細胞が関与すると想定される耐性および精神依存形成における分子機構について概説する．

　臨床編は8章から成る．

　第1章はオピオイドの臨床使用法とその状況である．表圭一先生（札幌医科大学麻酔科）は，オピオイドの歴史，オピオイドを生成由来による分類と固有活性による分類に分けて説明する．また，わが国および海外におけるモルヒネおよびフェンタニルの消費量の推移を図に示し，そしてオピオイドの適応と禁忌，オピオイドの投与経路について解説する．

　第2章はモルヒネ製剤とその特徴である．佐伯茂先生（駿河台日本大学麻酔科）は，モルヒネ

製剤には従来より使用可能であった注射薬，速効性の錠剤に加え，1ml中のモルヒネ含有量が多い注射薬，各種除放性製剤，水溶性製剤など豊富な種類が臨床の場で使用可能となっており，これらの薬物を適切に，かつ有効に使用できるようにモルヒネ製剤の特徴について解説する．

　第3章はモルヒネ以外のオピオイド製剤とその特徴である．太田孝一先生（江別市立病院麻酔科）は，癌性疼痛管理のモルヒネ以外の強いオピオイドとしてフェンタニル，オキシコドン，弱オピオイドとしてリン酸コデイン，リン酸ジヒドロコデイン，ペンタゾシン，ブプレノルフィンとさらに欧米で普及しているトラマドール，メタゾンについて解説する．特に現在，臨床使用が可能な薬物については，その製剤の特徴と使用法および薬価について詳しく述べる．

　第4章は急性痛とオピオイドであり，これは術後痛，分娩痛，外傷痛の3項目に分ける．

　A．術後痛とオピオイド——井上荘一郎先生（自治医科大学麻酔科）は，術後痛の特徴，投与経路に基づくオピオイドによる術後鎮痛の特徴，特に各種の硬膜外鎮痛法について詳細に説明する．また，術後鎮痛におけるオピオイドによる副作用と安全性の対策について述べる．

　B．分娩痛とオピオイド——川真田樹人，高橋稔之先生（札幌医科大学麻酔科）は，分娩の痛みの特徴，分娩痛と薬物投与による鎮痛で，特にオピオイドの投与経路とその特徴，その中でもくも膜下と硬膜外ブロック併用における投与法の実際について述べる．

　C．外傷痛とオピオイド——成松英智先生（札幌医科大学救急集中治療部）は，外傷性疼痛の特徴，オピオイドの外傷診断に及ぼす影響，オピオイド鎮痛と全身管理，オピオイド投与の実際では，各種投与法および病態別オピオイド鎮痛法と注意点について述べる．

　第5章は癌性疼痛とオピオイドである．川股知之先生（札幌医科大学麻酔科）は，WHO方式癌疼痛治療法，癌疼痛に対するわが国で臨床使用可能なオピオイド製剤とその使用法，その副作用，およびオピオイド抵抗性の痛み対策，服薬に関する患者教育について述べる．

　第6章は慢性疼痛とオピオイドである．井上隆弥，大瀬戸清茂先生（NTT東日本関東病院ペインクリニック科）は，慢性疼痛の定義，慢性疼痛患者の診察および治療方針，慢性疼痛におけるオピオイドの有効性と適応疾患，オピオイド療法の原則について説明する．さらにオピオイドの鎮痛機序および薬物動態，そしてオピオイドの副作用についても述べる．

　第7章は小児とオピオイドである．田中裕之先生（広島大学麻酔・疼痛治療科）は，小児の術後痛におけるオピオイドの種類と作用，投与法，副作用，オピオイド投与時の観察項目とモニターについて解説する．特に術後急性痛に対する自己調節鎮痛（patient-controlled analgesia：PCA）に関して具体例を呈示しながら説明する．

　第8章は高齢者・基礎疾患を有する患者とオピオイドである．服部政治，野口隆之先生（大分大学麻酔科）は，加齢による痛み閾値の変化，および生体の生理学的変化，基礎疾患・癌患者での薬物動態に影響する因子についてまとめて示す．特に現在臨床で癌性疼痛に使用されるオピオイドが年齢や臓器障害によりどのような影響を受けるのか，またそのためにオピオイドの投与量調節や投与経路をどのようにすべきかを概説する．

　基礎編はかなりレベルが高く，一度読んでも理解し難いところもあるが，繰り返し読むことで理解できるようになり，しかも臨床において重要な知識，情報が多くあることに気付くと思われる．臨床編は前半の3章においてオピオイドの製剤，使用法について全般的な解説がよくなされており，ここをよく読んでおくと後半の章は理解しやすい．後半の5章の中では疾病および病態別における疼痛に対して適切なオピオイドの使用法および副作用対策など具体的に記載されている．本書は日常臨床で疼痛管理のプロに必要であると確信している．本書を是非手元に置いて，活用されることを願っている．

2005年7月

並木　昭義

目 次

基礎編

1. オピオイドの分子薬理　　　　　　　　　　　　　植田　弘師／3
- はじめに 3
- G蛋白質制御機構とオピオイド耐性形成 3
- オピオイド受容体内在化機構 4
- 耐性形成機構における受容体内在化調節 4
- MAPキナーゼとオピオイド受容体シグナル 5
- トランスアクチベーションとオピオイド受容体シグナル 6
- グリア細胞活性化とオピオイドシグナル 7
- おわりに 8

2. オピオイドの分布と代謝　　　　　　　　　　　　岸岡　史郎／11
- 種々オピオイド鎮痛薬の特徴 11
    - ❶麻薬性鎮痛薬／11　　❷非麻薬性鎮痛薬／14
- 分布と代謝に影響を及ぼす因子 16
    - ❶血液脳関門／16　❷年齢／17　❸肝疾患／18　❹腎疾患／18

3. オピオイドの鎮痛作用　　　　　　　　　　　　　南　雅文／20
- はじめに 20
- モルヒネの作用点となる受容体サブタイプと細胞内情報伝達 20
- モルヒネの鎮痛作用機序 22
- "痛み"による"負の情動反応"に対するモルヒネの効果 25
- 拮抗性鎮痛薬の鎮痛作用機序 28
- おわりに 31

4. オピオイドの副作用および耐性・依存性
　　　　　　　　　　　　　成田　年，芝崎　真裕，鈴木　勉／33
- はじめに 33
- モルヒネの副作用とその発現機序 33
    - ❶呼吸抑制作用／34　❷傾眠作用／35　❸錯乱・幻覚作用／35
    - ❹嘔気・嘔吐（催吐）作用／35　❺止瀉作用（便秘）／37　❻縮瞳作用／37
    - ❼胆汁分泌抑制作用／37　❽排尿障害／37
- モルヒネの鎮痛耐性形成機構 37

疼痛下におけるモルヒネの鎮痛耐性 42
　　モルヒネの身体依存形成機構 44
　　疼痛下におけるモルヒネ身体依存形成に対する修飾作用 46
　　モルヒネの精神依存形成機構 47
　　疼痛下におけるモルヒネ精神依存の抑制機構 49
　　おわりに 52

臨床編

1. オピオイドの臨床使用とその状況　　　　　　　　　　　　　表　圭一／57
　　はじめに 57
　　オピオイドの分類 57
　　オピオイドの使用状況 58
　　オピオイドの適応と禁忌 60
　　オピオイドの投与経路 61
　　オピオイドの今後 61

2. モルヒネ製剤とその特徴　　　　　　　　　　　　　　　　　佐伯　茂／63
　　はじめに 63
　　モルヒネ製剤の種類 63
　　　❶塩酸モルヒネ単剤の注射薬／63　　❷モルヒネと他の薬物との合剤／65
　　　❸モルヒネの内服薬／65　　❹塩酸モルヒネ坐剤／73

3. モルヒネ以外のオピオイド製剤とその特徴　　　　　　　　　太田　孝一／75
　　強オピオイド製剤 75
　　　❶クエン酸フェンタニル／75　　❷経口腔粘膜吸収型フェンタニル／79
　　　❸塩酸オキシコドン／79
　　弱オピオイド製剤 82
　　　❶リン酸コデイン／82　　❷リン酸ジヒドロコデイン／83　　❸ペンタゾシン／83
　　　❹塩酸ペチジン／84
　　合成オピオイド製剤 85
　　　❶塩酸ブプレノルフィン／85　　❷酒石酸ブトルファノール／86
　　今後，臨床使用が期待される薬物 86
　　　❶塩酸トラマドール／87　　❷メサドン／88

4. 急性痛とオピオイド

A. 術後痛とオピオイド　　　　　　　　　　　　　　　　　　井上莊一郎／90
　　はじめに 90
　　術後痛の特徴 90
　　投与経路に基づくオピオイドによる術後鎮痛 93
　　　❶筋肉内投与，皮下投与／93　　❷静脈内投与／94　　❸硬膜外投与／97
　　　❹くも膜下投与／102

術後鎮痛におけるオピオイドの副作用，安全性 102
　　　　1呼吸抑制／102　　**2**悪心・嘔吐，瘙痒感／103
　　おわりに 103

B．分娩痛とオピオイド　　　　　　　　　　　　　　川真田樹人，高橋　稔之／109

　　はじめに 109
　　分娩の痛み 109
　　分娩痛と薬物投与による鎮痛 110
　　全身投与 111
　　　　1フェンタニル／111　　**2**塩酸モルヒネ／112　　**3**塩酸ペチジン／112
　　くも膜下腔投与 113
　　硬膜外腔投与 113
　　局所麻酔薬とオピオイド併用の硬膜外投与 114
　　脊髄くも膜下硬膜外併用麻酔（combined spinal-epidural anesthesia：CSEA） ... 114
　　　　1投与法の実際／114
　　最後に 115

C．外傷痛とオピオイド　　　　　　　　　　　　　　　　　　　成松　英智／117

　　外傷性疼痛 117
　　オピオイドによる外傷鎮痛 118
　　オピオイドが外傷診断に及ぼす影響 119
　　オピオイド鎮痛と全身管理 120
　　オピオイド投与の実際 120
　　　　1投与法／121　　**2**病態別オピオイド鎮痛法と注意点／122

5．癌性疼痛とオピオイド　　　　　　　　　　　　　　　　　川股　知之／126

　　WHO方式癌疼痛治療法 126
　　　　1癌疼痛治療の目標／127　　**2**鎮痛薬投与法の基本原則／127
　　癌疼痛に対するわが国で臨床使用可能なオピオイド製剤とその使用法 129
　　　　1リン酸コデイン／129　　**2**モルヒネ製剤／130　　**3**フェンタニル製剤／136
　　　　4オキシコドン製剤／138
　　オピオイドローテーション 139
　　オピオイド抵抗性の痛み 140
　　服薬に関する患者教育 141
　　　　1痛み治療の重要性／141　　**2**モルヒネに関する迷信／142
　　　　3オピオイドの使い方／143

6．慢性疼痛とオピオイド　　　　　　　　　　　　井上　隆弥，大瀬戸清茂／145

　　はじめに 145
　　慢性疼痛とは 146
　　オピオイドの適応疾患 147
　　診察および治療の方針 147

慢性疼痛に対するオピオイドの有効性	148
オピオイド療法の原則	149
オピオイドによる副作用：耐性，依存，乱用，嗜癖	150
使用するオピオイド鎮痛薬の種類	151
オピオイドの鎮痛機序および薬物動態	151
そのほかの副作用	153
今後期待される薬物	153
❶トラマドール／153　　❷κオピオイド作動薬／153	
最後に	154

7. 小児とオピオイド　　　　　　　　　　　　　　　　田中　裕之／156

はじめに	156
オピオイドの種類と作用	156
オピオイドの投与法	157
オピオイド投与時の観察項目とモニター	157
副作用とその対策	158
PCA	161
❶PCAの設定と持続投与／161　　❷投与経路／162　　❸症例提示／162	
❹小児における硬膜外鎮痛の問題点／164	
Acute Pain Serviceの役割	165
おわりに	165

8. 高齢者・基礎疾患を有する患者とオピオイド

　　　　　　　　　　　　　　　　　　　　　服部　政治，野口　隆之／168

はじめに	168
年齢と痛みの関係	168
高齢者の薬物代謝と排泄	169
モルヒネ	170
❶モルヒネの薬物動態／170　　❷モルヒネの臨床使用／170	
オキシコドン	172
❶オキシコドンの薬物動態／172　　❷オキシコドンの臨床使用／172	
フェンタニル	172
❶フェンタニルの薬物動態／172　　❷フェンタニルの臨床使用／173	
オピオイドの選択	173
おわりに	174

索引	177

基礎編

1. オピオイドの分子薬理
2. オピオイドの分布と代謝
3. オピオイドの鎮痛作用
4. オピオイドの副作用および耐性・依存性

基礎編

1 オピオイドの分子薬理

はじめに

　オピオイド受容体研究は，他のG蛋白質共役型受容体（G protein-coupled receptor：GPCR）研究と比べ特殊な位置を占めている。その背景としては，オピオイド作用が医療における明確な役割から社会問題に至るまで幅広い関心の的となっているためである。オピオイド受容体の活性制御機構には，細胞内の数多くのキナーゼ分子がかかわっており，30年以上にわたるオピオイド研究の中で，その複雑な制御機構は明らかになりつつある。本稿ではオピオイド作用におけるG蛋白質活性化やさまざまのキナーゼ活性化機構と，オピオイド耐性形成におけるそれら分子の役割について解説する。

G蛋白質制御機構とオピオイド耐性形成

　オピオイド受容体は，三量体GTP結合蛋白質（G蛋白質）連関型受容体のスーパーファミリーに属している。G蛋白質は7回膜貫通型受容体シグナルにおいて必要不可欠とされ，効果器蛋白質の活性化を制御している。α，β，γの3種類のサブユニットにより構成される三量体G蛋白質は，受容体と効果器蛋白質との相互作用を決めるαサブユニットにより，G_s，G_i，G_q，$G_{12/13}$の4種類のファミリーに分類される。オピオイド受容体は百日咳毒素（pertussis toxin：PTX）感受性の$G_{i/o}$蛋白質と連関し，アデニル酸シクラーゼ活性およびカルシウムチャネル活性を阻害し，カリウムチャネルおよびmitogen-activated protein（MAP）キナーゼを活性化する[1]。さらに，オピオイド受容体はG_zやG_{16}など，あらゆるPTX感受性のG蛋白質と連関することも知られている。一方，G蛋白質αサブユニットのGTPase活性を促進することにより，G蛋白質を介する情報伝達系を負に調節する因子として，regulator of G protein signaling（RGS）ファミリーが知られている。RGSファミリーの多くは中枢神経系に多く発現している。これはGαサブユニットのGTPアーゼ活性を高め，GTPからGDPへ分解することで，G蛋白質のシグナルを抑制する。RGSファミリーは現在すでに30以上の分子種が同定されており[2]，近年G_sや$G_{12/13}$蛋白質と相互作用することも報告されている。しかしながら，大部分のRGSはG_i，G_q蛋白質と相互作用し，cAMP，Ca^{2+}，MAPキナーゼやイオンチャネルへのシグナルに影響す

ることが知られている。中でも，RGS2およびRGS9はモルヒネの耐性形成を抑制することが報告されており，注目されている[3)4)]。

オピオイド受容体内在化機構

　7回膜貫通型受容体の脱感作-内在化-再感作の作用機構は，オピオイド受容体と同様のGPCRである$β_2$アドレナリン受容体に対する研究に関して先行している。それらの実験によると，受容体の脱感作はアゴニスト依存的な受容体のリン酸化が引き金となる。このリン酸化は，G蛋白質連関型受容体キナーゼ（G protein-coupled receptor kinase：GRK）によるC末端のリン酸化が重要であることが知られている[5)]。受容体がGRKによりリン酸化されると，それに引き続き$β$アレスチンが結合し，G蛋白質を活性化できない状態，いわゆる脱共役現象が起こる。$β$アレスチンが結合した受容体はクラスリン被覆小胞へ集合し，ダイナミンを介して内在化し，エンドソームへ運ばれる。近年，このエンドソームへの受容体の輸送にsmall G蛋白質であるRabが関与していることが報告[6)]されている。これまでに60種のRab GTPaseが知られているが，その中でもRab 4，5，7，9，11が受容体輸送を制御していると考えられている。Rab 5は受容体含有小胞の細胞膜からの形成，初期エンドソームへの移動・融合に，またRab 7および9は後期エンドソームからそれぞれリソソームとゴルジ体への輸送にかかわっている。一方，Rab 4は初期エンドソームやリサイクルエンドソームと細胞膜間の輸送を制御しており，Rab 11は早期エンドソームからリサイクルエンドソームへの輸送を制御している[7)]。このように，受容体はRabに制御された輸送によってエンドソームへ運ばれたのち，リソソームで分解されるか，細胞膜へリサイクルされ，再感作される。オピオイドとRabファミリーの詳細な関与については不明な点も多いが，エンドソームを介した脱感作，内在化，再感作といった一連の反応は，DAMGOなどオピオイドペプチドの場合において当てはまることが知られている。しかしながら，モルヒネの場合，上記のエンドサイトーシスは起こらない。それにもかかわらず，モルヒネは急性耐性を形成する。この原因を解明するためにさまざまな解析が行われ，relative activity versus endocytosis（RAVE）仮説やプロテインキナーゼC（protein kinase C：PKC）仮説などの可能性が論じられている[8)9)]。

耐性形成機構における受容体内在化調節

　前述したように，ペプチド性オピオイドのDAMGOでは受容体の内在化が起こるが，モルヒネの処置では$μ$オピオイド受容体（$μ$-opioid receptor：MOR）のGRKによるリン酸化，$β$アレスチンの集合，受容体の内在化が起こらない。このような事実から，RAVE仮説が近年打ち立てられた。これは，見かけ上の作用の強さと内在化の程度の比率をRAVEと定義し，その値と耐性形成が関連するのではないかという仮説である。すなわち，RAVE値が高いほど耐性が形成されやすいというものである。しかしながら，この仮説か

らはどのようにして耐性が形成されるかは定かではない。

　著者らは，近年，モルヒネによる耐性形成機構における責任分子を同定することに成功した。MOR発現細胞を用いた実験により，これまでに知られているように，DAMGOでは受容体の内在化が起こるがモルヒネ単独では受容体の内在化が起こらないことを確認した。この系において，モルヒネ適用の前にPKC阻害薬を処置すると，モルヒネによるMORの内在化が起こることも見い出した[9]。このことは，PKCがモルヒネによるMOR内在化を制御している可能性を示唆するものである。さらに，この現象がモルヒネの急性耐性形成と関連性があることを立証するため，マウスを用いた個体レベルでの解析を行った。著者らが開発した末梢性疼痛試験法（APF試験）を用いたところ，足底皮下に投与したブラジキニンにより誘発される侵害反応に対し，同足に投与したモルヒネおよびDAMGOは鎮痛効果を示した。鎮痛効果の消失後，再度モルヒネあるいはDAMGOを投与すると，モルヒネの鎮痛効果は認められなかったが，DAMGOは再度鎮痛効果を示した。すなわち，モルヒネは急性耐性を示すのに対し，DAMGOは示さないことが判明した。そこで，モルヒネによる急性耐性に対し，PKC阻害薬の適用を検討した。その結果，モルヒネによる急性耐性形成はPKC阻害薬により完全に抑制された。さらに，細胞レベルでDAMGOによるMOR内在化を抑制することが確認できているダイナミンのドミナントネガティブ蛋白質K44A発現アデノウイルスを動物個体に適用した。するとDAMGOの繰り返し適用により，急性耐性が観察されることも見い出した。また，この現象もPKC阻害薬を前処置することにより抑制された。

　以上の結果から，いくつかの受容体内在化制御機構・耐性形成機構の可能性が考えられた（図）。①GRKが受容体の内在化を促進し，再感作を通じて不活性化を解除することで，結果的に受容体の活性を維持していると考えるならば，PKCがこのGRKによる受容体リン酸化を抑制しているという可能性，②PKCによる受容体あるいは未知の蛋白質リン酸化が，内在化されずに細胞膜表面に留まった受容体を不活性化することが急性耐性を引き起こす可能性，③受容体の内在化により引き起こされる何らかの情報伝達機構が，受容体刺激による耐性形成を抑制している可能性，である。受容体内在化により引き起こされる情報伝達系としては，SrcやMAPキナーゼの活性化などが報告[10]されており，このような情報伝達と耐性回避機構との関連が注目される。

MAPキナーゼとオピオイド受容体シグナル

　$G_{i/o}$蛋白質連関型受容体であるオピオイド受容体は，アゴニスト刺激によりMAPキナーゼを活性化させる[11]。受容体の内在化にMAPキナーゼが関与することが数多く報告されており，ERKがアレスチンやダイナミン，GRKをリン酸化することで活性を抑制することが報告[12][13]されている。ERKの活性化制御に関しては，Ras，PKC，PI3K，チロシンキナーゼ，カルモジュリンの活性化が関与するという報告があり，このリン酸化カスケードは複雑に制御されている。さらにERKはRGSをリン酸化するという報告もあり，ERKがGαの活性を制御している可能性を示唆している。その他，オピオイド受容体シ

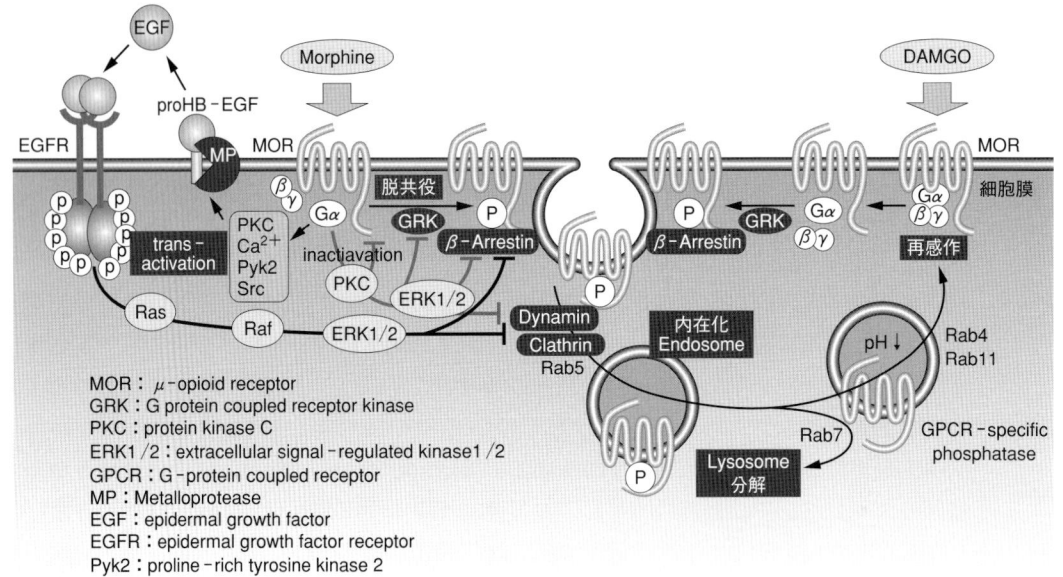

図 オピオイド受容体（MOR）の脱感作機構

DAMGOの結合したMORはGRKによるリン酸化，β-Arrestinの結合を受け，Rab5によりClathrin被覆小胞を形成し，細胞内へ内在化する（図の右側）。その後，エンドソームで脱リン酸化され細胞膜に戻り再感作されるか，Rab7を介してリソソームへ輸送され分解される。一方，モルヒネの結合したMORは内在化されず，細胞膜にとどまる（図の中部）。このときのMOR内在化の阻害には，PKCやERK1/2が関与している。一方で，MORにアゴニストが結合すると膜表面上のメタロプロテアーゼが活性化されて切断される。切断された増殖因子は，細胞の増殖因子受容体に結合し，オートクライン的に受容体が活性化されて細胞内にシグナルが伝達される。このプロセスはGPCR関連受容体チロシンキナーゼおよびSrcファミリーキナーゼや，カルシウム，Pyk2やプロテインキナーゼCを介する。このシグナル伝達経路は，3度細胞膜を通過するので，"triple-membrane-passing-signaling"（TEPS）とも呼ばれる。

グナルにp38，JNKが関与している可能性も報告[14]されている。このように，オピオイド受容体の活性制御機構において，MAPキナーゼは重要な役割を担っていることが示唆される。

トランスアクチベーションとオピオイド受容体シグナル

オピオイド受容体からのシグナルは，前述した受容体から下流へのシグナル伝達だけでなく，その他の相乗的なシグナル伝達系を動かしている可能性がある。すなわち，トランスアクチベーションという概念が現在では受け入れられている（図）。例えば，細胞の膜表面上には各種メタロプロテアーゼが存在し，オピオイドがオピオイド受容体に結合することにより，メタロプロテアーゼを活性化することが報告されている。細胞膜表面上のメタロプロテアーゼは，癌細胞の増殖・遊走や，血管内皮細胞の遊走から始まる血管新生などに深く関与するため，メタロプロテアーゼを標的とした抗癌薬の開発が進

められている。メタロプロテアーゼの活性化により起きる現象として，細胞膜上の増殖因子前駆体の切断活性化が挙げられる。細胞膜上にはヘパリン結合型上皮成長因子（heparin-binding epidermal growth factor：HB-EGF）などが，いわゆる膜結合型増殖因子として内在的に存在しているが，GPCRにアゴニストが結合すると膜表面上のメタロプロテアーゼが活性化されて切断される。切断された増殖因子は，細胞の増殖因子受容体に結合し，オートクライン的に受容体が活性化されて細胞内にシグナルが伝達される（図）。この相乗的なシグナル伝達がトランスアクチベーションといわれる作用であり，多くのGPCRでこの作用が報告[15)16)]されている。

各種の阻害薬を用いた結果から，このトランスアクチベーションがオピオイド受容体の脱感作にかかわっていることが示唆されている。例えばMORによってERKのリン酸化，活性化とともにEGF受容体のリン酸化が起きる。ERKはMOR内在化に必要なアレスチンやダイナミンをリン酸化し，内在化を抑制方向に制御していることが示唆されている。すなわち，ERKのリン酸化がオピオイド受容体の再感作を抑制していると考えられる。そして，このERKのリン酸化は，EGFRチロシンリン酸化阻害薬あるいはメタロプロテアーゼ阻害薬処理により抑制されることからトランスアクチベーションによるERKの活性化，それに伴うオピオイド受容体の内在化抑制効果が示唆される。さらに，EGFはPKCを介してERKを活性化することから，このPKCがさらに膜表面上のメタロプロテアーゼを活性化することで，トランスアクチベーションが増強され，同時に受容体の脱感作も増強されると考えられる。

このトランスアクチベーションは，MORとEGFRの間以外でも起きている。C6（ラットグリオーマ）細胞ではEGFRがほとんど存在しないが，FGFRや膜結合型FGFが存在し，MORとFGFRの間でトランスアクチベーションが起きる。このように，オピオイド受容体と各種増殖因子の間に未知のトランスアクチベーションが存在している可能性が示唆される[17)]。

グリア細胞活性化とオピオイドシグナル

以前，著者らは動物個体レベルでのモルヒネ耐性研究において，モルヒネ慢性耐性は末梢性鎮痛には観察されず，中枢性効果にのみ観察されることを見い出している[18)]。このことは，中枢にのみ存在する複雑な神経回路の可塑的変調が耐性形成に関与することを示唆しており，脳や脊髄に存在するアンチオピオイド神経系とからめて，その機構を推察している[19)〜21)]。一方で，脳において神経を取り巻くグリア細胞と神経細胞との間の三者間シナプスと呼ばれるネットワークにおいても，神経細胞の突起伸展，退縮などにかかわる因子のやり取りが存在する[22)23)]ことから，神経回路の可塑的変調におけるグリア細胞の影響も無視できない。脳内のグリア細胞として，オリゴデンドロサイト，アストロサイト，ミクログリアが挙げられるが，それぞれ有髄神経形成，細胞外液の恒常性維持や血液脳関門形成，細胞貪食・サイトカイン放出といった脳機能の発現にきわめて重要な役割を果たしている。1960年代からオピオイドがグリア細胞に作用することは

知られていたが，モルヒネ耐性との関連についてはいまだ不明である．最近，モルヒネ慢性投与マウスの脳でアストロサイトの活性化が見られることが報告された．また，脊髄レベルでもモルヒネ慢性投与によりアストロサイトやミクログリアの活性化が生じ，インターロイキン（interleukin：IL）-1βやIL-6，腫瘍壊死因子（tumor necrosis factor：TNF）αの発現が増加することが報告[24]された．このように耐性形成におけるグリア細胞の役割が注目されてきている．最近，グリア細胞の活性化に関するシグナルの中でも，Rasと同様にRhoファミリー低分子量GTPaseに属するRacやCdc42がオピオイド受容体のシグナル伝達に関与することが報告[14]された．Rhoファミリー低分子量GTPaseは，アクチン骨格の再構築制御や遺伝子発現制御により細胞周期の促進，細胞遊走，軸索誘導作用を持つ．実際，RacやCdc42はそれぞれ細胞膜ラッフル，フィロポディアというそれぞれ異なったアクチン骨格の形成誘導を起こすことが知られている．アクチン骨格の形成に関しては，数多くのケモカイン研究から，G_iRac，PI3Kγ，PAK1などが活性化され，F-actinの重合を促進するというシグナル経路が明らかになっている[25]．またアクチン骨格の形成はグリア細胞の遊走を誘導するということも知られている．また，前述したようなPKCやMAPキナーゼの活性化は，NFκBやCREBの活性化を誘導することが知られているが，これらの転写因子は脳由来神経成長因子（BDNF）や神経成長因子（nerve growth factor：NGF）などの神経突起伸展にかかわる遺伝子の発現を誘導するという点において興味がある．これらは中枢神経のシナプス機能維持や神経突起伸展にかかわることから，モルヒネ慢性投与時の可塑的変調にかかわるものと推測されている．実際に，BDNFの受容体であるTrkBはモルヒネ慢性投与時に脳内において発現上昇がみられ，その受容体遺伝子欠損マウスはモルヒネ耐性形成の減弱を示すことが報告されている．オピオイド機能におけるグリア細胞の役割についての解析は，今後さらに注目されることが期待される．

おわりに

1970年代にオピオイド受容体が発見されてから30年以上経過するが，そのメカニズムはますます複雑であることが判明してきた．その中心となるものは神経と神経，神経とグリア間の回路形成にあると言っても過言ではない．オピオイドの耐性，依存という現象が単に細胞レベルにとどまらず可塑的な回路形成にあるという著者らの最近の研究は，オピオイド研究の持つ神秘性をさらに高めている．

なお，本稿での紹介した研究の一部は科学技術振興調整費，目的達成型脳研究「依存性薬物により誘発される精神障害の機構の解明の研究」の援助で行ったものであり，深く感謝する．

■参考文献

1) Law PY, Wong YH, Loh HH. Molecular mechanisms and regulation of opioid receptor signaling. Annu Rev Pharmacol Toxicol 2000 ; 40 : 389-430.
2) Neubig RR, Siderovski DP. Regulators of G-protein signalling as new central nervous system drug targets. Nat Rev Drug Discov 2002 ; 1 : 187-97.
3) Potenza MN, Gold SJ, Roby-Shemkowitz A, Lerner MR, Nestler EJ. Effects of regulators of G

protein-signaling proteins on the functional response of the mu-opioid receptor in a melanophore-based assay. J Pharmacol Exp Ther 1999 ; 291 : 482-91.

4) Garzon J, Rodriguez-Diaz M, Lopez-Fando A, Sanchez-Blazquez P. RGS9 proteins facilitate acute tolerance to mu-opioid effects. Eur J Neurosci 2001 ; 13 : 801-11.

5) Freedman NJ, Lefkowitz RJ. Desensitization of G protein-coupled receptors. Recent Prog Horm Res 1996 ; 51 : 319-51; discussion 352-3.

6) Volpicelli LA, Lah JJ, Levey AI. Rab5-dependent trafficking of the m4 muscarinic acetylcholine receptor to the plasma membrane, early endosomes, and multivesicular bodies. J Biol Chem 2001 ; 276 : 47590-8.

7) Seachrist JL, Ferguson SS. Regulation of G protein-coupled receptor endocytosis and trafficking by Rab GTPases. Life Sci 2003 ; 74 : 225-35.

8) Whistler JL, Chuang HH, Chu P, Jan LY, von Zastrow M. Functional dissociation of mu opioid receptor signaling and endocytosis: implications for the biology of opiate tolerance and addiction. Neuron 1999 ; 23 : 737-46.

9) Ueda H, Inoue M, Matsumoto T. Protein kinase C-mediated inhibition of mu-opioid receptor internalization and its involvement in the development of acute tolerance to peripheral mu-agonist analgesia. J Neurosci 2001 ; 21 : 2967-73.

10) Ferguson SS. Evolving concepts in G protein-coupled receptor endocytosis: the role in receptor desensitization and signaling. Pharmacol Rev 2001 ; 53 : 1 − 24.

11) Tso PH, Yung LY, Wong YH. Regulation of adenylyl cyclase, ERK1/2, and CREB by Gz following acute and chronic activation of the delta-opioid receptor. J Neurochem 2000 ; 74 : 1685-93.

12) Pitcher JA, Tesmer JJ, Freeman JL, Capel WD, Stone WC, Lefkowitz RJ. Feedback inhibition of G protein-coupled receptor kinase 2 (GRK2) activity by extracellular signal-regulated kinases. J Biol Chem 1999 ; 274 : 34531-4.

13) Lin FT, Miller WE, Luttrell LM, Lefkowitz RJ. Feedback regulation of beta-arrestin1 function by extracellular signal-regulated kinases. J Biol Chem 1999 ; 274 : 15971-4.

14) Kam AY, Chan AS, Wong YH. Rac and Cdc42-dependent regulation of c-Jun N-terminal kinases by the delta-opioid receptor. J Neurochem 2003 ; 84 : 503-13.

15) Prenzel N, Zwick E, Daub H, Leserer M, Abraham R, Wallasch C, Ullrich A. EGF receptor transactivation by G-protein-coupled receptors requires metalloproteinase cleavage of proHB-EGF. Nature 1999 ; 402 : 884-8.

16) Wetzker R, Bohmer FD. Transactivation joins multiple tracks to the ERK/MAPK cascade. Nat Rev Mol Cell Biol 2003 ; 4 : 651-7.

17) Belcheva MM, Haas PD, Tan Y, Heaton VM, Coscia CJ. The fibroblast growth factor receptor is at the site of convergence between mu-opioid receptor and growth factor signaling pathways in rat C6 glioma cells. J Pharmacol Exp Ther 2002 ; 303 : 909-18.

18) Ueda H, Inoue M. Peripheral morphine analgesia resistant to tolerance in chronic morphine-treated mice. Neurosci Lett 1999 ; 266 : 105-8.

19) Ueda H, Inoue M, Mizuno K. New approaches to study the development of morphine tolerance and dependence. Life Sci 2003 ; 74 : 313-20.

20) Ueda H, Inoue M, Takeshima H, Iwasawa Y. Enhanced spinal nociceptin receptor expression develops morphine tolerance and dependence. J Neurosci 2000 ; 20 : 7640-7.

21) Inoue M, Mishina M, Ueda H. Locus-specific rescue of GluRepsilon1 NMDA receptors in mutant mice identifies the brain regions important for morphine tolerance and dependence. J Neurosci 2003 ; 23 : 6529-36.

22) Araque A, Parpura V, Sanzgiri RP, Haydon PG. Tripartite synapses : glia, the unacknowledged partner. Trends Neurosci 1999 ; 22 : 208-15.

23) Haydon PG. GLIA: listening and talking to the synapse. Nat Rev Neurosci 2001 ; 2 : 185-93.
24) Raghavendra V, Rutkowski MD, DeLeo JA. The role of spinal neuroimmune activation in morphine tolerance/hyperalgesia in neuropathic and sham-operated rats. J Neurosci 2002 ; 22 : 9980-9.
25) Meili R, Firtel RA. Two poles and a compass. Cell 2003 ; 114 : 153-6.

〔植田　弘師〕

基礎編

2 オピオイドの分布と代謝

種々オピオイド鎮痛薬の特徴

1 麻薬性鎮痛薬

a. モルヒネ（表）

モルヒネは，ほとんどの経路から吸収されるため，注射薬，経口薬（原末，水剤，細粒，錠剤，カプセル剤），坐剤など種々剤型が開発されている。肝における初回通過効果を受けやすいため，経口投与による生物学的利用率は約35％にすぎない。このことは，経口/非経口投与による鎮痛作用の効力比が，1/3であることと一致する。癌性疼痛を緩和する血中濃度は16〜364ng/mlである[1]。われわれ[2]は，モルヒネの増量なく疼痛緩和が可能であった上行結腸癌肝転移の症例を経験した。その症例において，入院中にモルヒネ坐剤挿入2時間30分後のモルヒネの血中濃度を4回測定したところ73.5〜81.4ng/mlであり，上述の結果とほぼ一致した。

モルヒネは吸収されると約35％が血漿蛋白（α_1酸性糖蛋白）と結合する。モルヒネの主な代謝産物はグルクロン酸抱合体であり，モルヒネ-3-グルクロニド（morphine-3-glucuronide：M-3-G）へは55％，モルヒネ-6-グルクロニド（morphine-6-glucuronide：M-6-G）へは15％変換されるが，N-脱メチル化されノルモルヒネ（4％）に変換されるものもある。M-3-Gには神経興奮作用がある。それ以外に，M-3-Gはラットのモルヒネ鎮痛作用に拮抗するといわれているが，ヒトでは明らかではない。一方，実験動物にM-6-Gを脳室内投与，または脊髄くも膜下腔内投与すると，モルヒネよりも45〜800倍強力な鎮痛作用が出現する。また，ヒトにM-6-Gを全身投与すると鎮痛作用が惹起され，その効力はモルヒネの約2倍である。すなわち，モルヒネのグルクロン酸抱合体は非常に極性が高いものの，鎮痛作用を発現する程度には脳内に移行すると考えられる。モルヒネの長期投与による鎮痛効果の一部には，このM-6-Gが関与するようである。M-6-Gは主に腎から排泄される。モルヒネの血漿半減期は約2時間であるが，M-6-Gのそれは約4時間と長い。胆汁中に排泄されたM-3-GやM-6-Gは，腸管内のグルクロニダーゼによってモルヒネとグルクロン酸になり，このモルヒネが再び腸管から吸収される（腸肝循環）。それゆえ，モ

表 オピオイド鎮痛薬の体内動態，用量および作用持続時間についての比較[a]

一般名	生物学的利用率[b] (%)	血漿蛋白結合率 (%)	血漿半減期 (hr)	投与経路	用量[c] (mg)	作用持続時間[d] (hrs)
モルヒネ	24±12	35±2	1.9±0.5	筋肉内, 皮下 経口	10 60	4-5 4-7
フェンタニル	—	84±2	3.7±0.4	筋肉内	0.1	1-2
オキシコドン	60-90	45	4.9±0.7	経口	5-10	4-5
ペチジン	52±3	58±9	3.2±0.8	筋肉内, 皮下 経口	75 300	3-5 4-6
コデイン	50±7	7	2.9±0.7	経口	200	4-6
ブトルファノール	17	80-83	4.8±1.6	筋肉内	2	4-6
ブプレノルフィン	13	96	2.33±0.24	筋肉内 舌下	0.4 0.8	4-5 5-6
ペンタゾシン	47±15	65	4.6±1.0	筋肉内, 皮下 経口	30-60 180	4-6 4-7

データは，平均値±標準偏差，値の平均または値の範囲（最低-最高）で示した。
[a]：参考文献14）から改変引用。一部のデータは参考文献3）および参考文献4）に基づく。
[b]：経口投与による生物学的利用率
[c]：モルヒネ10mgを筋肉内または皮下投与した場合とほぼ同じ鎮痛効果が得られる用量である。
　　ただし，オキシコドンについては，モルヒネ10mg皮下投与と必ずしも同じ効果を生じないが，中等度の痛みに用いる投与量である。
[d]：初回単回投与時の作用持続時間の平均値を示す。

ルヒネ投与を中止しても，数日間，糞便中や尿中にモルヒネが検出される。

モルヒネは親水性薬物であるため，脂溶性薬物のフェンタニルやコデインに比べ脳への移行は少なく，通過速度も遅い。また，脂溶性薬物のフェンタニルやコデインは，脊髄くも膜下腔内投与されると速やかに脊髄の神経組織に吸収され全身循環に入るが，モルヒネはそれらに比べて親水性であるため吸収されにくく，徐々に吻側部に拡散して呼吸調節中枢に到達すると，遅延性の呼吸抑制が惹起される[3]。モルヒネは胎盤を通過するので，分娩直前の母体へのモルヒネの全身投与には注意が必要である。

b. フェンタニル（表）

フェンタニルは注射薬として使用されてきたが，その高い脂溶性により経皮吸収薬が開発された。注射薬は皮下持続注入されるが，投与液量に限界（1ml/hr）があるため，1日最大投与量は1.2mgである。術後疼痛を緩和する血中濃度は1ng/ml，術中の疼痛を緩和するそれは3ng/ml，呼吸抑制は0.7ng/mlである[4]。血漿蛋白結合率は80～85％と高い。

フェンタニルは肝ミクロソーム酵素であるCYP3A4によってノルフェンタニルに代謝され，尿中に排泄される。この代謝産物には活性がない。フェンタニルの血漿半減期は3.7時間であるが，少量の静脈内投与による鎮痛作用および呼吸抑制はモルヒネやペチジンに比べ速やかに発現し，消失も早い。これは，フェンタニルの高い脂溶性により，静脈

内投与後まず血流が多く脂質に富む中枢神経系に分布するが,その後,急速に中枢神経系から血流の少ない筋肉や脂肪組織などに再分布し,中枢神経系のフェンタニル含量が急速に減少することによる。しかし,大量投与または長時間持続注入により筋肉や脂肪組織などがフェンタニルで飽和されると,体内からの消失は血漿半減期に従うことになるので,その作用持続時間はモルヒネのそれよりも長いか,ほぼ同程度となる[3]。

モルヒネの最大の有害作用は便秘であるが,フェンタニルによる便秘はモルヒネによるそれよりも軽度である。これは,フェンタニルは高脂溶性のため,モルヒネに比べて脳内含量/血中濃度の比率の高いことが考えられる。しかし,フェンタニルは便秘に関与するμ_2オピオイド受容体に対する親和性が低いこともその理由かもしれない。

c. オキシコドン（表）

オキシコドンには注射薬と錠剤がある。初回通過効果を受けにくいため生物学的利用率は60〜90％と高く,経口投与後のオキシコドンの血中濃度はモルヒネに比べ安定している。オキシコドンは,CYP2D6によりオキシモルフォンに,CYP3A4によりノルオキシコドンに代謝される。また,グルクロン酸抱合も受ける。オキシモルフォンは弱い活性を有するがその血中濃度はきわめて低く,他の代謝産物は非活性であるため,オキシコドンの鎮痛効果はほとんどその未変化体に由来すると考えてよい[5]。それゆえ,オキシコドンの鎮痛効果は,投与量または血中濃度と相関性が高い。代謝産物に活性がほとんどないため,腎機能障害を有する患者にモルヒネの代替薬として使用できる。血漿蛋白結合率は約45％である。

d. ペチジン（メペリジン,表）

ペチジンには,原末および注射薬がある。生物学的利用率は約50％であるが,完全な鎮痛作用を指標とした経口/非経口投与の効力比は約1/3とされている。血漿半減期は約3時間であり,血漿蛋白（α_1酸性糖蛋白）との結合率は約60％である。術後疼痛を緩和できる血中濃度は,0.4〜0.7μg/mlである。ペチジンは,弱塩基性薬物（pKa 8.6）であるため,尿細管での再吸収は尿中pHの影響を受ける。すなわち,尿のpHが低いと尿中ペチジンのイオン化率が高くなり,単純拡散による再吸収が妨げられ,ペチジンの尿中排泄は促進する（就寝中,尿は酸性に傾くので排出は促進）。逆に,尿のpHが高いと非イオン化率が高くなり,再吸収は促進され,尿中排泄は抑制される[4]。

ペチジンは加水分解されメペリジン酸となり,これが抱合を受けて腎から排泄される。また,一部はN-脱メチル化されノルメペリジンとなる。これも加水分解されノルメペリジン酸となり抱合を受ける。ペチジンの血漿半減期は約3時間であるのに比べ,ノルメペリジンの血漿半減期は15〜20時間と長い[3]。そのため,ペチジンの反復投与によりノルメペリジンが蓄積され,幻覚,振戦,筋攣縮,痙攣などの興奮性症候群が惹起されることがある。

e. コデイン（表）

コデインは,原末,散剤および錠剤として主に経口投与される。その生物学的利用率

は約50％であるが，経口投与でも非経口投与の60％以上の鎮痛効果が得られる。血漿半減期は2～4時間である。コデインの10～20％は，肝のCYP3A4によりN-脱メチル化されノルコデインとなり，グルクロン酸抱合を受けて腎から排泄される。しかし，コデインの約10％は，肝のCYP2D6によってO-脱メチル化されてモルヒネに変換される。コデインはオピオイド受容体に対する親和性が低いため，その鎮痛作用は変換されたモルヒネによると考えられている。CYP3A4の阻害は，CYP2D6によるO-脱メチル化反応を促進して，モルヒネの生成を増加させる可能性がある[6]。一方，コデインの鎮咳作用は，コデイン自身が結合する受容体を介した作用であると考えられている。

CYP2D6には遺伝子多型が存在する。例えば，この酵素が欠損しているヒト（白人の7～10％）では，コデインをモルヒネに変換できず，コデインの鎮痛作用は弱い。この酵素の遺伝子多型は人種間でも認められ，中国人は白人に比べてコデインからモルヒネへの変換は少ないといわれている。それゆえ，コデインを投与しても十分な鎮痛効果が得られない場合には，CYP2D6の遺伝子多型の可能性を考慮する必要がある[3]。

2 非麻薬性鎮痛薬

a. ブプレノルフィン（表）

ブプレノルフィンには注射薬と坐剤がある。脂溶性に富むため，ほとんどの経路から吸収される。ブプレノルフィンがオピオイド受容体と結合すれば，その解離は非常に遅く，一度作用が発現すればオピオイド受容体拮抗薬（ナロキソン）を投与しても容易に拮抗されない[3]。血漿半減期は約3時間であるが，これは作用消失の速さとは相関しない。血漿蛋白結合率は約96％である。

ブプレノルフィンは，その3位の水酸基がグルクロン酸抱合を，あるいはCYP3A4によりN-脱アルキル化されたノルブプレノルフィンがグルクロン酸抱合を受け代謝される。投与されたブプレノルフィンの90％以上がグルクロン酸抱合体として胆汁中に排泄され，腸肝循環を受ける。尿中にも排泄されるがその量は少なく，投与量の3％以下である。ノルブプレノルフィンは鎮痛作用を有するが，その固有活性はブプレノルフィンよりもかなり低い[6]。

ラットにおいて，ブプレノルフィンとその代謝産物の胎盤通過が確認されている。また，母乳中にも移行し，母乳中濃度は母体血中濃度と同等か，それよりも高い[7]。

b. ペンタゾシン（表）

ペンタゾシンには注射薬と錠剤がある。ペンタゾシンは消化管から容易に吸収されるが，肝における初回通過効果を受けやすく，生物学的利用率は20％以下である。血漿半減期は4～5時間である。ペンタゾシン50～100mg以上の投与量では，鎮痛作用と呼吸抑制に天井効果が存在する[3]。ペンタゾシンの代謝産物には活性はなく，腎から排泄される。

ペンタゾシン錠には，ナロキソンが含まれている。ナロキソンを含有するペンタゾシンを経口投与しても，ナロキソンは初回通過効果によってほぼ完全に代謝されるので，ペンタゾシンの作用に影響を及ぼさないが，ペンタゾシン錠を溶解して非経口投与（注

射など）するとナロキソンが直接血中に入るため，ペンタゾシンの作用が拮抗される。あるいは，オピオイド鎮痛薬に対する身体的依存が形成されている乱用者がこれを非経口投与すると，ナロキソンにより退薬症候が誘発される[6]。

c. トラマドール

トラマドールは，コデイン類似の合成化合物であり，注射薬として使用されている。生物学的利用率は約70%である。トラマドールのμオピオイド受容体に対する親和性はモルヒネの1/6000にすぎないが，肝でO-脱メチル化される代謝産物はトラマドールの2～4倍強い活性を持つため，トラマドールの鎮痛作用にはこの代謝産物が関与している可能性がある[3]。肝で代謝されたトラマドールは，腎から排泄される。トラマドールの血漿半減期は6時間であり，その代謝産物のそれは7.5時間である。

トラマドールの静脈内または筋肉内投与による鎮痛作用は，モルヒネの1/10の効力があり，硬膜外投与ではモルヒネの1/13である。現在，経口薬が開発中である。

d. ブトルファノール（表）

経口投与により消化管からほぼ完全に吸収されるが，初回通過効果により生物学的利用率は約17%と低いため，注射薬のみ使用されている。血漿半減期は4.8時間，血漿蛋白結合率は約80%と高い。ブトルファノールは肝で水酸化されヒドロキシブトルファノールとなり，投与量の60～80%がこの代謝産物として腎から排泄される。それ以外にN-脱アルキル化やグルクロン酸抱合を受けるが，これらの代謝産物には活性はない。未変化体としての排泄は5%以下である。ヒドロキシブトルファノールとグルクロン酸抱合体は胆汁中にも排泄され，腸肝循環を受ける。非経口的にブトルファノールを投与しても，11～14%が糞便中に排泄される[7]。

ブトルファノールは，手術や放射線療法で痛みの軽減が期待できるような短期間の使用や，モルヒネやフェンタニルの有害作用により投与の継続が困難な患者に代替薬として使用される。

e. エプタゾシン

エプタゾシンには注射薬があり，静脈内（または皮下）持続注入されている。代謝産物はグルクロン酸抱合体であり，主に腎から排泄される。血漿半減期は約1.7時間である。

エプタゾシンは，呼吸抑制，悪心・嘔吐，眠気，便秘などの有害作用が軽微なため，モルヒネやフェンタニルの有害作用により投与の継続が困難な患者に代替薬として使用される。しかし，一時的な有害作用の回避の手段としては有用であるが，最終的にはモルヒネ，フェンタニル，ブプレノルフィンなどへの変更が必要になることが多い[8]。エプタゾシンの288mg/dayまでの投与量では，投与量に相関した鎮痛作用が得られる。注射薬の経口投与は苦みが強いため困難である[8]。

分布と代謝に影響を及ぼす因子

1 血液脳関門

　脳毛細血管内皮細胞に存在し，薬物排出ポンプとして血液脳関門形成に関与しているのがP糖蛋白質である。モルヒネ，フェンタニル，ロペラミドなどはこのP糖蛋白質の基質であるが，ペチジンは基質とならないことが報告[9]されている。

　われわれは，P糖蛋白質の遺伝子をコードするmdr 1a遺伝子の欠損（KO）マウスおよびその野生型（WT）マウスを用いて，モルヒネ鎮痛ならびにモルヒネの体内動態を比較検討した（図1）。モルヒネの鎮痛作用は，WTマウスに比べKOマウスに強く発現し，同じ鎮痛効果を得るのに必要なモルヒネの投与量で比較すると，2.8倍強力であった（図1-A）。一方，モルヒネの血中濃度は両者に差は認められなかったが，脳内含量（全脳）はWTマウスに比しKOマウスで有意に高値を示した（図1-B）。すなわち，モルヒネはP糖蛋白質

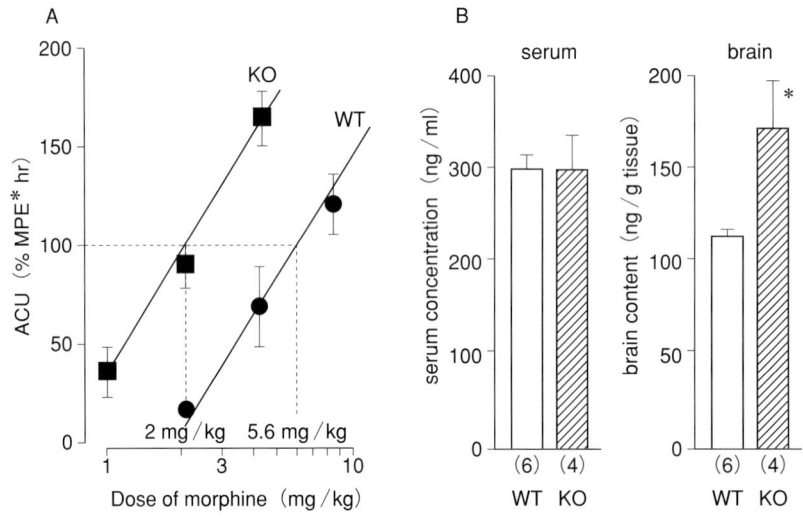

図1　mdr 1a遺伝子欠損（KO）マウスと野生型（WT）マウスのモルヒネ鎮痛およびモルヒネの体内動態の比較

　A：モルヒネ鎮痛の用量依存性。KOマウスにおける用量作用曲線は，WTマウスのそれの左方に位置し，等鎮痛作用用量で比較するとKOマウスの鎮痛作用はWTマウスのそれに比べ2.8倍強力であった。鎮痛効果はtail-pinch法に従い，15分間隔で120分間測定した。縦軸には鎮痛作用の強さを鎮痛曲線下面積（AUC）で，横軸にはモルヒネの投与量を示す。データはそれぞれ5例の平均値と標準誤差で示した。

　B：モルヒネの体内動態。モルヒネの血中濃度はKOマウスおよびWTマウスに有意差は認められなかったが，脳内含量はWTマウスに比べKOマウスで高値を示した。モルヒネ（4mg/kg，皮下）投与45分後に血液と脳を採取し，モルヒネは高速液体クロマトグラフィ・電気化学検出器法で測定した。データは，平均値および標準誤差で示した。vs. WT，＊：$P < 0.05$。

によって脳内移行が制限されていることが明らかとなった。フェンタニルにおいてもKOマウスはWTマウスに比べ鎮痛作用は強く発現したが，ペチジン鎮痛は両者に差はなく，上述の報告[9]と一致した。

現在，P糖蛋白質が過剰発現している癌細胞に対する抗悪性腫瘍薬の感受性を高めるために，その阻害薬使用が検討されている。このような患者の癌性疼痛を緩和するため，オピオイド鎮痛薬を使用する場合には注意が必要である。P糖蛋白質とオピオイド鎮痛薬に関する詳細については文献[10]を参考にされたい。

2 年 齢

加齢に伴って，術後疼痛に対するモルヒネやペンタゾシンの鎮痛効果が強くなるとの報告[11]がある。これは，高齢者では分布容積が小さく，腎機能も一般的に低下しているため，若年成人に比べオピオイド鎮痛薬の作用が強く発現することによると考えられている[3]。

われわれも，マウスを用いてモルヒネの鎮痛作用に及ぼす加齢の影響を6～24週齢のマウスを用いて検討し，加齢に伴ってモルヒネ鎮痛が増強することを確認した。そこで，これらのマウスにおけるモルヒネの体内動態を検討したところ，モルヒネの脳内含量は週齢にかかわらず一定であったが，モルヒネの血中濃度は週齢に依存して有意に高い値を示した（図2）。これまでわれわれは，オピオイド鎮痛薬による鎮痛作用発現には中枢性作用機序のみならず，末梢性作用機序も関与することを明らかにしてきた[12]が，加齢

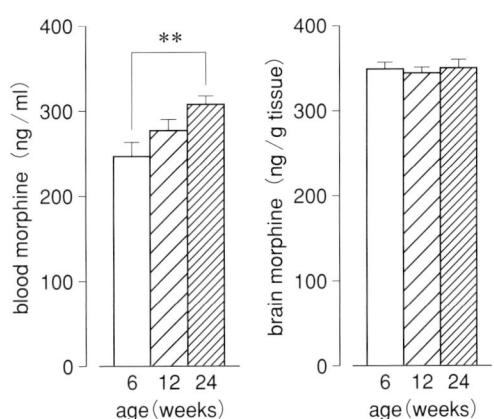

図2 モルヒネの体内動態に及ぼす加齢の影響
　6週齢から24週齢の雄性ICRマウスにおけるモルヒネの脳内含量は週齢にかかわらず一定であったが，モルヒネの血中濃度は週齢に依存して高い値を示した。モルヒネ（10mg/kg，皮下）投与60分後に血液と脳を採取し，モルヒネは高速液体クロマトグラフィ・電気化学検出器法で定量した。データは，7例の平均値および標準誤差で示した。＊＊：$P<0.01$。

によるモルヒネ鎮痛作用の増強は一部この末梢性鎮痛作用機序が関与している可能性が考えられる。

3 肝疾患

　初回通過効果を受けやすいオピオイド鎮痛薬を肝障害のある患者に経口投与すると，生物学的利用率が高まり，オピオイド鎮痛薬の作用が増強するとともに蓄積作用が見られることがあるので注意が必要である。実際，肝硬変の患者では，ペチジンの生物学的利用率が約50％から80％まで増加し，半減期も延長する[3]。

　代謝産物に活性のないフェンタニルやオキシコドンを肝障害のある患者に投与すると，これらオピオイド鎮痛薬の代謝が抑制され，鎮痛作用は増強し，作用時間も延長すると考えられる。

4 腎疾患

　腎障害を有する患者におけるモルヒネ，コデイン，ペチジンの使用には注意が必要である。例えば，モルヒネの単回投与による影響は比較的少ないが，反復投与すると傾眠作用が出現する。これは，腎機能低下によりモルヒネの活性代謝産物であるM-6-Gの排泄が障害され，それが蓄積された結果であると考えられている[13]。このような場合には，代謝産物が非活性であるフェンタニルやオキシコドンがモルヒネの代替薬として有用である。

　コデインにおいても，その一部がモルヒネに代謝され鎮痛作用が発現することから，コデインの反復投与によっても同じことが起こりうる。ペチジンは代謝されてノルメペリジンとなり腎および肝から排泄されるので，腎に障害があるとノルメペリジンの排泄が抑制され，さらにこれが蓄積されると振戦や痙攣発作などの興奮性症候群を起こす可能性がある[3]ので注意が必要である。

■参考文献

1) Neumann PB, Henriksen H, Grosman N, et al. Plasma morphine concentration during chronic oral administration in patients with cancer pain. Pain 1982 ; 13 : 247-52.
2) 岸岡史郎, 山西徹治, 前田武彦ほか. モルヒネの増量なく疼痛緩和が可能であった上行結腸がん肝転移の1例―終末期における血漿モルヒネ濃度の経時変化―. ターミナルケア 2004 ; 14 : 128-32.
3) Gutstein HB, Akil H. Opioid analgesics. In : Hardman JG, Limbird LE, editors. Goodman & Gilman's the pharmacological basis of therapeutics. 10th ed. New York : McGraw-Hill ; 2001. p.569-619.
4) Thummel KE, Shen DD. Design and optimization of dosage regimens : Pharmacokinetic data. In : Hardman JG, Limbird LE, editors. Goodman & Gilman's the pharmacological basis of therapeutics. 10th ed. New York : McGraw-Hill ; 2001. p.1917-2023.
5) 下山直人, 下山恵美. オピオイドローテーション―モルヒネ・オキシコドン・フェンタニル―. 鎮痛薬・オピオイドペプチド研究会編. オピオイド研究の進歩と展望. 厚木：ネオメディ

カル；2004. p.9-30.
6) 野崎正勝, 太田宗一郎. オピオイドの基礎知識②体内動態（ADME）. 鎮痛薬・オピオイドペプチド研究会編. オピオイドのすべて. 東京：ミクス；1999. p.37-45.
7) 三橋真次. オピオイドの薬理. 国立がんセンター中央病院薬剤部編著. モルヒネによるがん疼痛緩和. 東京：ミクス；1998. p.62-84.
8) 高宮有介. エプタゾシン―副作用で困ったときに. ターミナルケア 2001；11suppl：71.
9) Dagenais C, Graff CL, Pollack GM. Variable modulation of opioid brain uptake by P-glycoprotein in mice. Biochem Pharmacol 2004；67：269-76.
10) 岸岡史郎. 遺伝子欠損マウスを用いての疼痛制御機構の研究⑤P糖蛋白質遺伝子欠損マウスにおけるオピオイドの作用. 鎮痛薬・オピオイドペプチド研究会編. オピオイドの基礎と臨床. 東京：ミクス；2000. p.208-15.
11) Bellville JW, Forrest WH, Miller E, et al. Influence of age on pain relief from analgesics. JAMA 1971；217：1835-41.
12) Shimizu N, Kishioka S, Maeda T, et al. Involvement of peripheral mechanism in the verapamil-induced potentiation of morphine analgesia in mice. J Pharmacol Sci 2004；95：452-7.
13) 三谷浩之, 的場元弘, 外須美夫. モルヒネの代替薬. ターミナルケア 2001；11suppl：83-7.
14) Reisine T, Pasternak G. Opioid analgesics and antagonists. In：Hardman JG, Limbird LE, editors. Goodman & Gilman's The Pharmacological Basis of Therapeutics. 9th ed. New York: McGraw-Hill；2001. p.521-55.

（岸岡　史郎）

基礎編 3 オピオイドの鎮痛作用

はじめに

　オピオイド類に分類される市販薬としては，麻薬に指定されているモルヒネ，オキシコドン，ペチジン，フェンタニルなどに加え，非麻薬性鎮痛薬であるブプレノルフィン，ペンタゾシン，ブトルファノールなどがあるが，これらの薬物はいずれも生体内に存在するオピオイド受容体を介して鎮痛作用を発揮している．オピオイド受容体は，モルヒネおよびその誘導体・類縁体を用いた薬理学的研究から，従来より，μ（ミュー），δ（デルタ），κ（カッパ）の3つのサブタイプの存在が提唱されていたが，1992年から1993年にかけてのcDNAクローニングにより，それらサブタイプの分子的実体が明らかにされ[1)2)]，分子生物学的あるいは分子薬理学的手法を駆使した研究により，オピオイド類の鎮痛作用機構がかなり明らかになってきた．さらに近年の脳科学の著しい進展や，ポジトロン断層撮影（positron emission tomography：PET）あるいは機能的磁気共鳴画像法（functional magnetic resonance imaging：fMRI）などの非侵襲的計測法を用いたヒトでの研究成果は，"痛み"および"鎮痛薬"の研究における，情動などの高次脳機能のメカニズム解明の重要性を示唆しつつある．

　本稿では，まず代表的な麻薬性鎮痛薬であるモルヒネの鎮痛作用機序について，特に，脊髄後角における痛覚情報伝達に対する抑制作用機序に焦点を当てその分子機構を解説する．さらに，モルヒネの鎮痛作用メカニズムに，痛覚情報伝達に対する抑制作用だけでなく，不安・不快・恐怖などの"負の情動反応"に対する抑制作用も関与している可能性を示唆する最近の研究について，筆者らの研究成果を中心に紹介する．また，後半では，これまでの薬理学的手法では明確な鎮痛作用機序を知ることが困難であったブプレノルフィン，ペンタゾシン，ブトルファノールなどのいわゆる"拮抗性鎮痛薬"について，分子生物学的・分子薬理学的手法を駆使することにより明らかとなってきたそれら薬物の鎮痛作用メカニズムについて述べたい．

モルヒネの作用点となる受容体サブタイプと細胞内情報伝達

　クローニングされたμ, δ, κオピオイド受容体を用いて，種々のオピオイド類の受

表1 ヒト型オピオイド受容体に対するモルヒネおよび拮抗性鎮痛薬の親和性

	μ Ki (nM)	δ Ki (nM)	κ Ki (nM)
モルヒネ	21	520	250
ブプレノルフィン	13	120	180
ペンタゾシン	80	670	34
ブトルファノール	5.4	31	7.3

μ, δおよびκ受容体に対する各薬物の結合親和性の高さを解離定数Kiで示した。Ki値はその値が小さいほど親和性が高い。

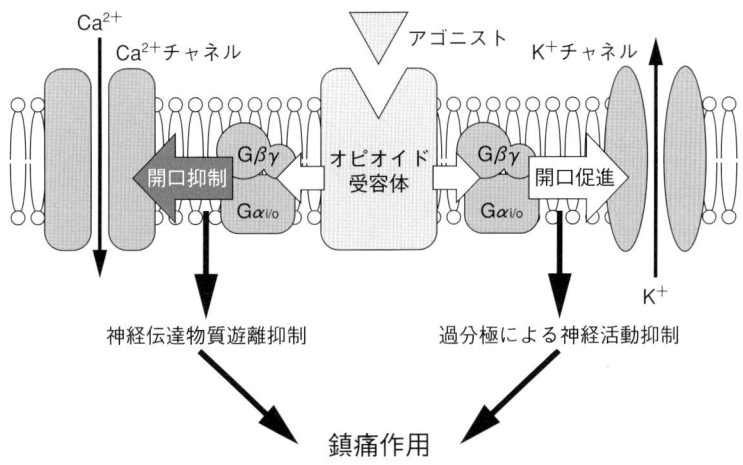

図1 オピオイド受容体に連関する細胞内情報伝達系

オピオイド受容体は百日咳毒素感受性G蛋白質Gi/Goを介してCa^{2+}チャネル開口を抑制する。また，活性化されたGi/oより解離した$\beta\gamma$サブユニットは，G蛋白質制御K$^+$チャネルの開口を促進する。これらのイオンチャネルへの作用は，神経伝達物質遊離抑制や過分極による神経興奮抑制を引き起こすことにより痛覚情報伝達を抑制する。

容体各サブタイプに対する結合親和性が検討された。表1にクローン化ヒトオピオイド受容体に対するモルヒネおよび拮抗性鎮痛薬の結合親和性を検討した筆者らのデータを示す。モルヒネはμ受容体に対して比較的結合選択性が高いことから，生体内での薬理作用はμ受容体を介するものと考えられる。実際，μ受容体遺伝子ノックアウトマウスではモルヒネの鎮痛作用および依存形成能が消失する[3]。拮抗性鎮痛薬の作用にかかわる受容体サブタイプについては後述する。

μ，δ，κオピオイド受容体は，いずれも百日咳毒素感受性のG蛋白質を介してアデニル酸シクラーゼ抑制，Ca^{2+}チャネル開口抑制，K$^+$チャネル開口促進に連関している(図1)。Ca^{2+}チャネル開口抑制およびK$^+$チャネル開口促進は神経終末での神経伝達物質遊離抑制や過分極による神経興奮抑制に関与しており，オピオイド受容体を介した鎮痛作用の基盤となる細胞内情報伝達機構である。

3. オピオイドの鎮痛作用

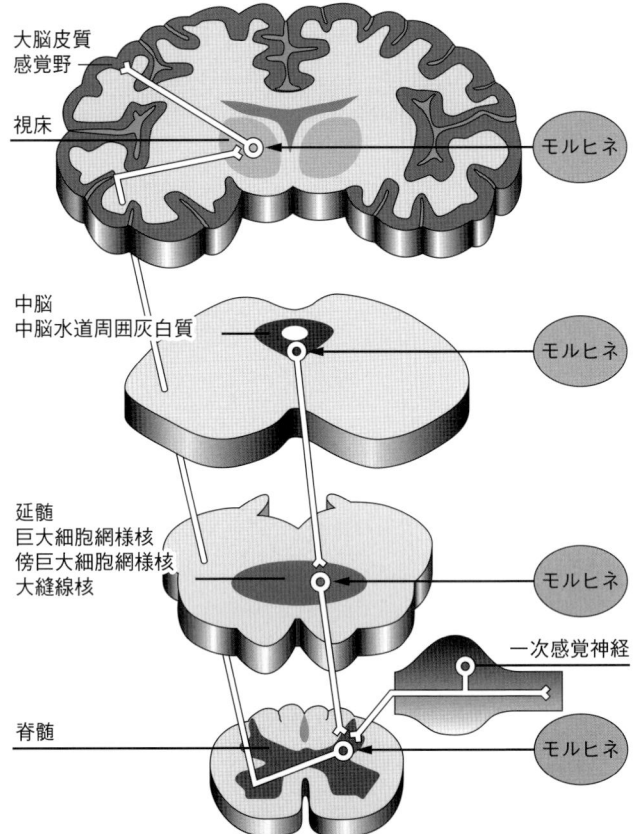

図2 モルヒネの鎮痛作用機構
—脳・脊髄におけるモルヒネの作用点—

モルヒネは，大脳皮質や視床などの上位中枢に作用するほか，脊髄にも直接作用し痛覚情報伝達を抑制する。さらに，中脳にある中脳水道周囲灰白質や延髄網様体にある巨大細胞網様核，傍巨大細胞網様核，大縫線核に作用し，下行性痛覚抑制系を賦活化する。

モルヒネの鎮痛作用機序

μ受容体を介したモルヒネの鎮痛作用には以下のような作用機序が考えられている（図2）。①脊髄後角に作用し，シナプス前の一次感覚神経終末からの神経伝達物質遊離を抑制するとともに，シナプス後の脊髄後角神経の活動を抑制し，興奮伝達を抑制する。②中脳水道周囲灰白質や延髄網様体に存在する神経核に作用し，下行性ノルアドレナリン神経およびセロトニン神経の賦活化を介して脊髄後角における痛覚情報伝達を抑制する。③大脳皮質や視床などの上位中枢に作用して痛覚情報伝達を抑制する。

脊髄への直接作用として，モルヒネやμ受容体選択的アゴニストであるDAMGOの脊髄くも膜下腔内投与が鎮痛作用を示すことが知られており，さらに，これらのμ受容体アゴニストが，痛覚情報伝達を担う神経伝達物質とされているグルタミン酸やサブスタ

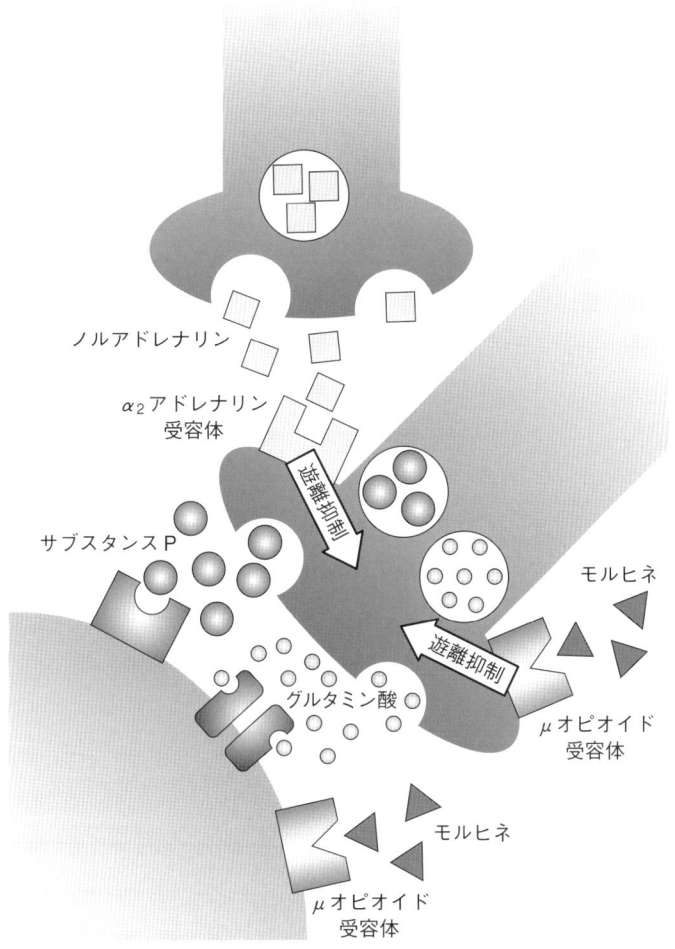

図3 モルヒネの鎮痛作用機構
—脊髄後角における痛覚情報伝達抑制機構—

　モルヒネは脊髄において，一次感覚神経終末にある μ オピオイド受容体に結合してグルタミン酸やサブスタンスPなどの痛覚情報伝達物質遊離を抑制するとともに，シナプス後の脊髄後角神経にも作用して，その興奮を抑制することにより痛覚情報伝達を抑制する。延髄から脊髄に投射する下行性のノルアドレナリン神経系およびセロトニン神経系はモルヒネにより賦活化され，痛覚を抑制的に制御する（図ではノルアドレナリン神経のみを示す）。遊離されたノルアドレナリンは，一次感覚神経終末に存在する α_2 アドレナリン受容体に結合し，グルタミン酸などの神経伝達物質遊離抑制により痛覚情報伝達を抑制する。

ンスPの一次感覚神経終末からの遊離を抑制することが報告されている[4]（図3，図4-A・B）。また，延髄からの下行性神経終末から遊離されたノルアドレナリンは，α_2 受容体を介して一次感覚神経終末からの神経伝達物質遊離を抑制する[5]（図3，図5）。同様に延髄大縫線核を起始核とする下行性セロトニン神経の終末より遊離されたセロトニンも，一次感覚神経終末からの神経伝達物質遊離を抑制することにより鎮痛作用を発揮すると考

3. オピオイドの鎮痛作用

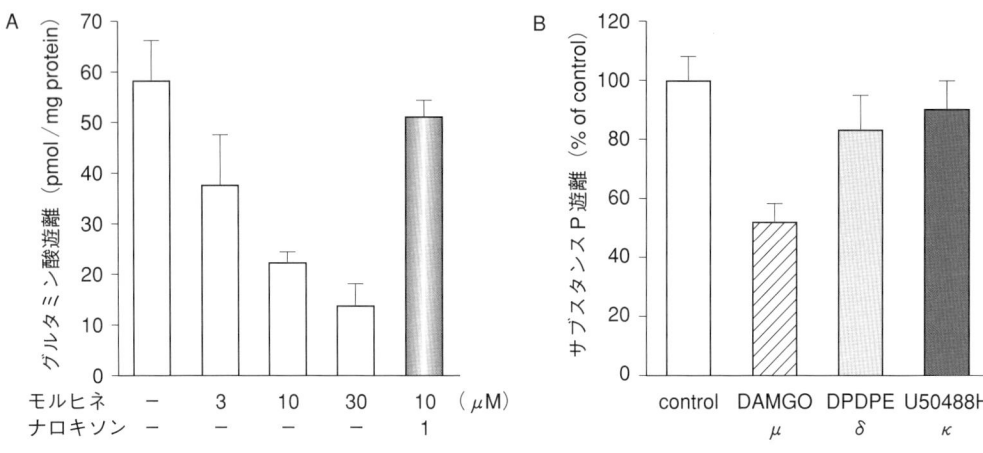

図4　μ受容体アゴニストによるグルタミン酸・サブスタンスPの遊離抑制

A）脊髄後角スライスからのグルタミン酸遊離はモルヒネにより濃度依存的に抑制される。このモルヒネの遊離抑制作用はナロキソンにより拮抗される。

B）脊髄後角スライスからのサブスタンスP遊離はμ受容体選択的アゴニストDAMGOにより抑制されるが，δおよびκ受容体選択的アゴニストでは抑制されない。

えられているが，それに関与するセロトニン受容体の詳細はまだ明らかでない。

図3からも明らかなように，モルヒネが一次感覚神経終末に作用しグルタミン酸やサブスタンスPの遊離を抑制するためには，μ受容体が痛覚情報を伝達するグルタミン酸あるいはサブスタンスP作動性神経上に発現している必要がある。筆者らは，放射性標識プローブと非放射性標識プローブを組み合わせたダブルインジツハイブリダイゼーション法により，μ受容体とサブスタンスPに関してそれを確かめた。すなわち，図6に示すように，サブスタンスP産生細胞の大部分がμ受容体を発現している[6]。一方，δあるいはκ受容

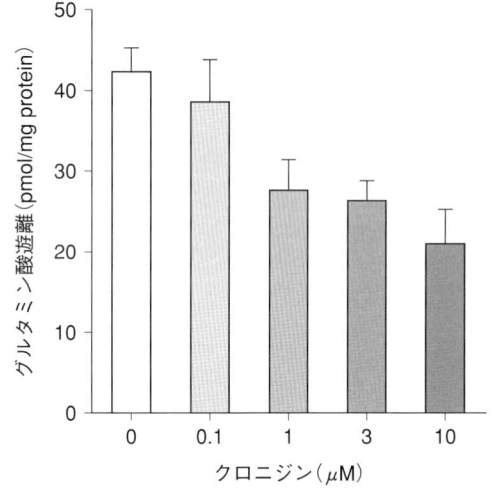

図5　α_2 受容体アゴニストによるグルタミン酸の遊離抑制

脊髄後角スライスからのグルタミン酸遊離はα_2アゴニストであるクロニジンにより濃度依存的に抑制される。

体を発現しているサブスタンスP産生細胞は少ない。この結果は，脊髄スライス標本からのカプサイシン誘発サブスタンスP遊離がモルヒネやDAMGOなどのμ受容体アゴニストにより有意に抑制されるのに対し，δアゴニストのDPDPEやκアゴニストのU50488Hでは有意な遊離抑制が見られないという研究結果と一致する（図4-B）。

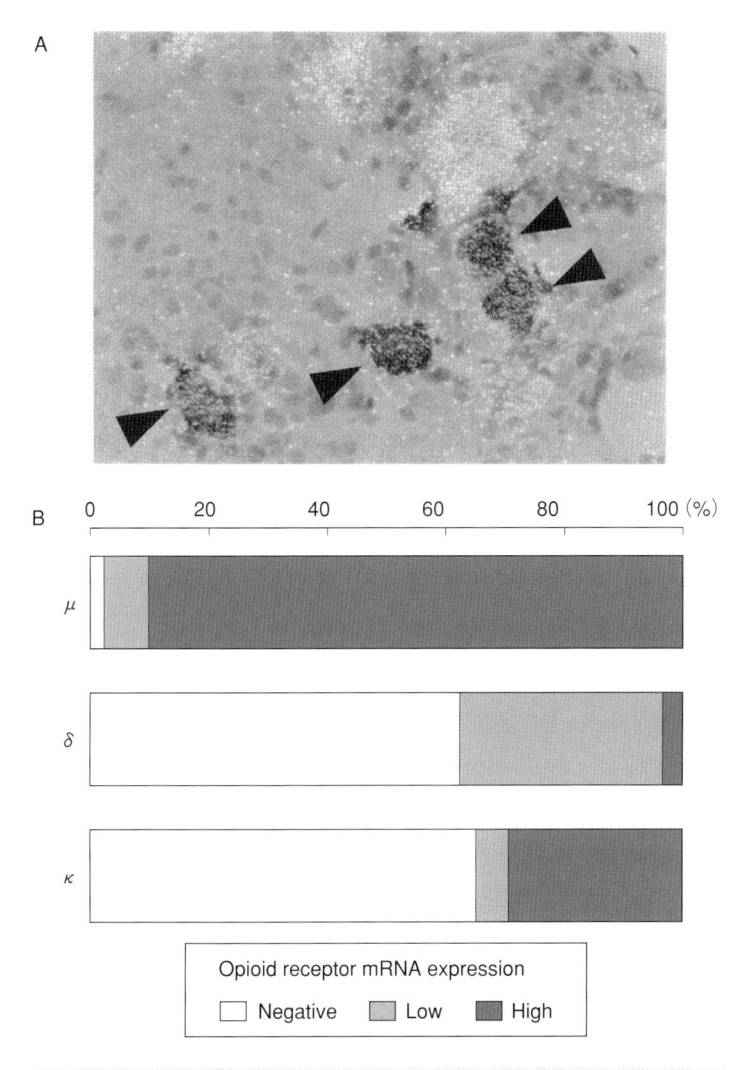

図6 一次感覚神経におけるμオピオイド受容体mRNAとサブスタンスP前駆体mRNAの共存

A：一次感覚神経細胞におけるμオピオイド受容体mRNA（放射性標識したプローブで検出。図中，白色のドットで示されている）とサブスタンスP前駆体mRNA（Dig標識したプローブで検出。図中，黒色の染色で示されている）の共存（共存している細胞を矢頭で示す）。

B：サブスタンスP前駆体mRNA発現細胞におけるμオピオイド受容体mRNA発現。サブスタンスP産生細胞の90％以上でμオピオイド受容体が産生されているのが分かる。δやκ受容体を発現してる細胞は，サブスタンスP産生細胞の半分以下にすぎない。

"痛み"による"負の情動反応"に対するモルヒネの効果

慢性疼痛治療において，"痛み"そのものの治療が重要であることはいうまでもないが，

3. オピオイドの鎮痛作用

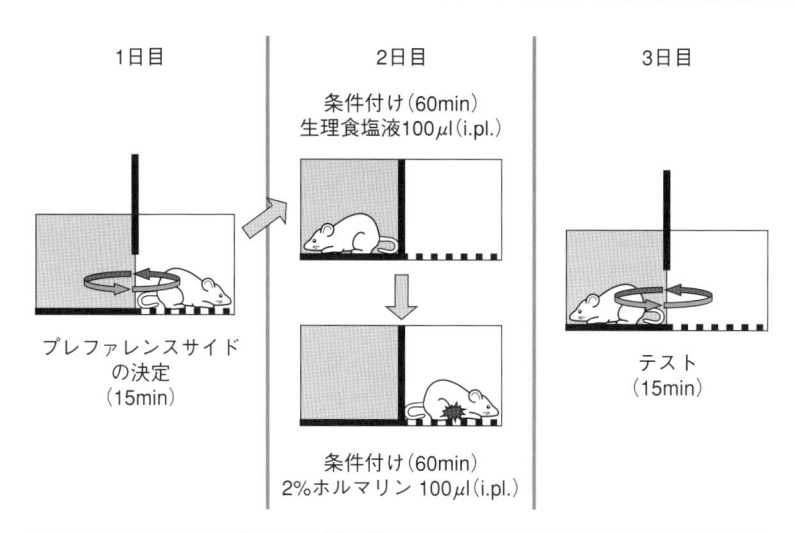

図7 条件付け場所嗜好性（嫌悪性）試験

壁面の色や床面の材質の異なる2種類の部屋を用意し，1日目は，2つの部屋間を自由に行き来させ，それぞれの部屋での滞在時間を計測し，より長く滞在したほうを"preference side"とする（本図では白い部屋が"preference side"）。2日目に"non-preference side"においてコントロールとなる刺激を与えたのち，"preference side"において侵害刺激を与える（条件付け）。3日目に，再び2つの部屋間を自由に行き来させ，それぞれの部屋での滞在時間を計測する。条件付けの前後で"preference side"での滞在時間が減少した場合は，与えた刺激（本図ではホルマリン後肢皮下投与による侵害刺激）が"負の情動反応"を惹起したものと考える。本実験法は依存性薬物研究に用いられることが多く，その場合は依存性薬物を与えられた部屋での滞在時間が延長されることから，"条件付け場所嗜好性試験（conditioned place preference test）"と呼ばれるが，本図のように，条件付けが侵害刺激などの嫌悪感を惹起させるものの場合は逆に滞在時間を短縮することになり，そのような場合は，"条件付け場所嫌悪性試験（conditioned place aversion test）"ともいえる。

"痛み"に伴う不安，不快，恐怖などの"負の情動反応"を軽減させることも，患者のQOL改善には重要である。しかしながら，"痛み"に伴う"負の情動反応"にかかわる神経機構および物質的基盤は，ほとんど不明のままである。

筆者らは，種々の情動反応との関連が報告されている扁桃体に着目して研究を行っており，これまでに，ホルマリンの後肢足底皮下投与による侵害刺激によって，主として扁桃体の基底外側核（BLA）においてc-fos mRNA発現が上昇することを明らかにしている[7]。そこで，"痛み"に伴う"負の情動反応"とBLA内オピオイド受容体との関連を明らかにするため，ラット条件付け場所嗜好性（嫌悪性）試験法〔conditioned place preference（aversion）test（図7）〕により，ホルマリン後肢足底皮下投与時に惹起される場所嫌悪反応を"負の情動反応"の指標として，それに対するBLA内モルヒネ微量注入の効果を検討した。ホルマリンによる場所嫌悪反応は，ホルマリンによる条件付けの5分前にモルヒネを両側BLA内に微量投与することによりほぼ完全に抑制された（図8）。一方，ホルマリン投与により惹起される後肢へのlickingやbitingなどの侵害受容反応は，モルヒネBLA内投与により有意な変化を示さなかったことから，BLA内に投与されたモルヒ

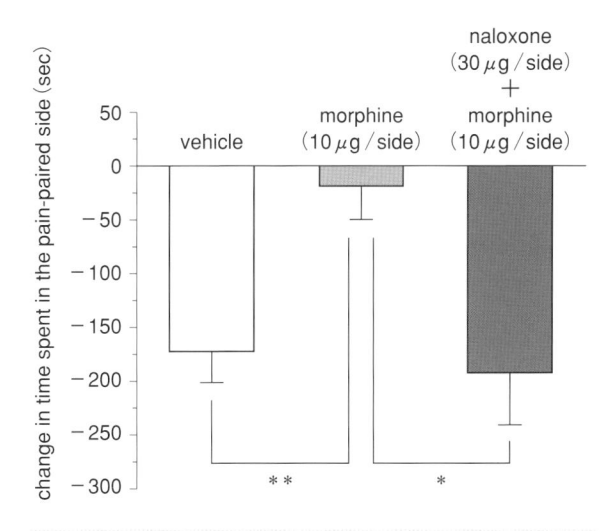

図8 扁桃体基底外側核へのモルヒネ局所投与による場所嫌悪反応の抑制

条件付け前後の"preference side (pain-paired side)"での滞在時間の変化を縦軸に表した。ホルマリン後肢皮下投与により惹起された"preference side"での滞在時間の短縮は,両側扁桃体基底外側核へのモルヒネ（10 μg/side）投与によりほぼ完全に抑制された。また,このモルヒネの抑制効果はナロキソンの同時投与により拮抗されたことから,オピオイド受容体を介した作用であると考えられる。

ネの"負の情動反応"抑制作用は,痛覚情報伝達抑制を介さない,情動反応に特異的な作用機序によるものであることが示唆された。

さらに,"負の情動反応"形成におけるBLA内グルタミン酸神経情報伝達の役割とそれに対するモルヒネの効果について検討を行ったところ,ホルマリン後肢皮下投与によりBLAでグルタミン酸遊離量の増加が認められ,この遊離量増加は灌流液中にモルヒネを加えることにより有意に減少した。また,NMDA型グルタミン酸受容体の拮抗薬であるMK801を両側BLA内投与することにより,ホルマリン後肢皮下投与による場所嫌悪反応がほぼ完全に抑制された。

以上より,ホルマリン後肢皮下投与による持続性疼痛によりBLAでのグルタミン酸遊離が増加し,NMDA受容体を介した神経情報伝達が亢進することにより場所嫌悪反応,すなわち"負の情動反応"が惹起されるが,BLA内投与されたモルヒネは,グルタミン酸作動性神経にシナプス前性に作用しグルタミン酸遊離を抑制することにより,この"負の情動反応"を特異的に抑制しているものと考えられる（図9）。モルヒネの鎮痛作用,特にヒトにおける鎮痛作用には,このような"負の情動反応"の抑制が関与している可能性が考えられる。

3. オピオイドの鎮痛作用

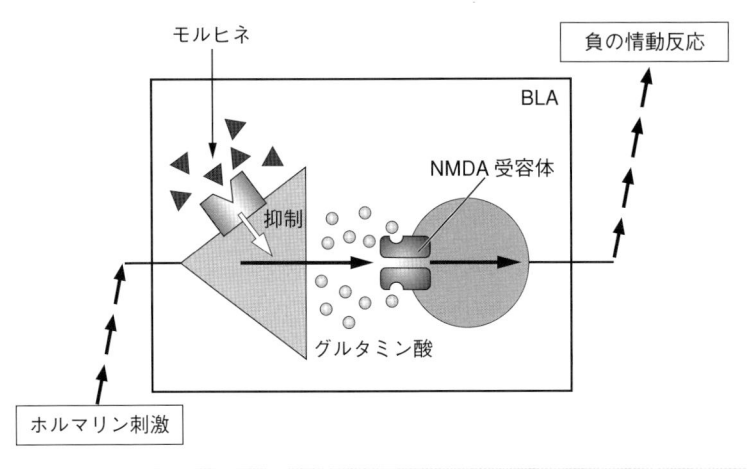

図9 モルヒネによる「負の情動反応」抑制のメカニズム

拮抗性鎮痛薬の鎮痛作用機序

　拮抗性鎮痛薬は，モルヒネなどの麻薬性鎮痛薬の作用には拮抗するが，単独投与により鎮痛作用を発現する薬物であり，わが国では，ブプレノルフィン，ペンタゾシン，ブトルファノールなどが市販されている。拮抗性鎮痛薬の鎮痛作用機序に関しては，これまで，μ，δ，κいずれのサブタイプを介しているかは必ずしも明らかでなかった。そこで筆者らは，クローン化オピオイド受容体発現細胞を用いて，拮抗性鎮痛薬であるブプレノルフィン，ペンタゾシンおよびブトルファノールのオピオイド受容体μ，δ，κ各サブタイプに対する結合親和性とアゴニスト活性を検討し，モルヒネなどのオピオイド受容体に作用する薬物のそれと比較することにより拮抗性鎮痛薬の薬理学的性質を評価した。

　表1では，各薬物の受容体に対する結合親和性の高さを解離定数Kiで表している。先述のように，モルヒネはμ受容体に対して比較的高い結合選択性を有する。拮抗性鎮痛薬では，ブプレノルフィンはモルヒネと同程度のμ受容体選択性を示す一方，ペンタゾシンとブトルファノールはμ受容体とκ受容体に同程度の親和性で結合し，δ受容体に対する親和性は比較的低い。

　次に，cAMP産生抑制作用を指標として各薬物のアゴニスト活性を検討した。すなわち，細胞をフォルスコリンで刺激した際に観察される細胞内cAMP濃度上昇に対する抑制効果を指標として各薬物のアゴニスト活性を評価した。図10には，μ受容体を介したDAMGOとブトルファノールのcAMP産生抑制効果を示している。完全アゴニストであるとされているDAMGOがcAMP濃度を最大約91％抑制する（図中Aの矢印で示す）のに対し，ブトルファノールは最大約61％までしか抑制せず（図中Bの矢印で示す），天井効果（ceiling effect）が見られる。ブトルファノールのμ受容体における最大抑制率〔Imax（％）〕はDAMGOの67％〔＝B/A×100（％）〕であった。同様の方法により各薬物のμ，δ，κ各受容体タイプにおけるアゴニスト活性を検討した（表2）。

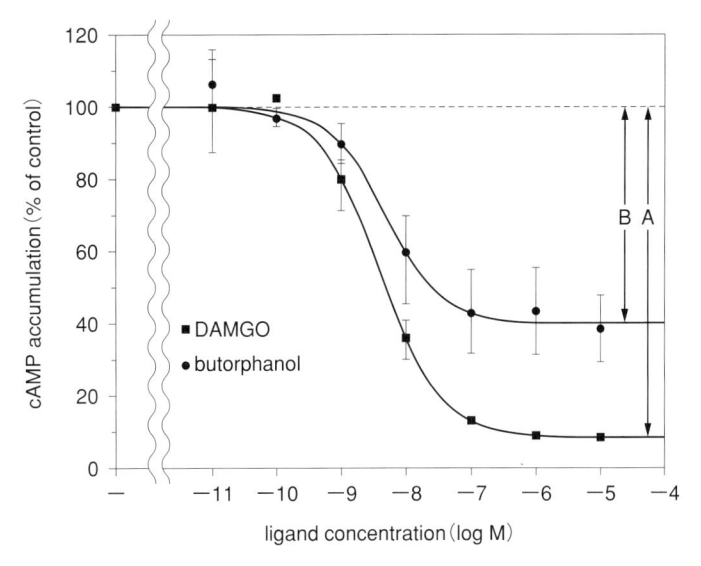

図10 μオピオイド受容体を介したDAMGOと
拮抗性鎮痛薬ブトルファノールのアゴニスト活性

表2 ヒト型オピオイド受容体におけるモルヒネおよび拮抗性鎮痛薬のアゴニスト活性

	μ I_{max}(%)	δ I_{max}(%)	κ I_{max}(%)
モルヒネ	96	91	92
ブプレノルフィン	72	82	63
ペンタゾシン	65	94	90
ブトルファノール	67	83	77

μ, δおよびκ受容体における各薬物のアゴニスト活性の強さを最大抑制率I_{max}で示した。I_{max}については本文参照のこと。

μ受容体においてブプレノルフィン，ペンタゾシン，ブトルファノールの最大抑制率は，おのおの，72%，65%，67%であり，完全アゴニストと考えられるDAMGOよりもその最大抑制効果が弱いことから，これら拮抗性鎮痛薬はμ受容体に対して部分アゴニストとして作用すると考えられる。また，これらの薬物は，κ受容体においても部分アゴニストとして作用すると考えられる。一方，モルヒネの最大抑制効果はDAMGOのそれとほぼ同程度であることから，モルヒネはμ受容体の完全アゴニストとして作用する。

クローン化オピオイド受容体発現細胞を用いた受容体結合性およびアゴニスト活性の解析より，拮抗性鎮痛薬は生体内においてμおよびκ受容体の部分アゴニストとして作用することが考えられた。さらに，個体レベルでの鎮痛作用にμおよびκ受容体がどの程度関与しているかを明らかにするため，μ受容体ノックアウトマウスにおけるブプレノルフィンの鎮痛作用が検討された[8]。図11に示すように，ノックアウトマウスではブプレノルフィンの鎮痛作用がほぼ完全に消失していたことから，ブプレノルフィンの鎮痛作用はμ受容体を介したものであると考えられる。

3. オピオイドの鎮痛作用

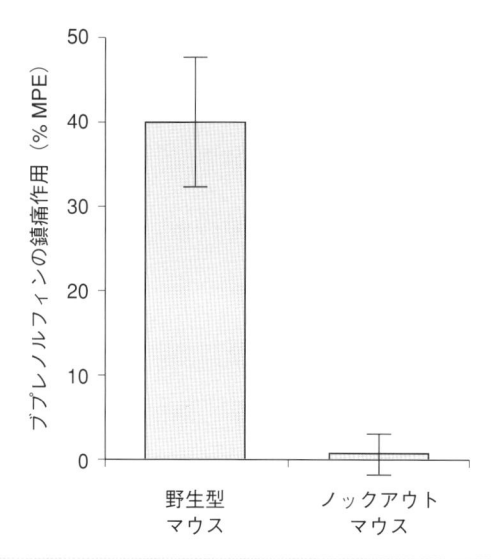

**図11 ブプレノルフィンの鎮痛作用における
μオピオイド受容体の役割**

野性型およびμオピオイド受容体ノックアウトマウスにおけるブプレノルフィンの鎮痛作用（1 mg/kg）をホットプレート法により検討した。μオピオイド受容体遺伝子ノックアウトによりブプレノルフィンの鎮痛作用は完全に消失した。

　先にも述べたように"拮抗性鎮痛薬"の名称は、これらの薬物がモルヒネなどの麻薬性鎮痛薬の作用には拮抗するが、単独投与により鎮痛作用を発現することに由来している。モルヒネもブプレノルフィンもともにμ受容体を介して鎮痛作用を発揮しているにもかかわらず、ブプレノルフィンをはじめとする拮抗性鎮痛薬がモルヒネの効果に拮抗するのは、これらの薬物が部分アゴニストであることによる。アンタゴニストであるナロキソンと部分アゴニストであるブプレノルフィンのモルヒネに対する拮抗作用の違いをクローン化μオピオイド受容体発現細胞を用いて検討した結果を図12に示した。理想的なアンタゴニストはアゴニストの濃度作用曲線を高濃度側、すなわち右方へ平行移動させる。筆者らの実験でも、ナロキソンはμ受容体におけるモルヒネの濃度作用曲線を右方へほぼ平行に移動させた（図12-A）。一方、モルヒネとブプレノルフィンが共存する場合（図12-B）、モルヒネの濃度が低いときには、ブプレノルフィンのアゴニスト作用がモルヒネのアゴニスト作用と相加的に働き、濃度作用曲線を下方に移動させるが、モルヒネの濃度が高くなり、ブプレノルフィンとモルヒネが受容体を競合するようになるとブプレノルフィンのアンタゴニスト性が発揮され、モルヒネの濃度作用曲線を右方に移動させる。これら2つの効果の合計として、ブプレノルフィンはモルヒネの濃度作用曲線を右下方向へ移動させる。ブプレノルフィン存在下の濃度作用曲線がブプレノルフィン非存在下の濃度作用曲線よりも上方にあるところでは、ブプレノルフィンがモルヒネの効果に拮抗していることを示している。同様に、ペンタゾシンやブトルファノールもモルヒネの濃度作用曲線を右下方向へ移動させ、モルヒネ濃度の高いところではモルヒネに対する拮抗作用を示す。

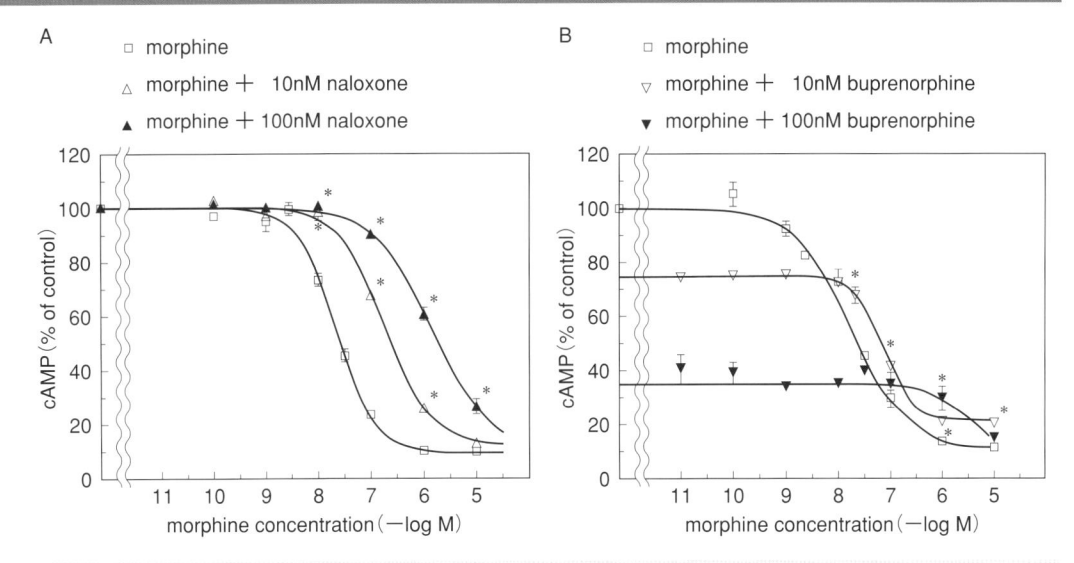

**図12 クローン化μオピオイド受容体におけるモルヒネの作用に対する
ナロキソンおよびブプレノルフィンの拮抗作用**

μ受容体におけるモルヒネのcAMP産生抑制効果に対するナロキソン（A）およびブプレノルフィン（B）の拮抗作用を検討した。モルヒネの作用がナロキソンやブプレノルフィンにより拮抗され，cAMP産生抑制効果が有意に減弱している部分を＊で示している。

拮抗性鎮痛薬の"鎮痛薬"としての作用はμおよびκ受容体，特にμ受容体に対する部分アゴニストとしての作用による。一方，その"拮抗性"はμ受容体においてモルヒネが完全アゴニストであるのに対し，拮抗性鎮痛薬が部分アゴニストであるという2種の薬物間の相対的な関係に基づくものであることが明らかとなった。

おわりに

オピオイド受容体遺伝子がクローニングされ，分子生物学的，分子組織学的あるいは分子薬理学的解析が進んだ結果，脊髄および下行性痛覚抑制系における鎮痛作用機構の物質的基盤はかなり明らかになった。また，拮抗性鎮痛薬の作用点解析の例に見られるように，遺伝子改変動物やクローン化受容体発現系を用いた研究により，個々の鎮痛薬の薬理学的性質の詳細もかなり明らかにされてきた。一方，高次脳における痛覚情報伝達・制御機構や"痛み"に伴う不安・不快・恐怖などの"負の情動反応"の物質的基盤に関しては今なお不明な点が多い。今後，遺伝子改変動物や脳機能イメージング法などの個体レベルでの分子機能解析手法を駆使することにより，"痛み"にかかわる高次脳機能の分子機構が明らかにされ，"身（からだ）"だけでなく"心（こころ）"をも苦痛から解放する疼痛治療へとつながっていくことが切に望まれる。

■参考文献
1) Minami M, Satoh M. Molecular biology of the opioid receptors: structures, functions and distributions. Neurosci Res 1995 ; 23 : 121-45.

2) Uhl GR, Childers S, Pasternak G. An opiate-receptor gene family reunion. Trends Neurosci 1994 ; 17 : 89-93.
3) Matthes HWD, Maldonado R, Simonin F, et al. Loss of morphine-induced analgesia, reward effect and withdrawal symptoms in mice lacking the μ-opioid-receptor gene. Nature 1996 ; 383 : 819-23.
4) Ueda M, Sugimoto K, Oyama T, et al. Opioidergic inhibition of capsaicin-evoked release of glutamate from rat spinal dorsal horn slices. Neuropharmacology 1995 ; 34 : 303-8.
5) Ueda M, Oyama T, Kuraishi Y, et al. Alpha2-adrenoceptor-mediated inhibition of capsaicin-evoked release of glutamate from rat spinal dorsal horn slices. Neurosci Lett 1995 ; 188 : 137-9.
6) Minami M, Maekawa K, Yabuuchi K, et al. Double in situ hybridization study on co-existence of μ-, δ- and κ-opioid receptor mRNAs with preprotachykinin A mRNA in the rat dorsal root ganglia. Mol Brain Res 1995 ; 30 : 203-10.
7) Nakagawa T, Katsuya A, Tanimoto S, et al. Differential patterns of c-fos mRNA expression in the amygdaloid nuclei induced by chemical somatic and visceral noxious stimuli in rats. Neurosci Lett 2003 ; 344 : 197-200.
8) Ide S, Minami M, Satoh M, et al. Buprenorphine antinociception is abolished, but naloxone-sensitive reward is retained, in μ-opioid receptor knockout mice. Neuropsychopharmacology 2004 ; 29 : 1656-63.

（南　　雅文）

基礎編 4 オピオイドの副作用および耐性・依存性

はじめに

　癌疼痛治療薬として硫酸モルヒネ徐放剤が日本に導入されて以来，わが国の臨床におけるモルヒネの使用頻度は年々増加の一途をたどっている。しかしながら，モルヒネ使用に対する患者への丁寧な説明や医療従事者への教育が浸透しつつある現在でも，オピオイド鎮痛薬のもつ強度の依存や耐性，副作用に対する患者自身および家族の不安，さらには医療従事者側の認識不足による長期使用への懸念は根深く，モルヒネ本来の使用価値が十分に発揮されているとはいえない。このような背景からも，オピオイド神経系の多角的な基礎研究の進展は，モルヒネの本質的な理解を深め，より積極的な使用を実現させるといっても過言ではない。

　そこで本稿では，現在までに明らかとなっているオピオイドの作用機序に加え，最近，著者らの研究室で明らかにしつつある新たなモルヒネの鎮痛作用発現機構，ならびにグリア細胞が関与すると想定される耐性および精神依存形成における分子機構について概説する。

モルヒネの副作用とその発現機序

　モルヒネは多くの薬理作用を有するが，これらすべてがモルヒネの投与により同時に発現するわけではない。モルヒネの血中濃度と各種薬理作用の関係を図1に，また，動物実験におけるモルヒネの50％有効鎮痛用量を1とした時の各種薬理作用の50％有効用量（50％ effective dose：ED_{50}）の比較を図2に示した。鎮痛作用が認められない低用量のモルヒネでは便秘や悪心・嘔吐などの副作用が，鎮痛作用域以上のモルヒネでは鎮静作用や眠気，さらには呼吸抑制作用などといった副作用が認められる。これらの用量には個体差が大きいため，具体的な数値を示すことはできないが，このような事実を認識し，副作用対策を十分に行う必要がある。

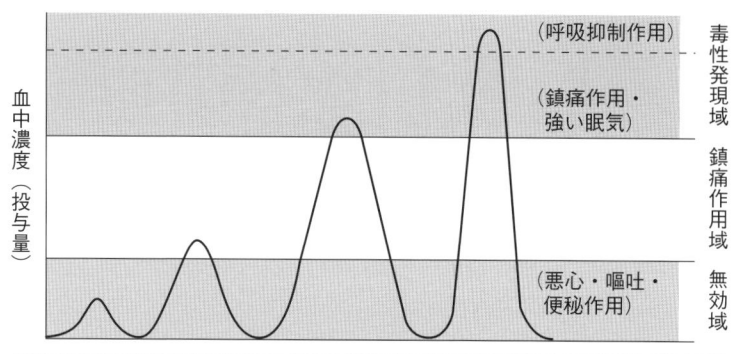

図1　モルヒネの血中濃度と薬理作用の発現
〔鈴木　勉, 武田文和. モルヒネの低用量投与では, なぜ副作用しかでないのか？ 鎮痛薬・オピオイドペプチド研究会編. オピオイド治療　課題と新潮流. 東京：エルゼビア・サイエンス（株），ミクス；2000. p.30より引用〕

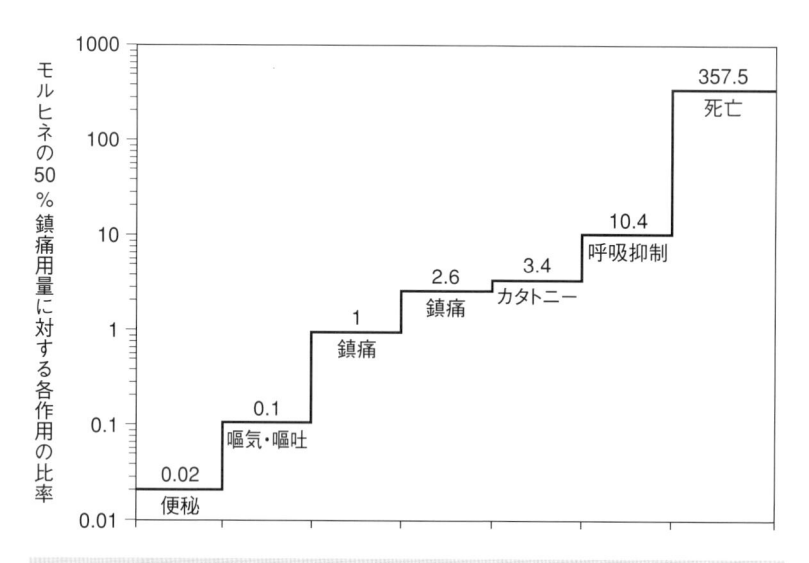

図2　モルヒネの50％鎮痛用量に対する各作用の比率
〔鈴木　勉, 武田文和. モルヒネの低用量投与では, なぜ副作用しかでないのか？ 鎮痛薬・オピオイドペプチド研究会編. オピオイド治療　課題と新潮流. 東京：エルゼビア・サイエンス（株），ミクス；2000. p.31より引用〕

1 呼吸抑制作用

　μ受容体サブタイプであるMOR1を介し，主として延髄呼吸中枢の直接抑制作用によって引き起こされる[1]。CO_2に対する感受性の低下，チェーン・ストークス呼吸を起こす。また，延髄・橋の全般的な抑制により，包括的に呼吸リズムや呼吸中枢の応答性を低下させる。呼吸抑制は大量のモルヒネによる急性毒性の死因であり，麻薬拮抗薬であるナロキソンが解毒薬となる。

2 傾眠作用

モルヒネの中枢神経系への作用により傾眠は発現するが，その機構は解明されていない。また，眠気は投与初期や増量時に発現するものの，これには耐性が形成されやすい。通常，軽い刺激ですぐに覚醒し，平常どおり会話が可能である。見当識障害や意識混濁は伴わない。モルヒネの減量により軽減するが，眠気が残るときは覚醒作用があるメチルフェニデートを使用する。

3 錯乱・幻覚作用

モルヒネは中脳辺縁ドパミン神経系の細胞体が存在する腹側被蓋野に高密度に分布するμ受容体を介し，介在神経である抑制性のGABA神経系を抑制して，中脳辺縁ドパミン神経系の活性化を引き起こす。活性化された中脳辺縁ドパミン神経系は，その投射先である側坐核からドパミンの著明な遊離を引き起こし，これがモルヒネによる多幸感発現や幻覚・錯乱発症，精神依存形成の引き金になっていると考えられている。一般に，疼痛下では，モルヒネにより多幸感やドパミン神経の過剰興奮は起きにくい[2]。モルヒネの投与による錯乱（軽い意識混濁）や幻覚は，1～3％程度と低頻度である。こうしたモルヒネによる錯乱や幻覚の発現はモルヒネだけによるものではなく，脳腫瘍，髄膜炎，電解質異常，肝不全，腎障害はもとより，精神的苦痛などの心理的要因も原因となる。

4 嘔気・嘔吐（催吐）作用

モルヒネ服用患者の50～60％程度に頻発する。催吐作用に対する耐性は，比較的早期に形成されるため，開始早期の予防が重要となる。嘔気・嘔吐の発現機序はいまだ明確になっていないが，想定されている嘔気・嘔吐発現機序を以下に示す（図3）。

(1) 延髄第四脳室底にある化学受容器引金帯（chemoreceptor trigger zone：CTZ）にはドパミン受容体が存在する。モルヒネはおそらくドパミン遊離作用によりこの受容体を活性化させ，CTZを直接刺激し，その刺激が延髄にある嘔吐中枢に伝わり嘔気・嘔吐を起こす。

(2) 前庭器を刺激して過敏にさせ，これがCTZを間接的に刺激し，嘔吐中枢に伝達されて嘔気・嘔吐を起こす。

(3) モルヒネが胃前庭部を緊張させるため，その運動性が低下して胃内容物の停留が起こる。この停留による胃内圧増大が求心性神経を介してCTZ，嘔吐中枢を刺激し，嘔気・嘔吐を起こす。

また，嘔気・嘔吐反応には，脳幹部に存在する孤束核や迷走神経背側核も重要な役割を果たしている。孤束核は，迷走神経背側核に投射している抑制性のγ-アミノ酪酸（γ-aminobutyric acid：GABA）神経や興奮性のグルタミン酸神経の起始核であり，迷走神経背側核におけるドパミンやセロトニンの遊離を調節している。そのため，孤束核から迷

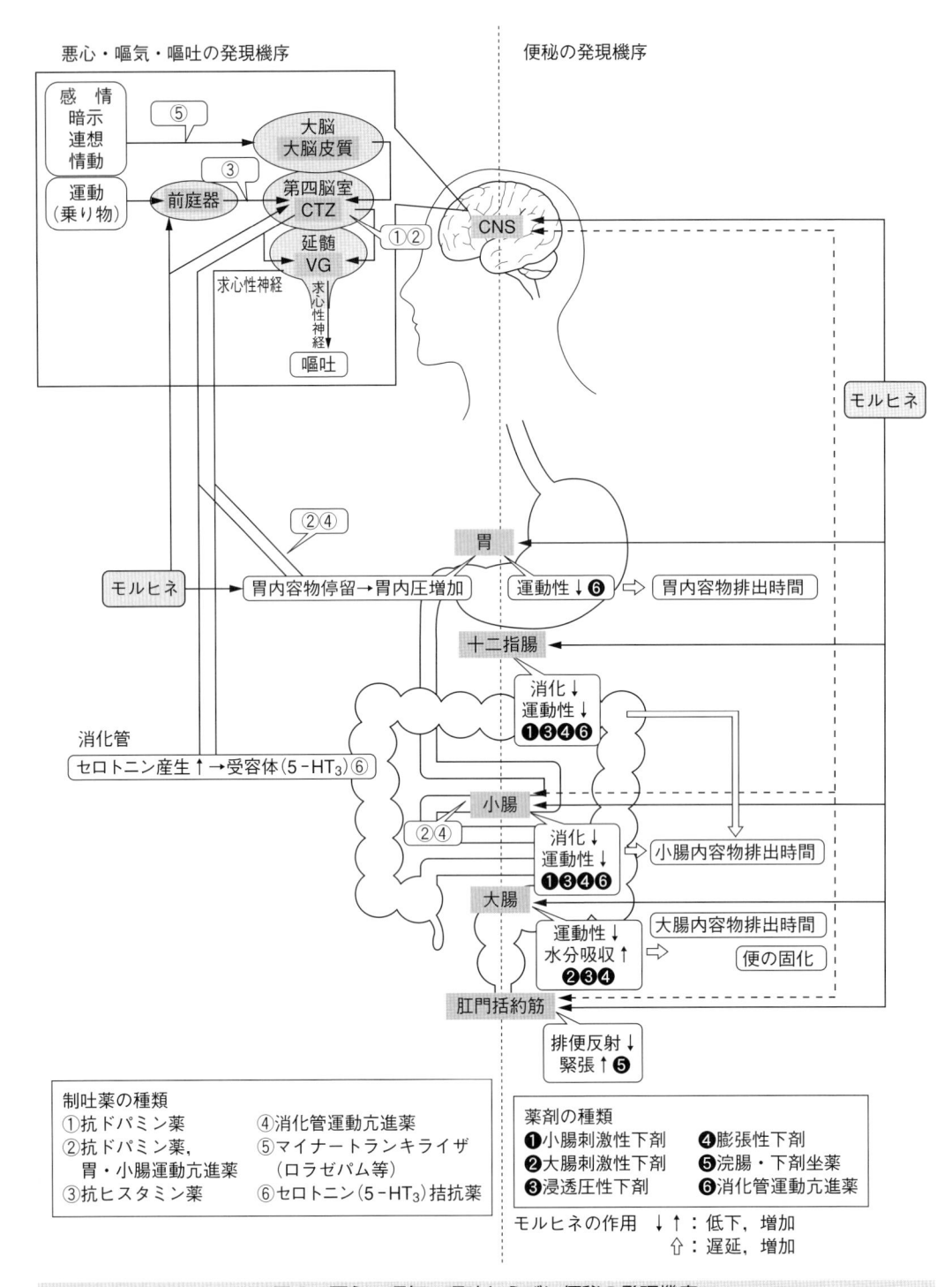

4. オピオイドの副作用および耐性・依存性

図3 悪心・嘔気・嘔吐ならびに便秘の発現機序

〔国立がんセンター中央病院薬剤部編著. モルヒネによるがん疼痛緩和. 改訂版. 東京：エルゼビア・サイエンス（株），ミクス；2001. p.110, p.115より改変引用〕

走神経背側核に投射しているGABAあるいはグルタミン酸神経系も，モルヒネによる嘔気・嘔吐作用の発現に一部関与しているものと考えられる。事実，著者らの最近の基礎研究により，$GABA_B$受容体作動薬のバクロフェンがモルヒネによる嘔気・嘔吐作用を抑制することが明らかになっている（投稿中）。こうしたことから，臨床においてもモルヒネによる嘔気・嘔吐改善薬として$GABA_B$受容体作動薬が有用である可能性が期待できる。

5 止瀉作用（便秘）

便秘はμおよびδ受容体を介した，腸管神経叢でのアセチルコリン遊離抑制と腸管でのセロトニン遊離促進作用による（図3）。また，μ受容体による消化管輸送能抑制作用は，MOR1サブタイプが関与している。フェンタニルは鎮痛作用発現に重要であるMOR1B（≒μ1受容体）サブタイプに選択的に作用することから[3)4)]，強い鎮痛効果を示すものの，便秘を起こしにくいと考えられている[5)]。

6 縮瞳作用

中脳の第III脳神経（動眼神経）核に興奮的に作用し，瞳孔括約筋を収縮させる。中毒量のμ受容体作動薬投与後では，縮瞳が著明であり，点状瞳孔が特徴的である。耐性は形成されにくい。

7 胆汁分泌抑制作用

モルヒネを皮下注射することにより，オディ括約筋が収縮し，総胆管内圧は15分以内に10倍以上に上昇する。この効果は2時間以上持続する。

8 排尿障害

モルヒネにより膀胱の知覚低下，括約筋緊張の増強，排尿筋の緊張増強，尿管の緊張度と収縮強度の増大などが引き起こされるために排尿が困難となる。さらに，経口投与に比べ，くも膜下腔投与において排尿障害の発生頻度が増加することから脊髄のμあるいはδ受容体がこうした反応に関与しているものと考えられる。

モルヒネの鎮痛耐性形成機構

動物実験において，モルヒネをはじめとしたμ受容体作動薬は慢性投与により著明な鎮痛耐性を形成することが知られており，そのメカニズム解明のために古くから数多くの研究が行われている。モルヒネによる鎮痛耐性形成機構は，薬物動態学的変化では説

明がつかないため，生体側の薬物感受性の変化，すなわちモルヒネの作用点であるμ受容体の機能変化になんらかの原因があるものと考えられている。また，こうした耐性現象は，細胞レベルにおいては持続的な薬物処置により受容体応答が低下することから，"脱感作"とも呼ばれている。

　一般に，オピオイド受容体のようなG蛋白質共役型受容体の脱感作は，μ受容体の作動薬に対する親和性の低下および受容体とG蛋白質との脱共役，μ受容体の細胞内移行（細胞膜上の受容体が細胞内に取り込まれる現象）による細胞表面からの受容体の消失，μ受容体の絶対数の低下などの過程をとると考えられている。これらの変化を誘導する要因として，受容体自身のリン酸化による構造変化が深く関与すると考えられている。こうしたリン酸化反応には，G蛋白質共役型プロテインキナーゼ（G protein-coupled receptor kinase：GRK）やプロテインキナーゼC（protein kinase C：PKC）あるいはプロテインキナーゼA（protein kinase A：PKA）といったセリン/スレオニンキナーゼが重要な役割を担っており[6)7)]，これらのセリン/スレオニンキナーゼによってリン酸化された受容体は，脱共役因子であるアレスチンに対する親和性が高まる。このアレスチンとの結合によってG蛋白質との共役が阻害された受容体は，クラスリンと呼ばれる蛋白質と複合体を形成し，受容体の細胞内陥入を誘導する。細胞内陥入を起こした受容体は微小管結合蛋白質のダイナミンにより細胞膜陥入部が切り離され，これがクラスリン被覆小胞となり細胞内に移行し，結果として細胞膜上の受容体の絶対数が低下する（図4）。

　これまで，こうした一連の反応がμ受容体作動薬によるμ受容体脱感作の主因であると考えられてきたが，興味深いことに，μ受容体の細胞内陥入を誘発する過程において，同じμ受容体の作動薬でも，薬物によってその効果が異なることが明らかになってきた[8)]。著者らは，合成アルカロイドのμ受容体作動薬であるエトルフィンを慢性投与し，鎮痛耐性が認められたマウスの脊髄において，μ受容体の代謝回転（トラフィッキング）に重要な機能蛋白であるGRK2，ダイナミンIIおよびβ-アレスチン2が，細胞膜上で著明に増加していることを明らかにした。さらに，脊髄後角に局在するμ受容体を高倍率で観察すると，通常は細胞膜付近に認められるμ受容体が，エトルフィンを慢性投与することによりそのほとんどが細胞質内に移行していた。これらの結果は，培養細胞においてエトルフィンがμ受容体の著明な細胞内移行を引き起こすという報告と一致しており，エトルフィンの鎮痛耐性形成が，μ受容体の持続的な細胞内移行に起因している可能性を示唆している。一方，同条件下でモルヒネを慢性投与しても，脊髄においてμ受容体のトラフィッキングに重要な各種機能蛋白質の膜への移行ならびにそれに伴ったμ受容体の細胞内陥入はほとんど認められなかった。さらに著者らは，モルヒネの鎮痛耐性時には，他のμ受容体作動薬の慢性投与で見られるようなμ受容体とG蛋白質の脱共役が生じないことを確認している。これらの事実は，モルヒネによる鎮痛耐性や脱感作機構は，他のμ受容体作動薬の慢性投与によって引き起こる一連の"μ受容体リン酸化/細胞内陥入"という流れでは単純に説明することができないことを示唆している。しかしながら，現在のところ，モルヒネと他のμ受容体作動薬の鎮痛耐性形成機構の相違については明確になっていない。

　一方，中枢神経系は神経細胞とグリア細胞（アストロサイト，ミクログリア，オリゴ

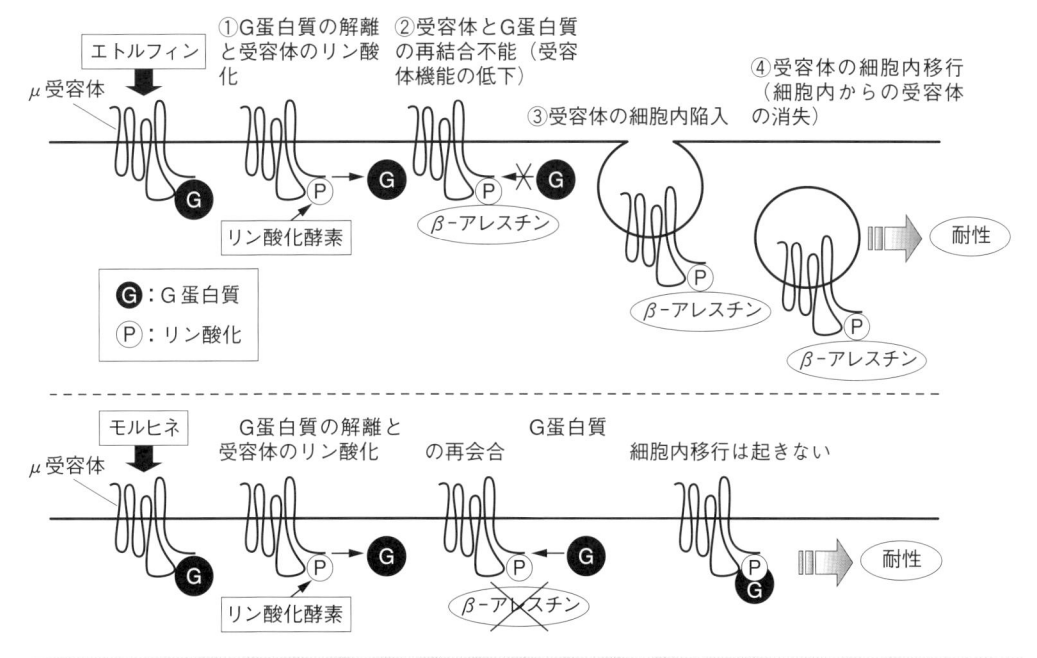

図4 7回膜貫通型受容体の細胞内陥入機構

7回膜貫通型受容体刺激により，リン酸化酵素（セリン/スレオニンキナーゼ）による受容体のリン酸化反応が引き起こされる（①）。これらのセリン/スレオニンキナーゼによってリン酸化された受容体は，脱共役因子であるアレスチンに対する親和性が高まる（②）。このアレスチンとの結合によってG蛋白質との共役が阻害された受容体は，クラスリンと呼ばれる蛋白質と複合体を形成し，受容体の細胞内陥入を誘導する（③）。細胞内陥入を起こした受容体は微小管結合蛋白質のダイナミンにより細胞膜陥入部が切り離され，これがクラスリン被覆小胞となり細胞内に移行し，結果として細胞膜上の受容体の絶対数が低下すると考えられている（④）。

（矢島義識，成田 年，鈴木雅美ほか．身体依存と精神依存，そして耐性．ターミナルケア 2004；14：455より引用）

デンドロサイト）で構成されている。近年，これまで細胞外液の恒常性維持，血液脳関門の形成など，神経を支持する機能のみを担うと考えられていたグリア細胞が，神経の機能調節に積極的に関与することが明らかにされ，グリア細胞の脳/脊髄内での生理的意義が注目されている。特にアストロサイトは，ほぼすべてのシナプスを取り囲み，多種の神経伝達物質に応答し，さまざまな生理活性物質を放出することにより脳機能の発現，さらには記憶・学習の基盤となるシナプス可塑性に関与することが報告されている。一方，著者ら[9]は，現在までにオピオイド受容体作動薬による鎮痛作用が選択的PKC阻害薬の併用により増強されること，オピオイド受容体作動薬による鎮痛耐性がPKC阻害薬の併用によってほぼ完全に消失することなどを報告してきた。また，最近では，モルヒネおよびエトルフィン慢性処置により脊髄後角の表層部においてCa^{2+}感受性PKCの活性が著明に増加していることを確認し，さらにモルヒネによるPKC活性の増加は，主として脊髄後角表層に投射している神経終末部周辺に密集していることを確認している。また，これらの条件下では，脊髄の灰白質に存在する神経細胞数，軸索の伸展を示す成長円錐，ミエリン鞘を構成するグリア細胞であるオリゴデンドロサイト，貪食能を有するミクログリアの変化は認められなかった。しかしながら，シナプス伝達効率を制御する

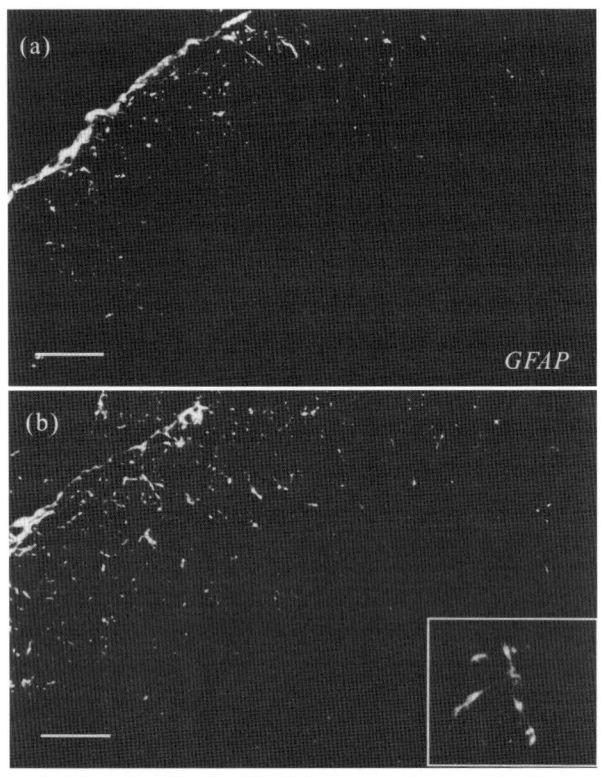

4. オピオイドの副作用および耐性・依存性

図5 モルヒネの耐性形成が認められたマウスの脊髄後角におけるアストロサイトの変化

モルヒネを慢性処置したマウス（b）の脊髄後角では，その対照群（a）と比較し，glial fibrillary acidic protein（GFAP）陽性アストロサイトの著明な増加が認められた。さらに高倍率で検討を行ったところ，モルヒネ慢性処置群ではアストロサイトの著しい突起伸展が放射状に認められた。スケール：50 μm

（Narita M, Suzuki M, Narita M, et al. Neuronal protein kinase C γ-dependent proliferation and hypertrophy of spinal cord astrocytes following repeated in vivo administration of morphine. Eur J Neurosci 2004 ; 19 : 479-84 より改変引用）

アストロサイトの著明な形態変化を伴った増殖が認められ，さらにはアストロサイトに特異的に発現している中間径フィラメント glial fibrillary acidic protein（GFAP）のプロモーター領域下流に enhanced green fluoro protein（EGFP）のcDNAを有したトランスジェニックマウスにモルヒネを慢性投与すると強いEGFPの自家発光が観察されることも確認している（図5）。

さらに，PKC γ が遺伝的に欠損しているマウス（PKC γ ノックアウトマウス）を用いてモルヒネの慢性処置によるアストロサイトの変化を観察したところ，PKC γ ノックアウトマウスの脊髄後角では，対照群マウス（野生型マウス）で認められるアストロサイトの活性化が全く観察されなかった[10]。これらのことからモルヒネは，神経細胞に特異的に発現するPKC γ に依存してアストロサイトの活性化を誘導する可能性が示唆される。

さらに著者らは，細胞内Ca^{2+}濃度の変化と免疫染色による形態変化を指標として，モルヒネの情報伝達におけるアストロサイトの役割を検討した。その結果，神経細胞とグリア細胞が混在している共培養細胞においては，モルヒネの刺激により一過性の細胞内Ca^{2+}濃度の上昇，さらにはモルヒネの長期的な処置によりアストロサイトの著しい活性化が認められた。興味深いことに，これらの反応は選択的PKC阻害薬により抑制される。一方，神経細胞が含まれていないアストロサイト単独の初代培養細胞においては，モルヒネによるCa^{2+}応答ならびに長期処置によるアストロサイトの変化は認められなかった。これらのことから，モルヒネはアストロサイトには直接的に作用せず，神経細胞膜上のμ受容体を刺激することにより，PKC依存的にアストロサイトを活性化する可能性が想定される。このようなモルヒネ処置によるアストロサイトの変化の生理的意義についてはいまだ明確ではないものの，アストロサイトは中枢神経内のすべてのシナプスと局所毛細血管を取り囲んでいること，さらには，多種の成長因子やサイトカインを発現していることから，少なくとも細胞機能発現や神経の可塑性に大きな影響を与えている可能性が推察される。

一般に，脊髄後角はI層およびII層を含む浅層部，あるいはIII層からVI層の深層部に分類され，末梢からの痛覚情報は主に浅層部に入力されることが知られている。一方，生体には過剰な痛みを抑える内因性の疼痛抑制機構が備わっており，脊髄後角に存在する抑制性の介在神経や脳幹部を起始核とする下行性抑制系神経などがこれにあたる。近年，μ受容体は，一次求心性神経末端および脊髄後角由来の神経細胞の両方に発現していることが報告[11)12)]されている。こうした知見と著者らの結果から，モルヒネを慢性的に処置することにより，PKCの活性化に依存したアストロサイトの変化などが引き起こされ，それに連動して脊髄後角部における神経細胞間のシナプス伝達効率の変化が惹起される可能性が想定される。これらのことから，現段階では，モルヒネ慢性処置によるμ受容体の脱感作を誘導する要因を特定できないものの，モルヒネ慢性処置により著明に増加するPKC活性は，μ受容体が存在する一次求心性神経末端および脊髄後角由来の神経細胞内において，μ受容体に直接作用するばかりでなく，受容体刺激以降の効果器やイオンチャネル活性などを制御し，μ受容体陽性細胞に隣接する介在神経および二次求心性神経の情報伝達を変化させることにより，痛覚伝導路やそれを制御する内因性鎮痛経路の反応性に著しく影響を与えている可能性が考えられる。また，こうした総合的な変化が，モルヒネによる鎮痛耐性を引き起こしている要因となっている可能性が推察される。事実，著者らの最新の研究により，モルヒネ鎮痛耐性マウスの脊髄後角においてグルタミン酸様受容体が著明に増加していることを見い出した。

以上のことから，モルヒネの連続投与により，μ受容体が細胞内移行を起こしにくくなり，こうしたμ受容体を介して細胞内から神経栄養因子などが持続的に産生・遊離され，周辺の神経細胞やアストロサイトに作用してそれらの活性化を誘導するものと考えられる（図6）。

さらに，神経栄養因子などによりシグナルを受けた神経細胞では，グルタミン酸様受容体の新生を引き起こし，また活性化アストロサイトからはある種の液性因子が放出されることにより，シナプス結合を強化し，それらの結果の総和として興奮性神経伝達効

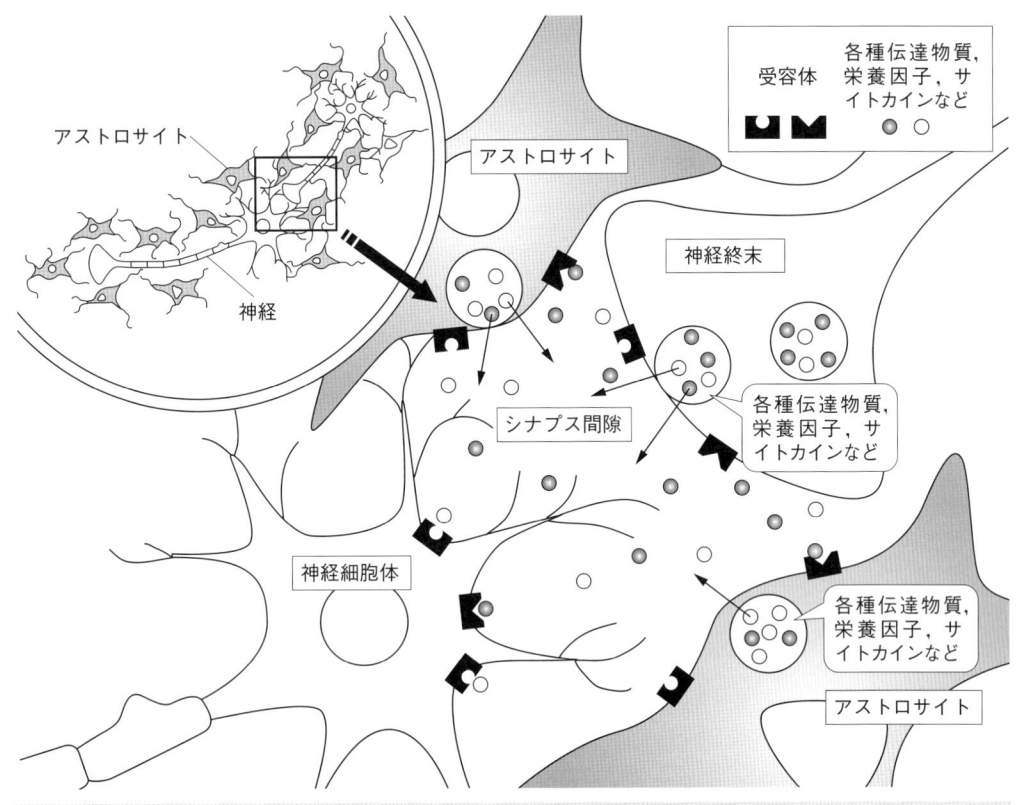

図6 神経細胞とアストロサイトの相互作用の模式図
(矢島義識, 成田 年, 鈴木雅美ほか. 身体依存と精神依存, そして耐性. ターミナルケア 2004 ; 14 : 456より引用)

率の大幅な増強が誘導されるものと考えられる。こうしたモルヒネの連続投与による興奮性神経伝達効率の増強が、モルヒネによる抑制性の神経伝達を生理的に拮抗するために、モルヒネによる十分な鎮痛効果が得られず、鎮痛効果の"耐性"という現象が引き起こされるものと想定される(図7)。

このように、著者らはモルヒネによりシナプス形成およびその結合強度やアストロサイトの変化が起こり、こうした現象が神経系の応答を変化させる"可塑性"を誘導するものと考えている。このような背景からも今後、神経細胞とアストロサイトのコミュニケーションの分子機構が十分に解明されていくことにより、複雑なモルヒネの鎮痛耐性形成のメカニズムが明らかにされてくるものと思われる。

疼痛下におけるモルヒネの鎮痛耐性

これまでの臨床経験から、癌疼痛患者にモルヒネを適切に処置した場合、モルヒネの連用による鎮痛耐性はほとんど問題とならないことが明らかにされている[13]。ただし、臨床場面ではモルヒネの用量を増量しないと鎮痛効果が維持できない場面に遭遇するこ

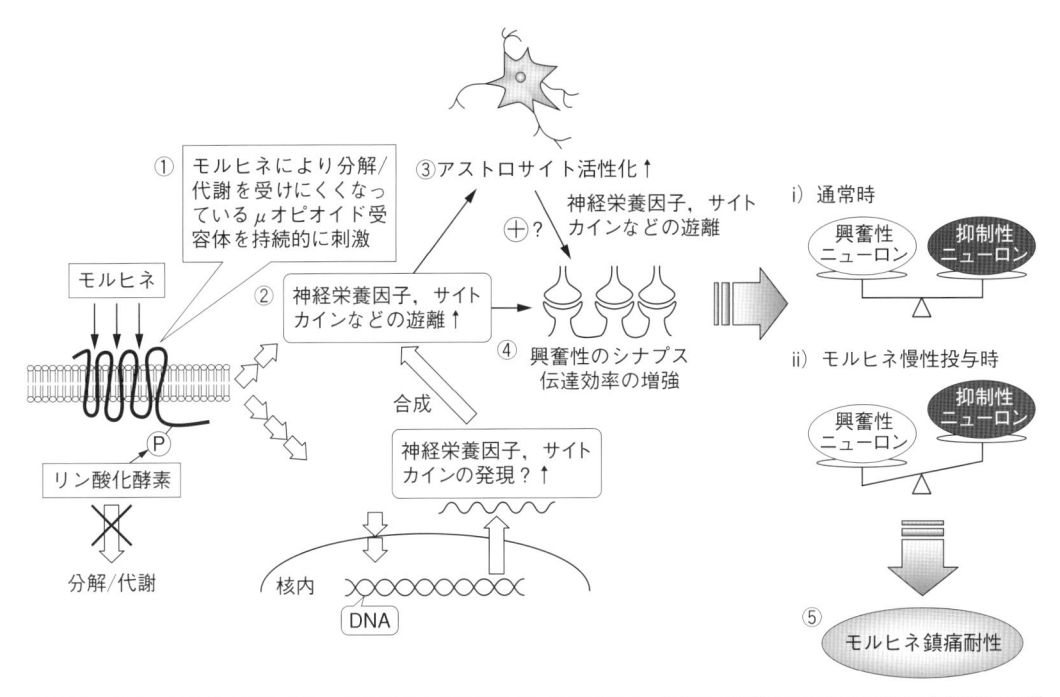

図7 想定されるモルヒネの鎮痛耐性機構

モルヒネの連続投与により，μ受容体が細胞内移行を起こしにくくなり（①），こうしたμ受容体を介して細胞内から脳由来神経栄養因子（BDNF）などの神経栄養因子が持続的に産生・遊離され（②），周辺の神経細胞やアストロサイトに作用してそれらの活性化を誘導する（③）。さらに，神経栄養因子などによりシグナルを受けた神経細胞では，グルタミン酸様受容体の新生などを伴った新生スパインが形成され（④），また活性化アストロサイトからはある種の液性因子が放出されることにより（③），興奮性のシナプス伝達効率を増強させる（④）。それらの結果の総和として，興奮性神経伝達効率の大幅な増強が誘導され，鎮痛耐性が形成されるものと考えられる（⑤）。

（矢島義識，成田 年，鈴木雅美ほか．身体依存と精神依存，そして耐性．ターミナルケア 2004；14：457より引用）

とも少なくないが，これは癌の進行により疼痛が増強されたため，モルヒネの増量が必要になったものと考えられている。しかしながら，これらの報告は臨床経験であり，実験的証明はなされていないのが現状である。こうした背景の中，著者らは，ラットの足蹠皮下に起炎物質（カラゲニンおよびホルマリン）を投与して炎症性疼痛モデルを作製し，疼痛下におけるモルヒネの鎮痛耐性に対する修飾作用について検討した。カラゲニンおよびホルマリンを投与されたラットは，投与翌日をピークとし，少なくとも投与後9日間は持続する著明な浮腫ならびに痛覚過敏反応を示す。このような条件下，モルヒネを1日1回投与し，引き起こされる鎮痛効果の変化を経時的に測定したところ，対照群では著明な鎮痛耐性が形成されたが，炎症性疼痛下ではモルヒネの鎮痛耐性形成の明らかな遅延が認められた[14]。こうした結果は，先の臨床経験を神経科学的に証明するものである。

生体内にはモルヒネが結合するμ受容体以外に，δおよびκ受容体が存在する。これらのオピオイド受容体はすべて鎮痛作用発現に関与しているが，μおよびδ受容体は多幸感を示すのに対して，κ受容体は逆に嫌悪感を示すなど，μおよびδ受容体とはいく

つか相反する機能を有している[15]。また、μ受容体は10個以上のエクソンが同定されており、これらの組み合わせの違いからMOR 1, MOR 1A, MOR 1B, MOR 1C, MOR 1D, MOR 1EおよびMOR 1Fなどのスプライスバリアントによるμ受容体サブタイプの存在が報告されている。一般的に、7回膜貫通型受容体のC末端尾部のアミノ酸配列は非常に多様であり、これらのスプライスバリアント由来μ受容体サブタイプも、主として細胞内のC末端領域に大きな違いが認められる。1998年にKochら[16]により、MOR 1Bは細胞内陥入/再感作反応の回転が非常に速いため、MOR 1と比較して脱感作反応が起こりにくいという特徴を有していることが報告されている。これは、MOR 1BのC末端はMOR 1よりも短いため、MOR 1のC末端領域に存在するGRKのリン酸化部位が欠落しており、受容体のリン酸化が保護されることに起因していると考えられている。また、著者らは、モルヒネの鎮痛作用がκ受容体作動薬の併用処置により相加的に増強され[17]、モルヒネの鎮痛耐性形成はκ受容体作動薬の併用処置により抑制されることを明らかにしている[18]。さらには、κ受容体作動薬の慢性投与によりκ受容体の機能低下を引き起こした動物では、μ受容体の著しい機能亢進が惹起されることを見い出している[19〜21]。このように、生体内においてはμ受容体サブタイプの相違やμ受容体とκ受容体の相互作用によって、種々の効果が発現していると考えられる。しかしながら前述したように、モルヒネの鎮痛耐性形成機構は非常に複雑なものであり、いまだその全貌は明らかにされていない。そのため、慢性疼痛下におけるモルヒネの鎮痛耐性形成の抑制機構を現段階で明確に説明するのは困難である。現在、著者らは、このような機序を解明する目的でさまざまな慢性疼痛モデルを用いて、慢性疼痛下におけるモルヒネの鎮痛耐性形成の抑制機構について詳細に検討している。

モルヒネの身体依存形成機構

通常、生体は興奮系と抑制系とが相互にバランスを保ちながら、生体の恒常性を維持している（図8）。

このような状態で、モルヒネのような抑制性の薬物を摂取すると、その抑制作用に対して興奮性神経が活性化し、恒常性を維持するように働く。こうした状態が"依存"へと導くと考えられている。すなわち、モルヒネの身体依存は比較的長期にわたるモルヒネの中枢抑制作用に対して、生体が興奮性神経の活性化という代償機構を形成して順応した状態と考えられる。したがって、モルヒネの摂取量が不十分である、あるいは摂取間隔が長過ぎるなどの理由により、体内モルヒネ濃度が身体依存を維持できる濃度を下回るとモルヒネが存在することによって成り立っていた抑制系と興奮系のバランスが崩壊し、過剰になった興奮系が表在化して"退薬症候"として表出される（図8）。すなわち、身体依存形成の有無は、休薬あるいは断薬した場合に退薬症候が発現するか否かで判別できる。こうした退薬症候は、当該薬物（例えば、モルヒネ依存であればモルヒネ）やそれに類似した作用を持つ薬物（例えば、モルヒネ依存であればフェンタニルやオキシコドン）の摂取により改善される。

① 正常時　　　　　　　　③ モルヒネ依存時

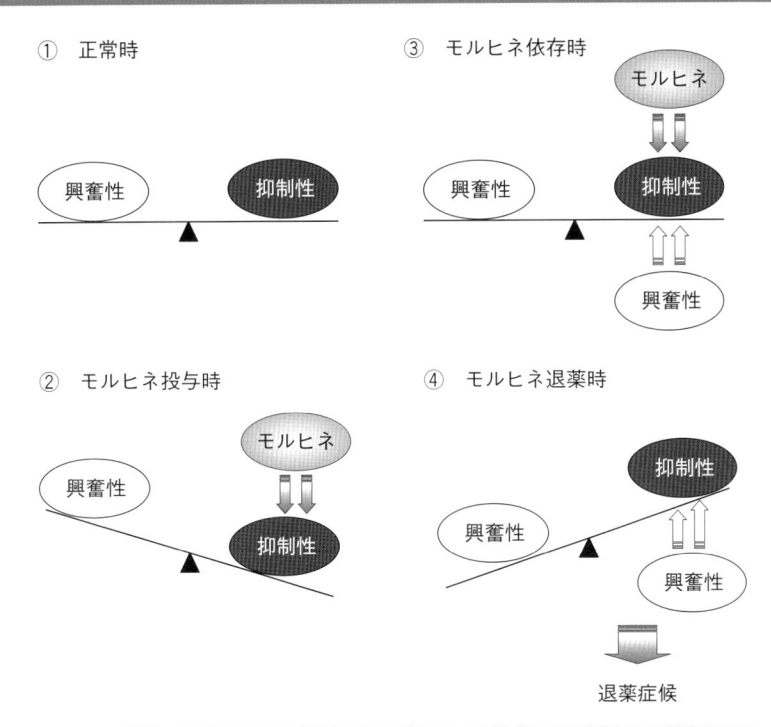

② モルヒネ投与時　　　　④ モルヒネ退薬時

図8　モルヒネの身体依存ならびに退薬症候発現機構

　通常，生体は興奮系と抑制系とが相互にバランスを保ちながら，生体の恒常性を維持している（①）。このような状態で，抑制性の薬物であるモルヒネを摂取すると（②），生体の恒常性を維持するために，その抑制作用に対して興奮性神経が活性化する。すなわち，身体依存が形成される（③）。このように，モルヒネの身体依存が形成されたのちに，モルヒネの摂取量が不十分である，あるいは摂取間隔が長すぎるなどの理由により，体内モルヒネ濃度が身体依存を維持できる濃度を下回ると，モルヒネが存在することによって成り立っていた抑制系と興奮系のバランスが崩壊し，過剰になった興奮系が表在化して"退薬症候"として表出される（④）。

（矢島義識, 成田　年, 鈴木雅美ほか. 身体依存と精神依存, そして耐性. ターミナルケア 2004 ; 14 : 458より引用）

　モルヒネの身体依存性に関する研究はヒト，サル，イヌ，ラット，マウスなど多くの種で検討されているが，いずれもモルヒネ慢性処置後の自然休薬やナロキソンなどのμ受容体拮抗薬の投与により引き起こされる退薬症候の有無や，その度合いにより評価されている。また，ヒトにおいては薬物投与中断24～48時間後をピークとし，主としてモルヒネの急性投与により得られる作用とは反対の作用，すなわち散瞳，下痢，呼吸数の増加，血圧上昇，精神不穏などが生じる。

　オピオイドのなかでもμ受容体作動薬は強度の身体依存を形成し，その代表的薬物がモルヒネであり，その身体依存形成機構に関する研究が長年行われている。μ受容体の選択的作動薬である [D-Ala^2, Me-Phe^4, Gly-ol^5] enkephalin（DAMGO）をラットの脳室内に浸透圧ミニポンプで70時間持続的に注入し，その後μ受容体拮抗薬であるナロキソンを投与して退薬症候を誘発させると，モルヒネ様の著明な退薬症候が観察される[22]。さらに，

近年μ受容体を遺伝的に欠損させたマウス（μ受容体ノックアウトマウス）が開発され，このマウスがモルヒネの鎮痛効果も精神・身体依存も示さないことから，μ受容体がモルヒネの鎮痛効果および精神・身体依存の発現に必須であることが明らかにされている[23]。さらに，ラットを用いてモルヒネの退薬症候と脳部位の関連性が詳細に検討されている[24]。その結果，親水性が高く，他の部位へ拡散しにくいμ受容体拮抗薬であるメチルナロキソニウムを，脳内ノルアドレナリン神経の細胞体が存在する青斑核に注入すると，跳躍，立ち上がり，自発運動亢進などの退薬症候がもっとも高感度に観察される[24]。一方，μ受容体が豊富に存在し，モルヒネの鎮痛効果発現に重要な役割を担う中脳水道周囲灰白質，内因性オピオイドペプチドが高濃度に発現している前部視床下部およびセロトニン神経の起始核である大縫線核といった脳部位も，モルヒネの身体依存形成に重要な役割を担っていることが示唆されている[24]。このように，モルヒネの身体依存形成にはさまざまな脳部位や神経系が関与しており，休薬および退薬時にはこれらの神経系が活性化され，相互にかつ複雑に絡み合った結果として種々の退薬症候が発現するものと思われる。そのため，その機序解明は非常に困難なものであり，モルヒネの精神依存や鎮痛耐性の形成機構解明の基礎研究に比べ，非常に立ち後れているのが現状である。

疼痛下におけるモルヒネ身体依存形成に対する修飾作用

著者ら[25]は，カラゲニンおよびホルマリン投与による炎症性疼痛モデルを用いて，疼痛下におけるモルヒネの身体依存形成がどのように修飾されるかについて検討した。癌疼痛治療に対してモルヒネは，一般的にその徐放性製剤が経口投与されている。そこで，モルヒネの経口投与による身体依存を評価するため，通常の粉末飼料にモルヒネを0.5mg/g of foodの濃度になるように混入してモルヒネ混入飼料を作製し，7日間にわたってラットに自由摂取させることで身体依存を形成させた。また，退薬症候は臨床を反映させるために，モルヒネ混入飼料処置8日目に普通飼料に置き換える（自然休薬）ことにより誘発させた。その結果，痛みのない対照群では，モルヒネの休薬により激しい下痢や著しい体重減少（約10%）などの退薬症候が引き起こされる。一方，カラゲニンおよびホルマリン処置群，すなわち炎症性疼痛下では軟便と軽度の体重減少（約7%）ならびに軽度の退薬症候が観察された[25]。これらのことから，炎症性疼痛下では身体依存が部分的に抑制されることが明らかとなった。また，臨床において癌患者へのモルヒネの投与を中断する場合には，漸減法が用いられていることから，著者らもモルヒネの混入濃度を0.5mg/g of foodから0.25mg/g of food，さらに0.125mg/g of food（各濃度2日間処置）に漸減して，最終的に普通飼料に置き換えて退薬症候を観察した。その結果，疼痛下では下痢・軟便などの退薬症候は全く観察されず，体重減少も全く認められなかった[25]。これらの結果から，臨床経験と同様に疼痛下では，モルヒネ身体依存の形成が有意に減弱されることが動物実験でも明らかになった。さらに，漸減法では退薬症候が全く観察されなかったことから，モルヒネの投与を中断する場合には漸減法が非常に有用であることが改めて明確になった。

一方，著者らはκ受容体作動薬がモルヒネの身体依存形成を抑制すること[26]やκ受容体拮抗薬によりモルヒネの退薬症候が悪化すること[27]を見い出している。さらには，内因性κ受容体リガンドであるダイノルフィンがモルヒネ退薬症候を抑制することも報告[28]されている。そのため，現段階では疼痛下におけるモルヒネの身体依存形成の抑制機構については明確ではないものの，疼痛下においては内因性κオピオイド神経系が活性化され，その結果，モルヒネの身体依存形成が抑制された可能性が推察される。

モルヒネの精神依存形成機構

一般的に，WHOにより分類される9つのタイプに属する依存性薬物は，すべて精神依存を示すことから，精神依存こそが薬物依存問題の中でも特に中核的な位置を占めると考えられる。このような精神依存の形成には，脳内ドパミン神経系が深く関与していることが知られている[15]。

モルヒネは主として中脳辺縁ドパミン神経系の細胞体が存在する腹側被蓋野に高密度に分布するμ受容体を介し，介在ニューロンである抑制性のγ-アミノ酪酸（gamma-aminobutyric acid：GABA）神経系を抑制する。GABA神経は通常，中脳辺縁ドパミン神経系を抑制性に保っているが，この抑制がモルヒネにより解除（脱抑制）されると，結果として中脳辺縁ドパミン神経系の活性化が引き起こされる。活性化された中脳辺縁ドパミン神経系は，その投射先である側坐核からドパミンの著明な遊離を引き起こし，これがモルヒネによる精神依存形成の引き金になっていると考えられている（図9）。

実際，精神依存を引き起こす用量のモルヒネの皮下投与や選択的μ受容体作動薬である [D-Ala^2, Me-Phe^4, Gly-ol^5] enkephalin（DAMGO）を中脳辺縁ドパミン神経系の起始核である腹側被蓋野に微量注入すると，腹側被蓋野においてはGABAの遊離が抑制され，側坐核においては著しいドパミンの遊離が誘導される[15]。さらに，DAMGOの腹側被蓋野への微量注入により発現する精神依存は，ドパミン受容体拮抗薬の処置により消失することから，μ受容体作動薬による精神依存形成には，中脳辺縁ドパミン神経系が深く関与している。

近年，覚醒剤やオピオイドの精神依存形成にN-メチル-D-アスパラギン酸（N-methyl-D-aspartate：NMDA）受容体が関与しているといった報告が数多く発表されている。著者ら[29]は，NR1/NR2Bサブユニットから構築されるNMDA受容体を選択的に拮抗するイフェンプロジルが，それ自身では報酬効果を示さずに，モルヒネの報酬効果を十分に抑制することを報告している。また，これまでの分子生物学的研究によりNMDA受容体サブユニットのアミノ酸配列は，C末端領域に高い特異性を有することから，著者らは各NMDA受容体サブユニット（NR1，NR2AおよびNR2B）のC末端領域に対する特異的抗体を脳室内にそれぞれ前処置し，モルヒネによる報酬効果の発現への影響を検討した。その結果，興味深いことにNR2Bサブユニット抗体の前処置によってのみ，モルヒネによる報酬効果は抑制された。そこで，モルヒネの報酬効果を発現したマウスの前脳辺縁部の細胞膜分画を用いて，NMDA受容体サブユニットの蛋白質量について検討したところ，

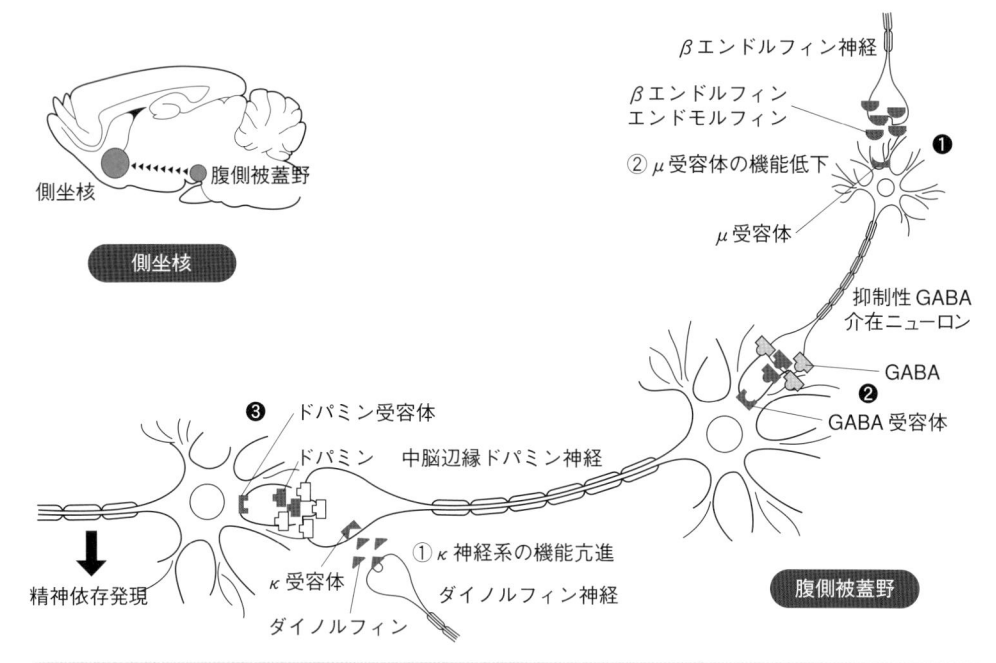

図9 モルヒネの精神依存発現機序と炎症性疼痛ならびに神経因性疼痛下におけるモルヒネ精神依存の抑制機序

中脳辺縁ドパミン神経系の起始核である腹側被蓋野には抑制性GABA神経が投射しており，ドパミン神経系を抑制性に調節している（❶→❷）。モルヒネはこのGABA神経上に存在するμ受容体に作用して，抑制性GABA神経を抑制し，GABAの遊離を抑制する（脱抑制：❶→❷）。その結果，ドパミン神経系が活性化され，中脳辺縁系の投射先である側坐核においてドパミンが過剰に遊離されることにより，精神依存が引き起こされると考えられている（❸）。一方，κ受容体は側坐核に豊富に分布しており，ここに投射しているダイノルフィン神経系により，中脳辺縁ドパミン神経系の活性化を抑制的に調節している（①）。慢性疼痛下，特に炎症性疼痛下ではこのダイノルフィン神経系が賦活化され，その結果ドパミンの遊離が抑制されるため，精神依存が形成されないものと考えられる（①）。一方，神経因性疼痛下ではダイノルフィン神経系の亢進よりもむしろ，内因性μ-オピオイド受容体リガンドが持続的に遊離されるためにμ受容体が機能低下を引き起こし（②），ドパミン神経系の活性化が抑制され，モルヒネの精神依存が形成されないと考えられる。

（矢島義識, 成田 年, 鈴木雅美ほか. 身体依存と精神依存, そして耐性. ターミナルケア 2004；14：459より引用）

やはりNR2Bサブユニットのみ有意な蛋白質量の増加が認められた。これらのことから，NMDA受容体サブユニットのうち，特に側坐核周辺部のNR2Bサブユニットがモルヒネ誘発報酬効果の形成機構に重要な役割を担っていると考えられる[30]。

一方，NMDA受容体チャネルを構成するNR2BサブユニットのC末端領域には，PKCによりリン酸化される部位が存在し，このリン酸化によりNMDA受容体を介した細胞応答が増大することが報告[31)32)]されている。著者らも神経/グリア共培養細胞においてグルタミン酸刺激による細胞内Ca^{2+}濃度の上昇が，イフェンプロジルおよびPKC阻害薬により完全に抑制されることを確認している。そこで著者らは，モルヒネ誘発報酬効果発現に対するPKCの関与について検討を行った。その結果，モルヒネ誘発報酬効果は，PKCの選択的阻害薬の脳室内前処置により用量依存的かつ著明に抑制された。またPKCγノック

アウトマウスにおいても，野生型マウスで認められるモルヒネの報酬効果が全く観察されなかった[33]。さらにはモルヒネの報酬効果を発現したマウスの前脳辺縁部領域においてPKCγアイソフォームおよびリン酸化NR2Bサブユニット蛋白質量が有意に増加していること，またマウスの側坐核領域においてNR2BサブユニットとPKCγがほとんど同一細胞上に存在していることを明らかにしている。これらのことから，モルヒネの慢性投与により，側坐核におけるNR1/NR2BサブユニットNMDA受容体が，PKCγの持続的な活性化に伴ってリン酸化され，こうした変化がモルヒネの精神依存形成における可塑性の基盤となっていると考えられる。

次に，著者らは海馬のシナプス伝達長期増強（long-term potentiation：LTP）などの神経の可塑的変化に深く関与し，細胞内Ca^{2+}濃度の増加に伴い活性化するカルシウム/カルモジュリン依存性キナーゼII（calcium/calmodulin-dependent protein kinase II：CaMKII）に着目し，モルヒネの報酬効果発現に対する関与を検討した。その結果，モルヒネによる報酬効果は，CaMKIIの阻害薬前処置により用量依存的かつ有意に抑制された。さらに著者ら[34]は，モルヒネの報酬効果を発現したマウスの前脳辺縁部領域において，総CaMKII蛋白質量は変化せず，活性型であるリン酸化CaMKIIが著明に増加していることを確認している。活性化されたCaMKIIは主にシナプス後膜肥厚部（postsynaptic density：PSD）にトランスロケーションすることによってNMDA受容体やAMPA受容体をリン酸化すること，またmitogen-activated protein kinase（MAPK）であるextracellular signal regulated kinase（ERK）や，転写因子であるcyclic AMP-responsive element binding protein（CREB）を活性化させることが報告されている。これらの報告と著者らの一連の研究成果から，モルヒネによる報酬効果の形成には側坐核におけるNMDA受容体，特にNR2Bサブユニットに連関したPKCおよびCaMKIIの活性化が重要な役割を果たし，報酬効果などの長期的な神経機能変化を引き起こしている可能性が示唆される。

疼痛下におけるモルヒネ精神依存の抑制機構

最近のWHOの報告によると，鎮痛を目的としてモルヒネの投与を受けている癌患者では，精神依存が形成されないことが幅広い臨床経験によって明らかにされている。そこで著者らは，慢性疼痛モデルを用いて，鎮痛耐性や身体依存と同様に，慢性疼痛下におけるモルヒネの精神依存に対する修飾作用についても検討を試みた[35]〜[40]。

その結果，非疼痛下，すなわち痛みのない条件下において著明な精神依存を形成する用量のモルヒネを処置しても，カラゲニンやホルマリン投与による炎症性疼痛下では，モルヒネによる精神依存形成は認められなかった[35]〜[37]。また，癌疼痛の一部は癌細胞の浸潤による神経の圧迫などにより，神経因性疼痛を伴うことが知られている。そこで，神経結紮による神経因性疼痛モデルを作製し，同様にモルヒネの末梢および脳室内投与による精神依存についても検討したところ，やはり神経因性疼痛下においてもモルヒネの精神依存は観察されなかった[37]〜[39]。これらの結果は，臨床での事実と一致し，癌疼痛時にはモルヒネを積極的に使用すべきだというWHOの指針を支持するものとなった。しかしながら，

神経因性疼痛はモルヒネに対して抵抗性を示すことが多い痛みである。そのため，神経因性疼痛下におけるモルヒネの精神依存形成の抑制は，単なるモルヒネの薬理作用の減弱に起因している可能性がある。しかし，著者ら[38]は神経因性疼痛下においても，モルヒネの脳室内投与により誘発される鎮痛作用は全く減弱されず，精神依存形成のみが抑制されることを明らかにしている。このように脳内におけるモルヒネの鎮痛作用は維持されているのにもかかわらず，精神依存形成が抑制されたことから，神経因性疼痛動物で認められるモルヒネの精神依存形成の抑制は，モルヒネの薬理作用そのものの減弱に起因するのではなく，脳内報酬系の減弱に起因している可能性が推察される。

一方，前述したようにκ受容体作動薬はμおよびδ受容体作動薬とは異なり，嫌悪効果を発現することが明らかにされている[15]。κ受容体は，主に中脳辺縁ドパミン神経系の投射先である側坐核に高密度に分布しており，活性化されると側坐核においてドパミンの遊離を抑制するため，この作用が嫌悪効果発現に重要であると考えられている。著者らは，それ自身では精神依存も嫌悪効果も示さない用量のκ受容体作動薬をモルヒネと併用投与することにより，モルヒネの精神依存形成が劇的に軽減することを初めて報告した[41]。これらの事実を裏付けるように，著者らは側坐核領域においてモルヒネにより引き起こされるドパミン神経の活性化が，κ受容体刺激によって抑制されることを確認している[41,42]。このように，κ受容体刺激は中脳辺縁ドパミン神経系を抑制的に制御し，モルヒネのようなμ受容体作動薬による精神依存形成を抑制するものと思われる。

そこで著者らは，モルヒネによる精神依存形成がκ受容体刺激によって抑制される事実に注目し，慢性疼痛時におけるモルヒネの精神依存形成の抑制作用には，内因性κ-オピオイド神経系の亢進が関与しているのではないかと考えた。そこで，選択的κ受容体拮抗薬を用いて，慢性疼痛下におけるモルヒネの精神依存形成の抑制作用に対する影響について検討した。その結果，炎症性疼痛モデルでは，選択的κ受容体拮抗薬によりモルヒネの精神依存形成の抑制がほぼ完全に消失し，正常動物と同程度の精神依存が形成された[36,40]。また，炎症性疼痛下においてはモルヒネによるドパミン神経の活性化作用は有意に減弱し，さらにこの減弱作用は選択的κ受容体拮抗薬ならびに内因性κ受容体リガンドであるダイノルフィンの特異的抗体の前処置により完全に消失したことから[40]，炎症性疼痛下では内因性κ-オピオイド神経系が活性化されることにより，モルヒネによる中脳辺縁ドパミン神経系の活性化が抑制されている可能性が考えられる（図10）。

ダイノルフィン含有神経系は視床下部に多く存在しており，視床下部は脊髄からの上行性神経系の支配を受けている。そのため，炎症性疼痛下では視床下部における下位中枢からの持続的な興奮性入力により，ダイノルフィン含有神経系が活性化され，モルヒネの精神依存が抑制されるという機構が想定される。

一方，神経因性疼痛下におけるモルヒネの精神依存形成の抑制は，κ受容体拮抗薬あるいはダイノルフィンの特異的抗体を処置しても部分的な回復しか認められない。これらのことから，神経因性疼痛下におけるモルヒネの精神依存形成の抑制には，κ-オピオイド神経系の活性化以外の要因もあるものと考えられる。そこで著者らは，神経因性疼痛下におけるモルヒネの精神依存形成の抑制は，モルヒネの第一作用点であるμ受容体の機能低下に起因しているのではないかと想定し，モルヒネによるG蛋白質活性化作用

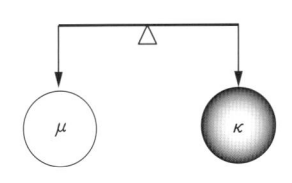

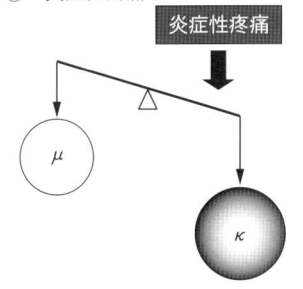

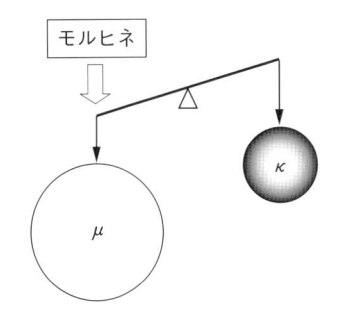

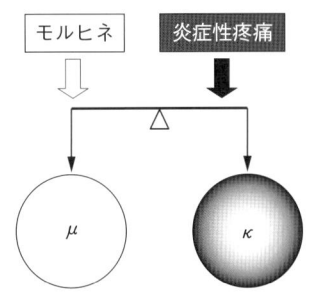

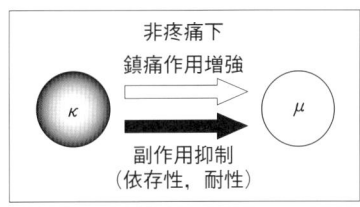

図10 正常および炎症性疼痛時における生体内 μ- および κ-オピオイド神経系間の生理的バランスの概念図

通常，生体内において μ- および κ-オピオイド神経は相互に調節し合い，バランスを保っている（①）。このような状態でモルヒネを摂取すると，そのバランスが崩れ，依存形成が惹起されるものと考えられる（②）。一方，炎症性疼痛下では κ-オピオイド神経系の活性化が引き起こされる（③）。また，非疼痛下ではモルヒネと κ 受容体作動薬の併用により，モルヒネの鎮痛作用の増強，耐性・依存形成の抑制が認められる（④の枠内）。そのため，炎症性疼痛下では κ-オピオイド神経系の活性化が引き起こされることにより，モルヒネの耐性や依存形成が抑制されると想定される（④）。

（矢島義識，成田　年，鈴木雅美ほか．身体依存と精神依存，そして耐性．ターミナルケア 2004；14：461より引用）

を指標として神経因性疼痛下における μ 受容体の機能変化について検討した。腹側被蓋野を含む中脳底部では μ 受容体が高密度に分布しており，この領域はモルヒネの精神依存形成にもっとも重要である。モルヒネは非結紮群の中脳底部において強力かつ有意なG蛋白質活性化作用，すなわち十分な μ 受容体機能を示す[37)38)]。しかしながら，神経因性疼痛下における μ 受容体機能は著明かつ有意に減弱していた[37)38)]。一方，モルヒネの鎮痛作用発現に重要な橋/延髄領域においては，μ 受容体機能に有意な変化は認められなかった[38)]。これらのことは，神経因性疼痛下においても，モルヒネの脳室内投与による

鎮痛作用は減弱しないという先の結果を支持するものであり，疼痛下においては脳内報酬系が特異的に抑制されている可能性を強く示唆するものである．さらに著者らは，神経因性疼痛下におけるμ受容体機能の減弱は，内因性のオピオイドペプチドの持続的な遊離によるμ受容体の脱感作に起因しているのではないかと推測し，坐骨神経結紮前からμ受容体拮抗薬であるナルトレキソンを慢性的に処置して，内因性オピオイドペプチドがμ受容体に結合することを遮断した条件下で，μ受容体機能の変化について検討を行った．その結果，ナルトレキソンを慢性的に処置することにより，神経因性疼痛下における中脳底部でのμ受容体機能の減弱は，コントロールレベルにまで完全に回復した．さらに，同条件下では，神経因性疼痛下における選択的μ受容体作動薬であるDAMGOの精神依存形成の抑制も完全に回復することを明らかにした．このように，神経因性疼痛下におけるモルヒネの精神依存形成の抑制は，モルヒネの精神依存形成に重要な部位である腹側被蓋野を含む中脳底部において，オピオイドペプチドが持続的に遊離することにより，μ受容体の機能が低下したことに起因している可能性が示唆された（図10）．

このように炎症性疼痛ならびに神経因性疼痛モデルにおいて，モルヒネの精神依存形成の抑制機構に違いがある原因については現在のところ不明であるが，著者ら[43]はこれらのモデルで認められる脊髄後角における酵素活性や神経伝達物質の変動を伴う可塑性にはいくつか相違があることを見い出している．そのため，痛みの質的な違いあるいはその伝達機構の相違が，これらの疼痛下におけるモルヒネの精神依存形成の抑制機構の相違に起因している可能性が想定される．

おわりに

現在，世界中の研究者達がこうしたいまだ明らかにされていないモルヒネによる副作用や耐性，脱感作機構ならびに薬物依存の解明に鎬を削っている．その結果として，近年の遺伝子工学や関連領域の技術が向上し，これらの研究領域は着実に進歩している．臨床領域において，モルヒネを代表とするオピオイドの使用頻度が高まっている現在，臨床を意識したさらなる基礎研究の発展により，複雑な耐性・薬物依存形成の分子機構の全貌が解明され，それが再び臨床に還元されることを期待してやまない．

■参考文献

1) Kamei J, Iwamoto Y, Suzuki T, et al. The role of μ_2-receptor in the antitussive effect of morphine using the μ_1-receptor deficient CXBK mouse. Eur J Pharmacol 1993 ; 240 : 99-101.
2) Narita M, Oe K, Kato H, et al. Implication of spinal protein kinase C in the suppression of morphine-induced rewarding effect under a neuropathic pain-like state in mice. Neuroscience 2004 ; 125 : 545-51.
3) Narita M, Imai S, Itou Y, et al. Possible involvement of μ_1-opioid receptors in the fentanyl- or morphine-induced antinociception at supraspinal and spinal sites. Life Sci 2002 ; 70 : 2341-54.
4) Narita M, Imai S, Ozaki S, et al. Reduced expression of a novel μ-opioid receptor (MOR) subtype MOR-1B in CXBK mice : implications of MOR-1B in the expression of MOR-mediated responses. Eur J Neurosci 2003 ; 18 : 3193-8.
5) 鈴木　勉, 今井哲司, 成田　年. フェンタニルの薬理学的特性. 鎮痛薬・オピオイドペプチド

研究会編. 鎮痛薬・オピオイド研究最前線. ミクス；2002. p.129-39.

6) Chuang TT, Iacovelli L, Sallese M, et al. G protein-coupled receptors: heterologous regulation of homologous desensitization and its implications. Trends Pharmacol Sci 1996；17：416-21.

7) Ozaita A, Escriba PV, Ventayol P, et al. Regulation of G protein-coupled receptor kinase 2 in brains of opiate-treated rats and human opiate addicts. J Neurochem 1998；70：1249-57.

8) Burford NT, Tolbert LM, Sadee W. Specific G protein activation and μ-opioid receptor internalization caused by morphine, DAMGO and endomorphin I. Eur J Pharmacol 1998；342：123-6.

9) Narita M, Narita M, Mizoguchi H, et al. Inhibition of protein kinase C, but not of protein kinase A, blocks the development of acute antinociceptive tolerance to an intrathecally administered μ-opioid receptor agonist in the mouse. Eur J Pharmacol 1995；280：R1-3.

10) Narita M, Suzuki M, Narita M, et al. Neuronal protein kinase C γ-dependent proliferation and hypertrophy of spinal cord astrocytes following repeated in vivo administration of morphine. Eur J Neurosci 2004；19：479-84.

11) Aicher SA, Sharma S, Cheng PY, et al. Dual ultrastructural localization of μ-opiate receptors and substance P in the dorsal horn. Synapse 2000；36：12-20.

12) Hohmann AG, Briley EM, Herkenham M. Pre- and postsynaptic distribution of cannabinoid and μ opioid receptors in rat spinal cord. Brain Res 1999；822：17-25.

13) World Health Organization. Cancer Pain Relief. 2nd ed. Geneva：World Health Organization；1996. p.24-37.

14) 鈴木 勉. 慢性疼痛下におけるモルヒネ依存の修飾とその機序. 薬学雑誌 2001；121：909-14.

15) Narita M, Funada M, Suzuki T. Regulation of opioid dependence by opioid receptor types. Pharmacol & Ther 2001；89：1-15.

16) Koch T, Schulz S, Schroder H, et al. Carboxyl-terminal splicing of the rat μ opioid receptor modulates agonist-mediated internalization and receptor resensitization. J Biol Chem 1998；273：13652-7.

17) Narita M, Takahashi Y, Takamori K, et al. Effects of κ-agonist on the antinociception and locomotor enhancing action induced by morphine in mice. Jpn J Pharmacol 1993；62：15-24.

18) Tsuji M, Yamazaki M, Takeda H, et al. The novel κ-opioid receptor agonist TRK-820 does not affect on the development of antinociceptive tolerance to morphine in mice. Eur J Pharmacol 2000；394：91-5.

19) Narita M, Khotib J, Suzuki M, et al. Heterologous μ-opioid receptor adaptation by repeated stimulation of κ-opioid receptor：Up-regulation of G-protein activation and antinociception. J Neurochem 2003；85：1171-9.

20) Narita M, Khotib J, Mizoguchi H, et al. Direct evidence for the up-regulation of spinal μ-opioid receptor function after repeated stimulation of κ-opioid receptors in the mouse. Eur J Neurosci 2003；18：2498-504.

21) Khotib J, Narita M, Suzuki M, et al. Functional interaction among opioid receptor types：up-regulation of μ- and δ-opioid receptor functions after repeated stimulation of κ-opioid receptors. Neuropharmacology 2004；46：531-40.

22) Cowan A, Zhu XZ, Mosberg HI, et al. Direct dependence studies in rats with agents selective for different types of opioid receptor. J Pharmacol Exp Ther 1988；246：950-5.

23) Matthes HWD, Maldonado R, Simonin F, et al. Loss of morphine-induced analgesia, reward effect and withdrawal symptoms in mice lacking the μ-opioid-receptor gene. Nature 1996；383：819-23.

24) Maldonado R, Stinus L, Koob GF. Role of different brain structures in the expression of the physical morphine withdrawal syndrome. J Pharmacol Exp Ther 1992；261：669-77.

25) 鈴木 勉. 疼痛下におけるモルヒネの依存性. 癌患者と対処療法 1997；8：59-62.

26) Tsuji M, Tadeda H, Matsumiya T, et al. A novel κ-opioid receptor agonist, TRK-820, blocks the development of physical dependence on morphine in mice. Life Sci 2000 ; 66 : 353-8.
27) Suzuki T, Narita M, Takahashi Y, et al. Effects of norbinaltorphimine on the development of analgesic tolerance to and physical dependence on morphine. Eur J Pharmacol 1992 ; 213 : 91-7.
28) Green PG, Lee NM. Dynorphin A-(1-13) attenuates withdrawal in morphine-dependent rats : effects of route of administration. Eur J Pharmacol 1988 ; 145 : 267-72.
29) Suzuki T, Kato H, Tsuda M, et al. Effects of the non-competitive NMDA receptor antagonist ifenprodil on the morphine-induced place preference in mice. Life Sci 1999 ; 64 : PL 151-6.
30) Narita M, Aoki T, Suzuki T. Molecular evidence for the involvement of NR2B subunit containing N-methyl-D-aspartate receptors in the development of morphine-induced place preference. Neuroscience 2000 ; 101 : 601-6.
31) Wagner DA, Leonard JP. Effect of protein kinase-C activation on the Mg^{2+}-sensitivity of cloned NMDA receptor. Neuropharmacology 1996 ; 35 : 29-36.
32) Mori H, Yamakura T, Masaki H, et al. Involvement of the carboxyl-terminal region in modulation by TPA of the NMDA receptor channel. NeuroReport 1993 ; 4 : 519-22.
33) Narita M, Aoki T, Ozaki S, et al. Involvement of protein kinase C γ isoform in morphine-induced reinforcing effects. Neuroscience 2001 ; 103 : 309-14.
34) Narita M, Matsumura Y, Ozaki S, et al. Role of the calcium/calmodulin dependent protein kinase II (CaMK II) in the morphine-induced pharmacological effects in the mouse. Neuroscience 2004 ; 126 : 415-21.
35) Suzuki T, Kishimoto Y, Misawa M. Formalin- and carrageenan-induced inflammation attenuates place preferences produced by morphine, methamphetamine and cocaine. Life Sci 1996 ; 59 : 1667-74.
36) Suzuki T, Kishimoto Y, Misawa M, et al. Role of the κ-opioid system in the attenuation of the morphine-induced place preference under chronic pain. Life Sci 1999 ; 64 : 1-7.
37) Ozaki S, Narita M, Narita M, et al. Suppression of the morphine-induced rewarding effect in the rat with neuropathic pain : implication of the reduction in μ-opioid receptor functions in the ventral tegmental area. J Neurochem 2002 ; 82 : 1192-8.
38) Ozaki S, Narita M, Narita M, et al. Suppression of the morphine-induced rewarding effect and G-protein activation in the lower midbrain following nerve injury in the mouse : involvement of G-protein-coupled receptor kinase 2. Neuroscience 2003 ; 116 : 89-97.
39) Ozaki S, Narita M, Narita M, et al. Role of extracellular signal-regulated kinase in the ventral tegmental area in the suppression of the morphine-induced rewarding effect in mice with sciatic nerve ligation. J Neurochem 2004 ; 88 : 1389-97.
40) Narita M, Kishimoto Y, Ise Y, et al. Direct evidence for the involvement of the mesolimbic κ-opioid system in the morphine-induced rewarding effect under an inflammatory pain-like state. Neuropsycopharmacology : (in press)
41) Funada M, Suzuki T, Narita M, et al. Blockade of morphine reward through the activation of κ-opioid receptors in mice. Neuropharmacology 1993 ; 32 : 1315-23.
42) Narita M, Suzuki T, Funada M, et al. Blockade of the morphine-induced increase in turnover of dopamine on the mesolimbic dopaminergic system by κ-opioid receptor activation in mice. Life Sci 1992 ; 52 : 397-404.
43) Yajima Y, Narita M, Shimamura M, et al. Differential involvement of spinal protein kinase and protein kinase A in neuropathic and inflammatory pain in mice. Brain Res 2003 ; 992 : 288-93.

〔成田　年，芝崎　真裕，鈴木　勉〕

臨床編

1. オピオイドの臨床使用とその状況
2. モルヒネ製剤とその特徴
3. モルヒネ以外のオピオイド製剤とその特徴
4. 急性痛とオピオイド
   A. 術後痛とオピオイド
   B. 分娩痛とオピオイド
   C. 外傷痛とオピオイド
5. 癌性疼痛とオピオイド
6. 慢性疼痛とオピオイド
7. 小児とオピオイド
8. 高齢者・基礎疾患を有する患者とオピオイド

臨床編 1　オピオイドの臨床使用とその状況

はじめに

　アヘン（オピウム）はケシ（*Papaver somniferum*）の未熟果実に傷をつけて滲出する乳液を乾燥乾固したもので，数百年にわたり鎮痛薬として使われてきた．同時に，アヘンの有する嗜好性，耽溺性，習慣性により，19世紀には，イギリス，フランスなどにおいて医薬用外で大流行した．1803年，ドイツの薬剤師Serturnerは，アヘンからモルヒネを単離精製し，後にアヘンの鎮痛作用の本体を初めて明らかにした．モルヒネ（morphine）の名はギリシアの"眠りの神Morpheus"に由来する．モルヒネは現在でももっとも重要な鎮痛薬の一つであり，Serturnerによるモルヒネの単離は天然物化学史上有数の偉業となった．モルヒネに次いで，1832年にはコデイン，1848年にはパパベリンがアヘンから単離された．Derosneの単離したナルコチンには麻酔鎮痛作用はなく，ノスカピンと改称され，現在では鎮咳薬として用いられる．アヘン中のアルカロイドは約25％であるが，その中でモルヒネ含量は7〜17％でもっとも多く，次いでノスカピンが3〜8％，コデイン0.7〜2％，パパベリン0.5〜3％となっている．催眠・鎮痛作用のもっとも強いのはモルヒネで，コデインはモルヒネのわずか1/5である．パパベリン，ノスカピンにいたってはその作用は全くなく非麻薬成分とされている．また，コデインには強い鎮咳作用があり，習慣性も少ないので世界各国でかぜ薬に配合されている．

　従来，(1) オピウム，オピウムアルカロイド（アヘン由来のモルヒネやコデインなど），(2) オピエート（ブプレノルフィンなどのオピウムアルカロイド半合成誘導体），(3) オピオイド（アヘン様合成薬物：ペチジンなど）に分類されていた．しかし現在では，"オピオイド"はモルヒネ様作用を有するすべての薬物を指している．

オピオイドの分類

　オピオイドは，その生成由来や固有活性により，表1に示すように分類される．生成由来による分類では，内因性，天然性，合成，半合成オピオイドに分類される．固有活性による分類では，オピオイド受容体に対する作動性や拮抗性により，完全作動薬（agonist），部分作動薬（partial agonist）/作動薬-拮抗薬（agonist-antagonist），拮抗薬

表1　オピオイドの分類

生成由来による分類		固有活性による分類	
内因性	βエンドルフィン エンケファリン ダイノルフィン エンドモルフィン	完全作動薬	モルヒネ ペチジン フェンタニル 内因性オピオイド
天然性	モルヒネ コデイン パパベリン	部分作動薬 作動薬−拮抗薬	ブプレノルフィン ペンタゾシン ブトルファノール
合成	ペチジン フェンタニル ブトルファノール ケトシクラゾシン ペンタゾシン レバロルファン	拮抗薬	ナロキソン
半合成	ヘロイン ジヒドロコデイン オキシコドン ブプレノルフィン ナロキソン		

（antagonist）に分類される。完全作動薬とは，オピオイド受容体に対する結合により強力な薬理作用を呈する薬物であり，部分作動薬，作動薬-拮抗薬は，オピオイド受容体への結合により，完全作動薬に比べ弱い効果を生ずる薬物を指す。完全作動薬で得られる薬理効果が，部分作動薬との併用により，オピオイド受容体の一部を部分作動薬に占拠されて，完全作動薬の薬理効果が減弱（拮抗）する。その理由から，部分作動薬は作動薬-拮抗薬と呼ばれている。したがって，オピオイドを麻薬性鎮痛薬と拮抗性鎮痛薬に分類することもある。すなわち，拮抗性鎮痛薬は，部分作動薬と作動薬-拮抗薬を指す。麻薬性鎮痛薬には，モルヒネ，ペチジン，フェンタニル，コデイン，ジヒドロコデインなどが含まれ，拮抗性鎮痛薬には，ペンタゾシン，ブプレノルフィン，トラマドール，ブトルファノールなどが含まれる。拮抗薬は，オピオイド受容体に結合するが，薬理効果のないものである。しかし，オピオイド作動薬が投与されているときには，拮抗薬のオピオイド受容体への結合により，作動薬効果を減弱させて結果的に拮抗させる。

オピオイドの使用状況

わが国において医療上使用されているオピオイドには，アヘンアルカロイド系オピオイドに属する塩酸アヘンアルカロイド，塩酸モルヒネ，硫酸モルヒネ，リン酸コデイン，リン酸ジヒドロコデインなど，コカアルカロイド系オピオイドに属する塩酸コカイン，

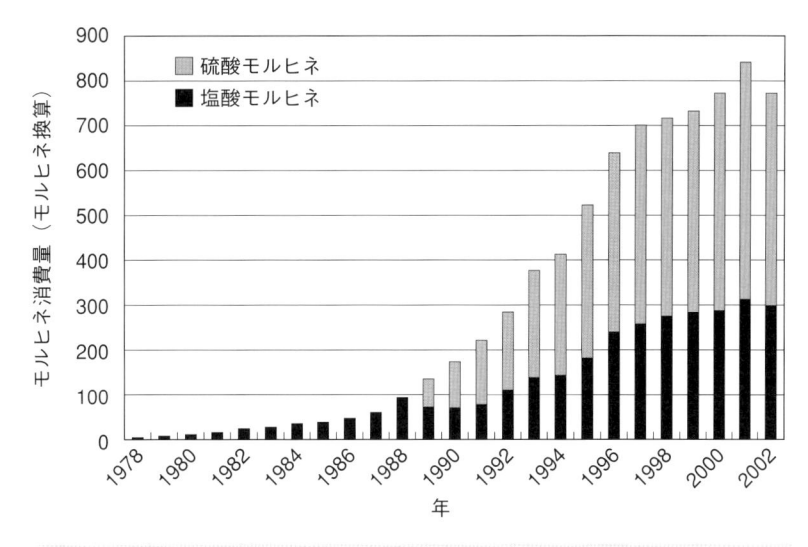

図1　塩酸モルヒネおよび硫酸モルヒネ消費量の推移

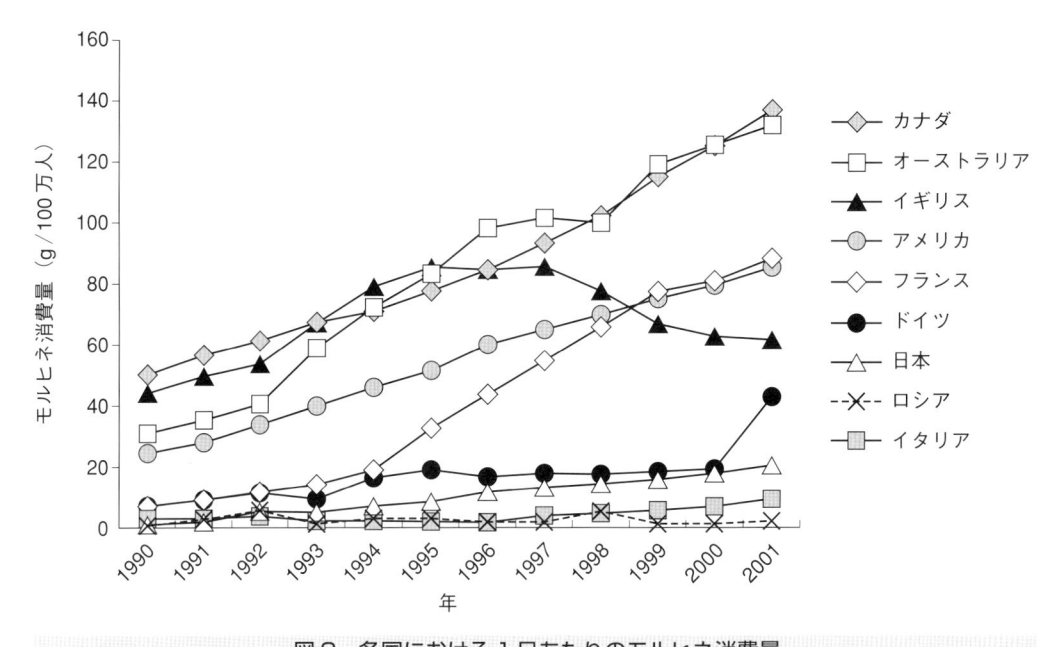

図2　各国における1日あたりのモルヒネ消費量

合成オピオイドに属する塩酸ペチジン，クエン酸フェンタニルなどがある。これらのうち，アヘンアルカロイド系オピオイドが総使用量の大半を占めている[1]。

アヘンアルカロイド系オピオイドのうち，アヘン換算でその95％以上がリン酸コデインおよびリン酸ジヒドロコデインを占め，それらは鎮咳去痰薬として使用されている。鎮痛薬としては，主に塩酸モルヒネや硫酸モルヒネが使用されてきており，その消費量は近年激増してきている（図1）。これは，術後痛や癌性疼痛に対するオピオイド使用の有益性の認知が広まってきている証拠であろうと考えられる。しかし，図2に示すように，国際麻薬統制委員会（INCB）による集計では，わが国のモルヒネ消費量は世界各国の医

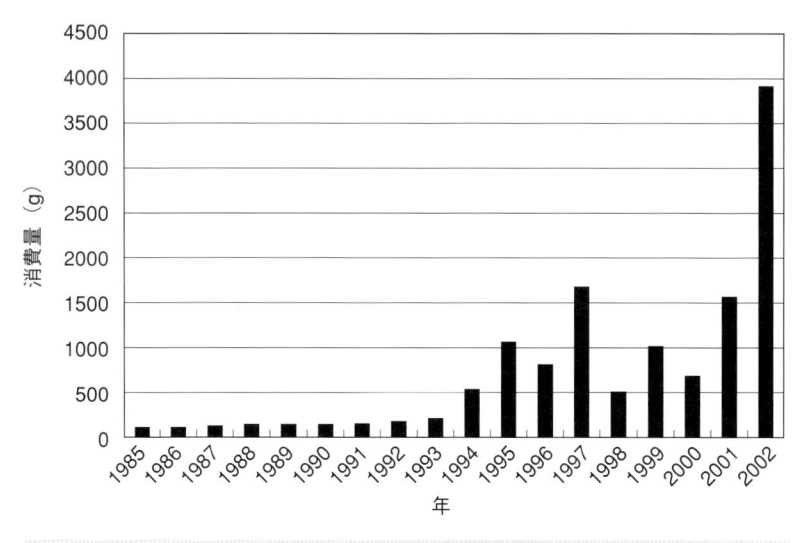

図3　フェンタニルの消費量

療用モルヒネ消費量と比べると非常に少ない（単位人口あたりの消費量を比べると，カナダ，オーストラリア，イギリス，アメリカ合衆国など欧米諸国の数分の一となっている）。鎮痛薬としてアヘンアルカロイド系，特にモルヒネを用いた鎮痛が行われていない理由として，いわゆる"opiophobia（オピオイド恐怖症）"[2]が挙げられる。それは，乱用や常習，呼吸抑制などに対する恐れである。加えて，多くの医療関係者自身がオピオイドによる疼痛治療法が確立（例えば，術後痛や癌性疼痛など）していることを十分に認識していないことや，オピオイドに対する漠然とした恐怖心を抱いていることが考えられる。

最近，合成オピオイドであるクエン酸フェンタニルは，癌性疼痛に対するパッチ製剤として承認されるようになり，消費量が2002年より激増してきている（図3）。

オピオイドの適応と禁忌

術後痛，外傷痛，分娩痛などの急性痛，癌性疼痛，さらには慢性疼痛に対する有効性も認められている。しかし，麻薬性鎮痛薬による鎮痛目的使用の場合，保険適応上では，術後痛と癌性疼痛のみの適応となっているものが多い。拮抗性鎮痛薬では，術後痛や癌性疼痛のほかに心筋梗塞痛（ペンタゾシンやブプレノルフィン），腎尿管結石痛（ペンタゾシン），十二指腸潰瘍痛（ペンタゾシン）も適応となる。

重篤な呼吸抑制，気管支喘息発作中，重篤な肝障害，慢性肺疾患に続発する心不全，痙攣状態などが禁忌として挙げられる。

表2 オピオイドの投与経路

	経口	経直腸	経皮	皮下	筋肉内	静脈内	硬膜外	くも膜下
モルヒネ	○	○		○	○	○	○	○
オキシコドン	○			○				
ペチジン	○			○	○	○		
フェンタニル			○	○		○	○	○
ペンタゾシン	○			○	○	○		
ブプレノルフィン		○		○	○	○	○	○
ブトルファノール						○	○	

オピオイドの投与経路

オピオイドの投与経路として，経口，経直腸，経皮，皮下，筋肉内，静脈内，硬膜外，くも膜下が挙げられる。

1977年に脊髄後角にオピオイド受容体の存在が確認され，動物実験において脊髄くも膜下オピオイドの鎮痛効果が示され[3]，詳細な検討が加えられた。1979年，Wangら[4]は，癌性疼痛患者へのくも膜下モルヒネの有効な鎮痛効果を示した。同年Beharら[5]は，硬膜外腔モルヒネ投与の鎮痛効果を確認した。以降，脊髄硬膜外腔，くも膜下腔へのオピオイド投与による鎮痛方法は臨床に広く応用され続けている。

癌性疼痛では経口，経直腸または経皮投与を，術後痛に対しては皮下，筋肉内，静脈内，硬膜外またはくも膜下投与が用いられることが多い。さらに，精密注入機器やディスポーザブル注入器を用いて，皮下，静脈内，硬膜外へのオピオイド持続投与や患者が痛みを感じたときに自ら鎮痛薬を注入する患者自己調節鎮痛法（patient-controlled analgesia：PCA）が行われている。表2に，主な各種オピオイドの投与経路をまとめた。それぞれのオピオイドの投与方法の詳細は，臨床編2（モルヒネ製剤とその特徴）および臨床編3（モルヒネ以外のオピオイド製剤とその特徴）に記載されている。

オピオイドの今後

疼痛研究が飛躍的に進み，急性痛や慢性痛，さらに癌性疼痛の機序解明も進んできており，数多くのオピオイド以外の新しい鎮痛薬が開発されてきているが，オピオイドは疼痛患者に対するもっとも有効な鎮痛方法として，現在に至るまでその座を譲っていない。オピオイド受容体のクローニングが進み，さらなるオピオイド研究が発展することにより，副作用が少なく，より強力な鎮痛作用を有する新しいオピオイド製剤の開発が

期待される。

■参考文献

1) 医薬局監視指導麻薬対策課. 麻薬・覚せい剤行政の概況2003年. p.9-29.
2) Zenz M, Willweber-Strumpf A. Opiophobia and cancer pain in Europe. Lancet 1993 ; 341 : 1075-6.
3) Atweh SF, Kuhar MJ. Autoradiographic localization of opiate receptors in rat brain. I. Spinal cord and lower medulla. Brain Res 1977 ; 124 : 53-67.
4) Wang JK, Nauss LA, Thomas JE. Pain relief by intrathecally applied morphine in man. Anesthesiology 1979 ; 50 : 149-51.
5) Behar M, Magora F, Olshwang D, et al. Epidural morphine in treatment of pain. Lancet 1979 ; 1 : 527-9.

(表　圭一)

臨床編

2 モルヒネ製剤とその特徴

はじめに

モルヒネは癌性疼痛管理において主役をなす薬物であり，術後鎮痛目的に（持続）硬膜外投与，（持続）静脈内投与，（持続）皮下投与が行われている。モルヒネ製剤の種類には，従来より使用可能であった注射薬，速効性の錠剤に加え，1 ml中のモルヒネ含有量が多い注射薬，各種徐放性製剤，水溶性製剤など豊富な種類が臨床の場で使用可能となってきている。これらの薬物を適切に，かつ有効に使用するためには，これらの薬物の特徴を十分に知っておく必要がある。本稿では本邦で使用可能なモルヒネ製剤の特徴について解説する。

モルヒネ製剤の種類

モルヒネ製剤には注射薬，内服薬，坐剤がある。その使用目的（癌性疼痛管理目的か術後疼痛管理目的か），経口摂取の可不可，患者の全身状態などにより，これらのモルヒネ製剤を使い分けることが必要である。ちなみに，3位，6位の水酸基，7・8位の2重結合を変えることにより薬理作用が変わってくる。例えば，3位のOH基のHがCH_3に転換したものがリン酸コデインであり，その鎮痛作用はモルヒネの1/6に減少する。

1 塩酸モルヒネ単剤の注射薬

a. アンプル製剤

1）種　類

1アンプル中に塩酸モルヒネがそれぞれ10 mg/ml，50 mg/5 ml，200 mg/5 ml含有されている注射用製剤が臨床使用可能である。50 mg/5 ml，200 mg/5 mlの高容量の製剤は癌性疼痛管理目的に作られた製剤である。10 mg/ml，50 mg/5 ml，200 mg/5 mlの薬価は，それぞれ330円，1493円，5455円である（表1）。

表1　各種モルヒネ製剤とその価格

製剤	規格・価格		規格・価格	
塩酸モルヒネ	注射薬	10mg　330円	錠剤	10mg　117.2円
		50mg　1493円	散剤	1g　2353.8円
		200mg　5455円	坐剤	10mg　340.3円
	プレペノン1%注シリンジ®			20mg　641.3円
		5ml/1A　1620円		30mg　921.2円
		10ml/1A　2999円		
塩酸モルヒネ・硫酸アトロピン	1A　346円			
塩酸モルヒネ水溶液（オプソ®）	5mg　129.9円			
	10mg　242.5円			
MSコンチン®	10mg　269.7円			
	30mg　777.9円			
	60mg　1456.8円			
MSツワイスロン®	10mg　226.6円			
	30mg　612.0円			
	60mg　1143.1円			
モルペス®細粒	2%細粒（10mg）　214.95円		2%ばら包装　429.5円/1g	
	6%細粒（30mg）　582.05円		6%ばら包装　1164.1円/1g	
カディアン®	カプセル製剤		スティック製剤	
	20mg　573.8円		30mg　834.9円	
	30mg　827.7円		60mg　1536.9円	
	60mg　1563.3円		120mg　2910.3円	

2）適　応

　癌に限らず激しい疼痛であれば，その使用が認められている．痛み以外でも，激しい咳嗽に対する鎮咳目的，激しい下痢のときの止痢目的，麻酔前投薬，麻酔時の補助鎮痛薬として，手術後の腸管蠕動運動の抑制目的などに使用することができる．50mg/5ml，200mg/5mlの高容量製剤は1日の投与量が多い癌患者の疼痛管理に用いられている．多数のアンプルを切る手間が省けて有用である．

3）投与経路

　単回皮下投与，持続皮下投与，単回静脈内投与，持続静脈内投与，（持続）硬膜外投与，（持続）くも膜下投与の経路で用いることができる．

b. ディスポーザブル注射器内充填製剤（プレペノン®1%注シリンジ）

　本製剤は塩酸モルヒネ（10mg/ml）がディスポーザブル注射器内にすでに充填されている製剤である．アンプルを切って，注射液を吸引するという手間が省ける点で有用である．

1）種　類

シリンジ中の容量が50 mg/5 mlと100 mg/10 mlの2種類がある。薬価は，それぞれ1620円，2999円である（表1）。モルヒネ使用量に応じて，いずれかの容量の製剤を選択すればよい。

2）適　応

プレペノン®注は癌性疼痛のみに適応が認められている。

3）投与経路

持続皮下注射，持続静脈内投与の経路で用いる。

2 モルヒネと他の薬物との合剤

a．硫酸モルヒネ・硫酸アトロピン（モヒアト注射液®）

1アンプル（1 ml）中に塩酸モルヒネと硫酸アトロピンがそれぞれ10 mg，0.3 mg含有されている製剤である。薬価は1アンプル346円である（表1）。

1）適　応

激しい疼痛時における鎮痛・鎮静・鎮痙，激しい咳嗽発作における鎮咳，激しい下痢症状の改善および手術後などの腸管蠕動運動の抑制，麻酔前投薬などに適応が認められている。

2）投与経路

皮下投与経路で用いられる。

3）モルヒネにアトロピンが混入されている理由

①両薬物の相互作用により，鎮痛・鎮静・鎮痙作用が増強されるため。
②アトロピンによりモルヒネの嘔吐作用が減弱されるため。
　モルヒネは延髄の嘔吐中枢を刺激すること，前庭器官の感受性を亢進させることなどにより嘔吐を引き起こすが，迷走神経の過緊張を誘発し腸管の平滑筋（特に幽門括約筋，回盲部括約筋）の緊張を亢進させるため，蠕動運動が低下して胃腸管内容物の輸送が遅れて嘔気・嘔吐を起こす。アトロピンの副交感神経抑制作用により平滑筋緊張が抑制される結果，嘔気・嘔吐は軽減される。
③アトロピンによりモルヒネの呼吸抑制作用が拮抗されるため。
　アトロピンは延髄を刺激し呼吸回数と呼吸の深さを増加させる。ただし，この効果は気管支平滑筋の弛緩と，それによる死腔の増加による影響とも考えられている。

3 モルヒネの内服薬

モルヒネの内服薬には速放性製剤に加えdrug delivery system（DDS）を応用した徐放

性製剤がある。各製剤で適応,作用持続時間,半減期などが異なっている。

a. 速放性製剤

塩酸モルヒネ錠,塩酸モルヒネ末,モルヒネ水,製剤化されたモルヒネ水(オプソ®内服薬)の3種類がある。効果発現時間が短いため,疼痛増強時のレスキューにも用いられる。一方,作用持続時間が短いため,1日の服薬回数が多くなりコンプライアンスにも影響してくるという欠点を有する。

1) 塩酸モルヒネ錠(10 mg/錠),塩酸モルヒネ末(98%以上)
塩酸モルヒネ錠は1錠117.2円,塩酸モルヒネ末は1g 2353.8円である(表1)。
a) 特　徴
利点は鎮痛効果の発現が20〜30分と早いことである。一方,欠点として作用持続時間は約5時間と短いため,患者に痛みを感じさせないようにするには4時間ごとに内服させなければならないという煩わしさが生じる。
b) 適　応
癌性疼痛に加え激しい疼痛であれば,その使用が認められている。痛み以外でも,激しい咳嗽に対する鎮咳目的,激しい下痢のときの止痢目的,手術後の腸管蠕動運動の抑制目的などにその使用が認められている。

2) モルヒネ水
モルヒネ水は各施設の薬剤部,薬局で調剤されていた。10%塩酸モルヒネ散を精製水に溶解して作製する。当院では,塩酸モルヒネ10 mg,単シロップ2 ml,ブドウ酒2 ml,精製水を加え,総量を10 mlとしたものを1回分として使用していた。
適応は塩酸モルヒネ錠,塩酸モルヒネ末と同様である。

3) オプソ®内服液
製剤化されたモルヒネ水で,アルミスティック包装されている。酸化防止剤として亜硫酸水素ナトリウムが,防腐剤としてパラオキシ安息香酸メチルが添加されているため室温で長期保存でき,また携帯にも便利である。また,D-ソルビトール,クエン酸,L-グルタミン酸ナトリウム,塩酸精製水などを加え,モルヒネの苦みを緩和して甘酸っぱくしてあるため飲みやすい。
a) 種　類
1スティック5 mg/ml,10 mg/mlの2種類がある。薬価はそれぞれ129.9円,242.5円である(表1)。
b) 適　応
癌性疼痛のみに適応が認められている。

b. 徐放性製剤

DDSを応用した製剤でモルヒネにさまざまなコーティングを行い薬物が徐々に放出さ

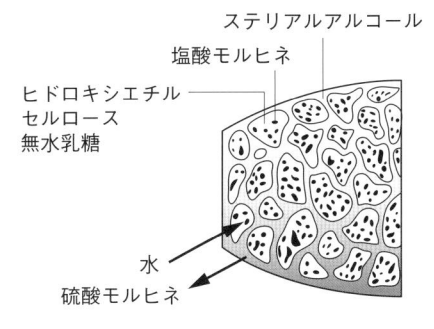

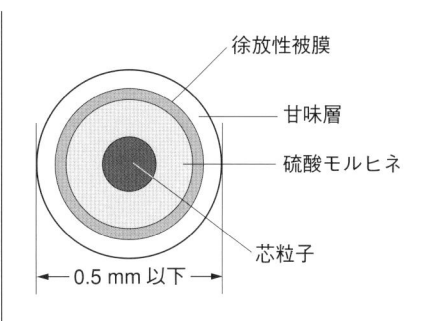

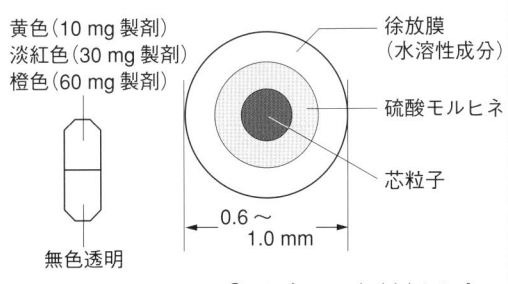

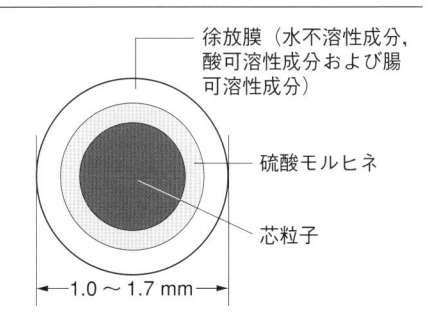

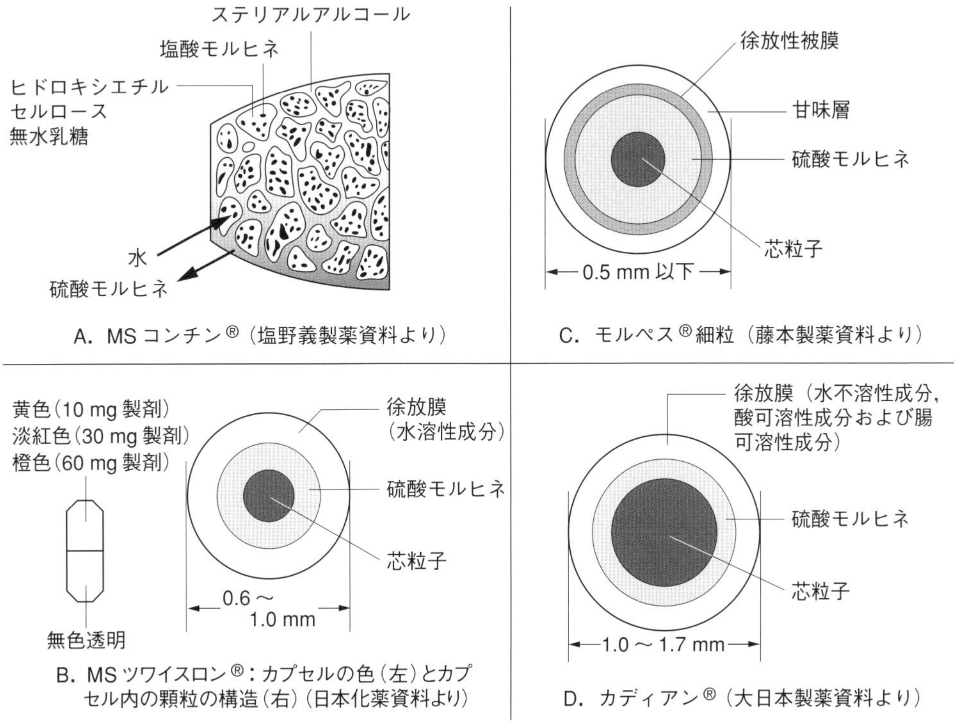

図1 各種徐放性製剤とその構造

れ，かつ長時間作用するように作られている．血中濃度の上昇が緩徐であることは，作用発現までに時間を要するため欠点となりうる．作用発現までの疼痛には，前述の速効性のモルヒネ製剤をレスキューとして使用しなければならない．

すべて硫酸モルヒネ製剤であるが，コーティングの方法もそれぞれの製剤で異なっており，作用持続時間もさまざまである．徐放性製剤の適応は癌性疼痛のみである．

1）MSコンチン®錠
わが国で最初に臨床使用可能となった徐放性製剤である．

a）特　徴

本錠剤は1層の高級アルコール膜（水に不溶）がヒドロキシエチルセルロースと無水乳糖でできた基剤（この中に硫酸モルヒネが封入されている）をコーティングしている構造を有し（図1-A），この外側の高級アルコール膜1層構造のみで溶出がコントロールされている．錠剤表面には高級アルコールで被覆されていない部分があり，そこから腸管内の水分が浸透していき硫酸モルヒネが錠剤外に溶出してくる．溶出によってできた穴から，さらに水分が錠剤内部に浸透して徐々に硫酸モルヒネが溶出していく．MSコンチン®錠には前述のようにヒドロキシエチルセルロースが配合されており，水分の浸透によりこれが膨潤していく．そのため，MSコンチン®錠は最終的には錠剤の原型をとどめることはない．

このような製剤特性により，硫酸モルヒネは緩徐に溶出し，その血中濃度も徐々に上

2. モルヒネ製剤とその特徴

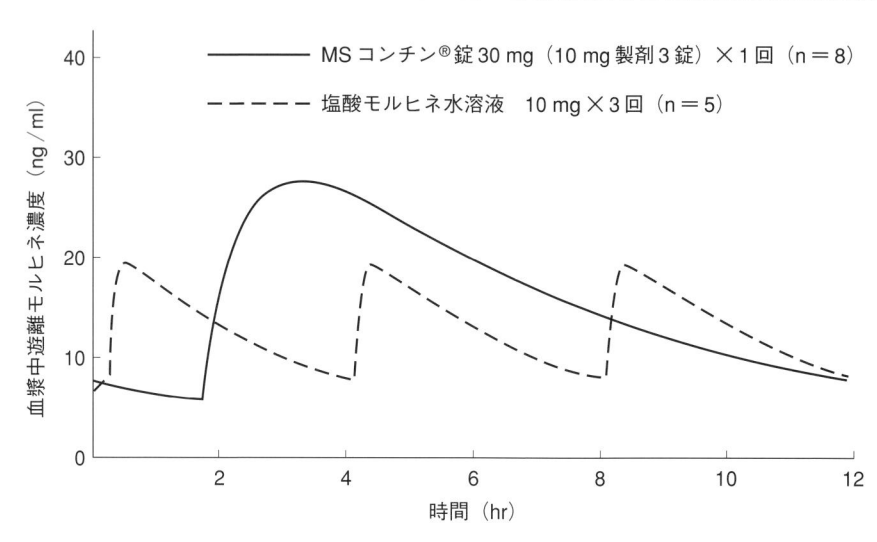

図2 MSコンチン®錠30mgを1日1回内服した場合と塩酸モルヒネ水溶液10mgを1日3回内服したときの血漿中モルヒネ濃度の経時的推移
(平賀一陽, 横川陽子, 尾熊隆嘉ほか. モルヒネ徐放錠および水溶液投与後のがん患者におけるモルヒネの体内動態. 臨床薬理 1989;20:639-47より引用)

昇していく. そのため, 錠剤を歯で砕いたり, 壊したりすると上記の徐放構造が破壊されるため徐放薬としての機能が失われてしまう.

b) 体内動態

錠剤は, 胃内では溶解することなく腸管内に入ると腸管内水分により徐々に溶解されていく. 主に上部小腸で吸収される. したがって, 腸の吸収障害を有する症例, 小腸切除を受けており小腸が極端に短縮している症例などでは, モルヒネの吸収が障害されているため, その血中濃度が上昇しにくく, 鎮痛効果が得られるまでに時間を要する. また, 便秘の場合には腸管内の水分が減少しているため, 錠剤が溶解されにくくなる. その結果, モルヒネの吸収が悪くなり鎮痛効果を得にくくなる.

一方, 下痢の場合には錠剤が溶解しモルヒネが吸収されるという吸収過程が失われ, 早く排泄されてしまうため鎮痛効果が得られにくくなる.

癌疼痛患者に, MSコンチン®錠1回30mg (10mg製剤3錠) を12時間ごとに経口投与した場合と, 塩酸モルヒネ水溶液1回10mgを4時間ごとに経口投与した場合の血中濃度を比較したところ, 両薬物投与時のモルヒネの血漿中濃度はほぼ同等であった (図2)[1]).

10mg錠を3錠内服したときのTmaxは 2.7 ± 0.8 時間, T1/2は 2.58 ± 0.85 時間である (表2).

c) 食事による影響

30mg製剤を空腹時または食後に内服した場合の血中濃度にほとんど差が認められていないことから, 食事による影響はほとんど受けないと考えられる[2]).

d) 種類

1錠中に硫酸モルヒネ10mg (黄色), 30mg (紫色), 60mg (橙色) が含まれる剤形がある. それぞれの価格は269.7円, 777.9円, 1456.8円である (表1).

表2 徐放性モルヒネ製剤の種類とその特徴

商品名	薬品名	剤形	適応	投与量	Tmax (hr)	T1/2 (hr)	放出機構
MSコンチン®	硫酸モルヒネ	錠:10, 30, 60mg	癌性疼痛	20〜120mg/日(増減)を2回に分服	2.7±0.8 (30mg内服時)	2.58±0.85	pH非依存性
MSツワイスロン®		カプセル:10, 30, 60mg			1.89±1.32 (30mg内服時)	2.17±2.33	
モルペス®細粒		2％(白色〜淡黄色) 6％(淡赤紫色〜淡青紫色)			2.40±1.52 (10mg内服時) 2.75±1.50 (30mg内服時)	6.92±2.22 8.70±5.10	
カディアン®		カプセル:20,30,60mg スティック:30,60,120mg		20〜120mg(増減)を1日1回内服	7.3±0.8 (60mg内服時)	9.2±0.9	pH依存性

2) MSツワイスロンカプセル®

a) 特　徴

硫酸モルヒネの徐放性顆粒をカプセル内に充填した製剤である．MSコンチン®と同様1日2回の内服で済むように作られた徐放性製剤である．

顆粒の構造は，硫酸モルヒネを含む素顆粒が徐放膜でコーティングされている（直径0.6〜1.0mm）．放出機構はpH非依存性である．カプセルが溶解したのち，カプセル内の顆粒が腸管内で水分を吸収すると製剤中の硫酸モルヒネが徐々に溶出していく（図1-B）．

海外ではカプセルを外して中の顆粒だけを投与（アイスクリームやヨーグルトに混じたり，胃管から注入）しても薬物動態に影響を及ぼさないというデータがあるものの[3]，本邦ではこの内服法は承認されていない．

MSコンチン®錠と同等の有効性と安全性が報告[4]されている．

b) 体内動態

MSツワイスロンカプセル®30mgを単回経口投与したときのモルヒネの血漿中濃度の推移を図3に示した．このときのTmaxは1.89±1.32時間，T1/2は2.17±2.33時間（表2）と，MSコンチン®錠のそれとほぼ同等の値を示している[5]．

c) 食事による影響

空腹時または食後にMSツワイスロンカプセル®30mgを単回経口投与した場合の血漿中濃度に差は認められなかったことから，食事による影響はないと考えられる[6]．

d) 種　類

硫酸モルヒネがそれぞれ10mg，30mg，60mg含有した製剤が使用可能である．それぞれの薬価は226.6円，612円，1143.1円である（表1）．

10mg製剤のカプセルの色はキャップが黄色不透明でボディーが無色透明，30mg製剤のカプセルの色はキャップが淡紅色不透明でボディーが無色透明，60mg製剤のカプセルの色はキャップが橙色不透明でボディーが無色透明である（図1-B）．無色透明のボディーの表面からカプセル内の中白色〜淡褐色の顆粒が透見できる．

2. モルヒネ製剤とその特徴

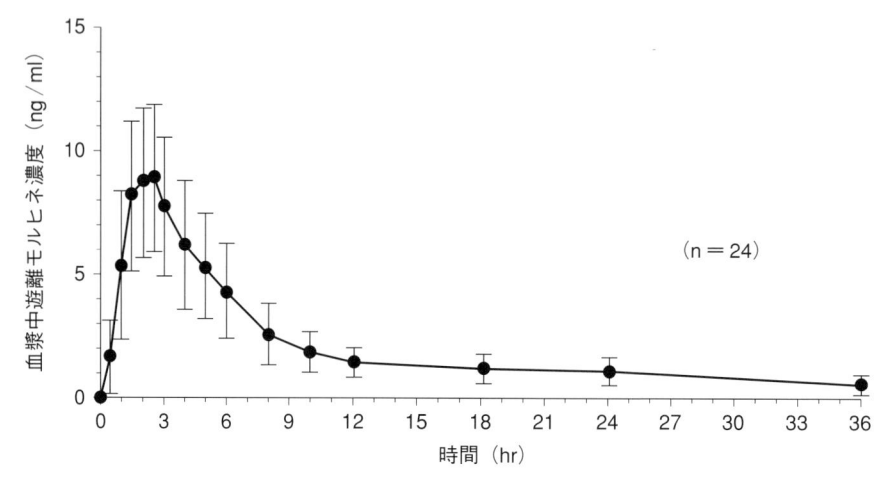

図3　MSツワイスロンカプセル®30mgを単回経口投与したときの血漿中モルヒネ濃度
（帝國製薬株式会社．硫酸モルヒネ徐放性カプセルTNK951の健常人における薬物動態―空腹時単回経口投与―．社内資料より引用）

3）モルペス®細粒

a）特　徴

芯粒子にモルヒネをコーティングし，その周囲を徐放性被膜で，さらにその周囲を甘味層でコーティングした細粒（直径0.5mm以下）である（図1-C）。pHの影響を受けることなく硫酸モルヒネが放出されため，1日2回の服用で済む。また甘味層が細粒の表面を覆っており，甘みのあることが他の製剤と異なる点で，小児でも服薬しやすい。

また，細粒であるため経管栄養の患者でも飲み物に混じて経管チューブ内を閉塞することなく注入が可能である。ただし，製剤が注射器内に付着して残存してしまったり，経管チューブ内に残存してしまう場合があるので注意が必要である。

モルペス®の懸濁時間による徐放性の影響を表3に示した。

b）体内動態（表2）

10mg，30mgを投与したときのTmaxはそれぞれ2.40±1.52時間，2.75±1.50時間，T1/2はそれぞれ8.70±5.10時間，6.92±2.22時間である[7]。硫酸モルヒネ錠10mgまたは30mgを内服している癌患者において，モルペス®10mg，30mgに変更した場合の血漿中モルヒネ濃度の推移を図4に示した。

c）種　類

モルペス®細粒2％（1包が0.5gで硫酸モルヒネ10mgを含有，細粒の色は白色～淡黄色），モルペス®細粒6％（1包が0.5gで硫酸モルヒネ30mgを含有，細粒の色は淡赤紫色～淡青紫色）と2％，6％のばら包装（1瓶20g）がある。価格はモルペス®細粒2％（1包10mg）が214.95円，モルペス®細粒6％（1包30mg）582.05円である。また，ばら製剤はモルペス®細粒2％が1g 429.5円，モルペス®細粒6％が1g 1164.1円である（表1）。

表3 モルペス®細粒の懸濁時間による徐放性の安定時間

種類・名称	時間
水	10分以内
牛乳 ヨーグルト	20分以内
ゼリー アイスクリーム シャーベット	30分以内
エレンタール® クリニミール® ラコール® ツインライン® ベスビオン®	10分以内
エンシェアリキッド®	20分以内
エンシェア・H®	30分以内

〔川股知之, 並木昭義. 硫酸モルヒネ細粒（モルペス細粒）. ペインクリニック 2003；24：407-9より引用〕

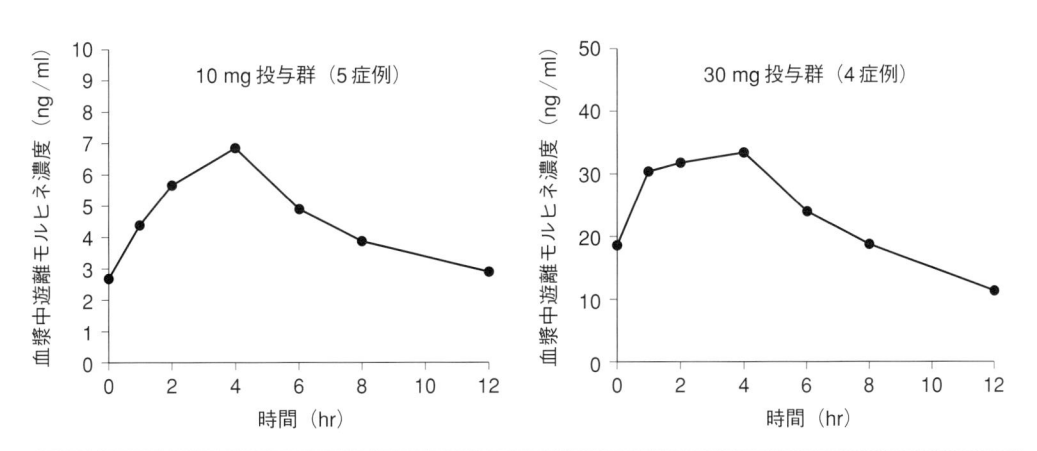

図4 硫酸モルヒネ徐放錠からモルペス®に切り替えた場合の癌患者の血漿中モルヒネ濃度
〔モルペス細粒―インタビューフォーム. 藤本製薬, 2001. 7. 1（新様式第1版）より引用〕

4）カディアン®

徐放性機能を持たせた顆粒がカプセルに充填された製剤とスティック製剤の2種類がある。

a）特　徴

芯粒子（澱粉）に硫酸モルヒネをコーティングし，その周囲を徐放膜（水不溶性成分，酸可溶性成分，腸可溶性成分からなる）でコーティングしてある直径1.0～1.7mmの球状の顆粒製剤である（図1-D）。顆粒からのモルヒネ放出機構はpH依存性である。小腸で徐々に徐放膜が溶解し，硫酸モルヒネが溶出していく。

2. モルヒネ製剤とその特徴

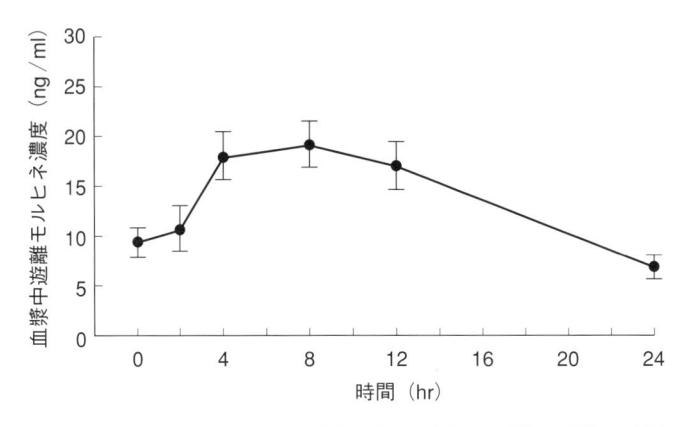

図5 癌患者にカディアン®60mgを1日1回反復経口投与後の血漿中モルヒネ濃度
〔カディアン—インタビューフォーム．大日本製薬，2004．4改訂（第5版）より引用〕

　本薬物の大きな特徴は1日1回の内服で済むことである。これにより患者の服薬に対するコンプライアンスのさらなる上昇が期待できると考える。
　また，顆粒をアイスクリーム，シャーベット，ゼリーなどにかけて内服するなどさまざまな工夫をこらすことによりさらに飲みやすくなる。ただし，口の中で顆粒をかみ砕いてしまうと徐放性が損なわれて急激な血中濃度の上昇につながるので，患者には十分注意しておく必要がある。

b）体内動態

　カディアン®60mgを1日1回3日間以上経口投与したときのモルヒネの血漿中濃度は徐々に上昇していく。血漿中モルヒネ濃度の経時的推移を図5に示した。Tmax 7.3±0.8時間，T1/2 9.2±0.9時間である（表2）。

c）食事による影響

　食後30分にカディアン®50mgを単回投与した後のTmaxが，空腹時に同量のカディアン®を投与した後のそれに比べ有意に延長しているものの，Cmax，AUCには有意差が認められなかったことから，食事により吸収速度は遅くなるが，吸収量には影響がないと考えられる[9]。

d）年齢による影響

　カディアン®投与後のモルヒネの血漿中動態に年齢による有意差は認められなかった[10]。

e）種類

　顆粒製剤（スティック）と顆粒製剤をカプセルに充填したカプセル製剤の2種類がある。スティック製剤は30mg，60mg，120mg，カプセル製剤は20mg，30mg，60mgの計6種類の剤形がある。
　薬価はスティック製剤の30mg，60mg，120mgがそれぞれ834.9円，1536.9円，2910.3円，カプセル製剤の20mg，30mg，60mgがそれぞれ573.8円，827.7円，1563.3円である（表1）。

表4 アンペック®坐剤使用によるモルヒネの血漿中濃度の推移

製剤	投与例数	Tmax(h)	Cmax(ng/ml)	T1/2(h)
10mg	12	1.5±0.3	25.8±2.1	4.18±0.56
20mg	8	1.3±0.4	35.4±5.7	4.47±0.78
30mg	5	1.5±0.6	40.7±7.2	6.0±1.6

癌疼痛患者,1回1個,8時間間隔で1日3回,3日間以上投与した場合　　　　（mean±SD）
〔水口公信,武田文和,平賀一陽.癌患者の疼痛治療におけるAN-631H（塩酸モルヒネ坐剤30mg）の臨床評価.基礎と臨床 1996；30：2645-64 および水口公信,武田文和,平賀一陽.塩酸モルヒネ坐剤（AN-631）投与後の癌患者におけるモルヒネの体内動態.臨床医薬 1990；6：2639-55 より引用〕

4 塩酸モルヒネ坐剤

モルヒネの直腸内投与が可能な製剤としてアンペック®坐剤がある。

a. 特　徴

塩酸モルヒネを半合成の固形油脂性基剤（商品名：ハードファット,植物油から得られた脂肪酸とグリセリンを反応させて合成）で固形化して直腸内投与を可能にした薬物で,31～33℃で軟化し始める（軟化点）。坐剤であるため経口投与が不可能な症例にも使用できる。使用期限は室温（1～30℃）保存で5年である[11]。

動物実験では直腸粘膜を刺激するような作用は認められていない[12]ものの,直腸粘膜の刺激（肛門痛,粘膜びらんなど）が11件（0.78％）報告されている。

b. 体内動態

10mg,20mg,30mg製剤の体内動態を表4に示した。Tmax 1.3～1.5時間,T1/2 4.2～6.0時間とほぼ一定であるが,最高血中濃度は用量依存性に増加する傾向が認められた。

アンペック®坐剤自体が吸収に際して水分が必要なため,水溶性基剤としてマグコロールを使用したインドメタシン坐剤と併用すると,直腸内水分がインドメタシンの溶解に使用されてしまうためアンペック®坐剤の溶解が十分に行われずアンペック®坐剤の効果が十分に得られなくなる可能性がある[15]。したがって,両薬物を併用する場合,まずアンペック®坐剤を使用し約2時間経たのちインドメタシン坐剤を使用するのが好ましい。ただし,インドメタシン坐剤は数社から販売されているが,水溶性基剤を使用している製品もあれば,油脂性基剤を使用している製品もあるので,いずれの基剤が使用されているかを知っておく必要がある。

一方,ジクロフェナク坐剤と併用した場合,ジクロフェナク坐剤は直腸粘膜の透過性を亢進させるためモルヒネの吸収が高まり,モルヒネの作用が増強する可能性がある[16]。

c. 種　類

1個が10mg,20mg,30mgの3種類がある。10mg製剤は20mg,30mgに比べると多少

小さいが，20 mg，30 mg製剤は同じ大きさである。10 mg，20 mg，30 mgの薬価は，それぞれ340.3円，641.3円，921.2円である。

d. 適　応

癌性疼痛のみが適応となる。

■参考文献

1) 平賀一陽, 横川陽子, 尾熊隆嘉ほか. モルヒネ徐放錠および水溶液投与後のがん患者におけるモルヒネの体内動態. 臨床薬理 1989 ; 20 : 639-47.
2) Guy G, Rhodes A. Effects of food on the absorption of morphine from MST continus tablets. In : Band P, Stewart J, Towson T, editors. Advances in the management of chronic pain. The international symposium on pain control. Toronto : Purdue Frederick ; 1986. p.131-4.
3) Donnadieu S, Hernot M, Suard L. Oral administration of sustained release morphine sulfate granules in patients with pain and dysphagia associated with cancer. Clin Drug Invest 1997 ; 14 Suppl 1 : 43-52.
4) 小林国彦, 工藤翔二, 栗原　稔. 癌性疼痛患者に対するTNK951の有効性および安全性の検討. 医学と薬学 2001 ; 46 : 715-26.
5) 帝國製薬株式会社. 硫酸モルヒネ徐放性カプセルTNK951の健常人における薬物動態—空腹時単回経口投与—. 社内資料
6) 帝國製薬株式会社. 硫酸モルヒネ徐放性カプセルTNK951の健常人における薬物動態—高脂肪食摂取後単回経口投与—. 社内資料
7) モルペス細粒—インタビューフォーム. 藤本製薬, 2001. 7. 1（新様式第1版）
8) 川股知之, 並木昭義. 硫酸モルヒネ細粒（モルペス 細粒）. ペインクリニック 2003 ; 24 : 407-9.
9) Maccarrone C, West RJ, Broomhead AF, et al. Single dose pharmacokinetics of Kapanol™, a new oral sustained-released morphine formulation. Drug Invest 1994 ; 7 : 262-74.
10) カディアン—インタビューフォーム. 大日本製薬, 2002. 4改訂（第5版）
11) アンペック坐薬—インタビューフォーム. 大日本製薬, 2002. 7改訂（第11版）
12) 松岡信男, 里村州久, 上田芳仲ほか. モルヒネ坐剤のウサギにおける直腸粘膜刺激性試験. 医薬品研究 1990 ; 6 : 1053-6.
13) 水口公信, 武田文和, 平賀一陽. 癌患者の疼痛治療におけるAN-631H（塩酸モルヒネ坐剤30mg）の臨床評価. 基礎と臨床 1996 ; 30 : 2645-64.
14) 水口公信, 武田文和, 平賀一陽. 塩酸モルヒネ坐剤（AN-631）投与後の癌患者におけるモルヒネの体内動態. 臨床医薬 1990 ; 6 : 2639-55.
15) 平賀一陽, 西野　卓, 横川陽子ほか. AN631（塩酸モルヒネ坐剤. アンペック®）, AN631とインドメタシン50mg坐剤投与後のモルヒネの体内動態. 臨床薬理 1992 ; 23 : 179-80.
16) 平賀一陽, 西野　卓, 横川陽子ほか. 塩酸モルヒネ坐剤（アンペック10g坐剤®, アンペック10mg坐剤®とジクロフェナク坐剤同時投与後のモルヒネの体内動態. Pain Research 1992 ; 7 : 165-70.

〈佐伯　茂〉

臨床編 3　モルヒネ以外のオピオイド製剤とその特徴

　モルヒネ，フェンタニル，オキシコドンが，癌性疼痛管理の強オピオイド御三家として，世界的に普及しているので，フェンタニル，オキシコドンについて最初に述べる。
　次に弱オピオイドとして，リン酸コデイン，リン酸ジヒドロコデイン，ペンタゾシン，塩酸ペチジンについて述べたあと，合成オピオイドとしてブトルファノール，ブプレノルフィンと，欧米で普及しているトラマドール，メタゾンについて紹介する。現在，臨床使用が可能な薬物については，薬価およびその製剤の特徴と使用法について薬価（2004年4月現在）を含め，詳しく述べるように心がけた。

強オピオイド製剤

1 クエン酸フェンタニル

a. 製剤の薬価（表1）と適応

　注射薬の適応…全身麻酔，全身麻酔における鎮痛，局所麻酔における鎮痛の補助，激しい疼痛（術後疼痛，癌性疼痛）に対する鎮痛。
　経皮徐放薬の適応…激しい疼痛を伴う各種癌における鎮痛。

b. 薬効および薬物動態

　フェンタニルはμオピオイド受容体のアゴニストで，鎮痛効果はモルヒネの約100倍である[1]。脂溶性が高く，胎盤移行が速く，乳汁中にも速やかに移行する。生体内利用率は92％（モルヒネは24％）である[2]。主として肝臓で代謝される。主要な代謝物は活性作用をもたないノルフェンタニルである。大部分が腎より尿中に排泄される。6％のみが腎で変化せず排泄される。日本の添付文書には，2歳以下の乳児，小児に安全性が確立していないため投与しないことと記載されている。しかし，フェンタニルの薬物動態は，乳児や小児において，成人と比べ体重あたり同様な変化をすることが知られ，成人と同様に，小児麻酔や小児癌性疼痛管理に広く臨床使用されている。モルヒネと同様に鎮痛効果の天井作用はない。

3．モルヒネ以外のオピオイド製剤とその特徴

表1　オピオイド製剤の薬価

クエン酸フェンタニル		
注射薬（商品名フェンタネスト）	1A 2ml 100μg	368円
経皮徐放薬（商品名デュロテップパッチ）	2.5mg	3583.1円
	5mg	6746円
	7.5mg	9745.4円
	10mg	12627.8円
塩酸オキシコンチン		
注射薬（商品名パビナール，複方オキシコドン注射薬なので塩酸ヒドロコタルニン2mgも含有する）	1A 1ml 8mg	411円
徐放錠（商品名オキシコンチン）	5mg	153.9円
	10mg	287.7円
	20mg	540.1円
	40mg	1001.2円
リン酸コデイン		
10倍散	1g	149.6円
錠剤	5mg	12.4円
	20mg	81.3円
リン酸ジヒドロコデイン		
100倍散	1g	9.7円
ペンタゾシン		
注射薬（商品名ペンタジン，ソセゴン）	1A 15mg	85円
	1A 30mg	156円
錠剤（商品名ペンタジン錠）	25mg	48.2円
塩酸ペチジン		
注射薬（商品名オピスタン）	1A 35mg	350円
	1A 50mg	361円
塩酸ブプレノルフィン		
注射薬（商品名レペタン）	1A 0.2mg	183円
	1A 0.3mg	263円
坐剤（商品名レペタン坐剤）	0.2mg	205円
	0.4mg	270円
酒石酸ブトルファノール		
注射薬（商品名スタドール）	1A 1mg	139円
	1A 2mg	235円
塩酸トラマドール		
注射薬（商品名トラマール）	1A 100mg	112円

c. 使用法と注意点

1) 注射薬

最大鎮痛効果を生じるまでの時間は短く，静注でも硬膜外，くも膜下投与でも約5分で鎮痛効果を現す（モルヒネは鎮痛効果発現まで，静注15分，硬膜外30分）。鎮痛時間は30分～1時間程度と短いが，反復投与により蓄積する傾向があるので注意が必要である。フェンタニルは，硬膜外やくも膜下投与されると，その脂溶性の高さのため，投与された付近の脊髄に吸収され，分節的な鎮痛効果を示す[3]。くも膜下投与されたフェンタニルは，脊髄に直接作用するため，静注や硬膜外投与と比べ，少量で同等の鎮痛効果を示す。乳汁移行があるため，産科麻酔では，硬膜外投与やくも膜下投与が主流で，静注は避けたほうがよい。日本での適応は，術後疼痛管理や癌性疼痛管理に限られているが，海外では心筋梗塞に伴う痛みのような激しい疼痛にも適応が認められている。静注では，初期量として1～2 μg/kg投与し，引き続き1～2 μg/kg/hrで持続投与する。症例に合わせて投与量を適宜調節する。自己調節鎮痛（patient-controlled analgesia：PCA）では，4～60 μg/hrで持続投与を行い，適宜7～50 μgの単回投与を行う。硬膜外投与は，25～100 μgを単回投与し，25～100 μg/hrで持続投与する。PCAでは，0.5～1 μg/kg/hrで持続投与を行い，適宜20～25 μgの単回投与を行う。くも膜下投与では，10～25 μgを単回投与する。日本では，フェンタニルはモルヒネと異なり，防腐剤としてパラオキシ安息香酸メチルとパラオキシ安息香酸プロピルを含有するため，現状ではくも膜下投与は避けたほうがよい。フェンタニルは，モルヒネに比べて消化管に対する副作用（便秘，嘔気，嘔吐など）が少なく，心筋の収縮力への影響がなく循環動態の変動が少ない。フェンタニルの静注に特徴的な副作用として，筋硬直と中枢神経を介する徐脈がある。前者は，厳重な呼吸管理下での筋弛緩薬の投与で，後者は，アトロピンなどで対処することが多い。

フェンタニルの鎮痛力価は，持続静注モルヒネから持続静注フェンタニルへのオピオイドローテーションでは約50倍を目安とするとよい。フェンタニルはモルヒネに比べて便秘を生じにくいので，モルヒネからフェンタニルへのオピオイドローテーションを行うときには，下痢となることがあるため緩下剤の調節が必要である。

2) 経皮吸収型持続性治療薬

フェンタニルパッチの構造は，薬物貯蔵層（フェンタニル含有したゲル），放出制御膜（フェンタニルの過剰な放出を防ぐ），粘着層（皮膚との接触を保つ），ライナー（粘着層を覆う）からなる（図1）。皮膚角質層を通過するには脂溶性が，表皮から真皮に移行するには水溶性が必要である。フェンタニルは，脂溶性と水溶性のバランスが良いため経皮吸収剤として臨床使用が可能となった。経皮吸収型製剤の特徴として，投与が簡便で，経口投与と異なり一過性の血中濃度の上昇が見られないため，副作用の発現が少ない。また，経口投与にみられる肝臓の初回通過効果を受けず，鎮痛持続時間が長いため，投与回数を減らせる利点がある[4]。角質層が厚いところや発汗が多い場所では吸収が悪い。また，貼付部分の温度上昇で，放出や皮下からの吸収が増加することが知られる。入浴

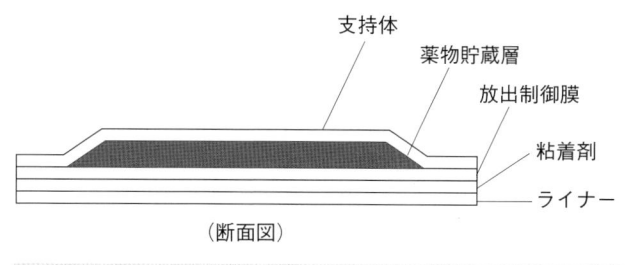

支持体
薬物貯蔵層
放出制御膜
粘着剤
ライナー

（断面図）

図1　フェンタニルパッチの構造

は問題ないが，体温上昇時や電気毛布や湯たんぽなどが直接貼付部に当たらないように注意する。フェンタニルパッチの貼付部位には注意する必要がある。

　現在使用できるフェンタニルパッチは，72時間ごと（3日間）の貼り替えで疼痛管理が可能とされる。しかし，フェンタニルパッチ貼付後3日目には，放出制御膜の薬物透過性の減少に伴い，血中濃度の低下が見られることがある。このような場合には，48時間の交換あるいは3日目の貼り替え時期をずらして，血中濃度の維持を図るようにすることがある。また，フェンタニルパッチ貼り替え時期にあわせて，モルヒネなどのオピオイド投与を調節するとよいことがある。モルヒネからフェンタニルパッチへのオピオイドローテーションにより，嘔気・嘔吐，便秘，眠気の改善が期待できる。特に，腎機能低下症例（24時間クレアチニンクリアランス<30ml/min）では，その傾向が顕著である。フェンタニルの鎮痛力価は，経口モルヒネからフェンタニルパッチへのオピオイドローテーションでは80〜100倍を目安とするとよい。フェンタニルパッチ貼付後，有効血中濃度に達するまでに12〜24時間要する。このため，その間は，痛みや退薬症状（下痢，腹痛，冷汗，異常知覚，落ち着きのなさなど）が出現しないようにモルヒネ製剤の調節が重要である。フェンタニル持続静注からフェンタニルパッチへの切り替えとレスキュードーズについて表2に示した。フェンタニルパッチ2.5mgは，モルヒネに換算すると30〜90mg/dayに相当するため，オピオイドを初めて使う患者や高齢者では2.5mgで開始する。初めての貼付時には5mg製剤を使用せず，レスキューで対応するほうが安全である。リン酸コデインからの変更では，1日量が80〜120mgでは2.5mgの半面貼付を，それ以上では2.5mgを開始量とする。経皮吸収型持続性治療薬は，血中濃度が安定するまでに最低3回以上貼付しなければならない。このことは，貼付開始後9日間は，オピオイドのレスキュー投与は変動するため経過観察が必要である。フェンタニルパッチへのオピオイドローテーション開始時には，モルヒネなどのレスキューが頻繁に必要であっても，1週間経過するとレスキュー投与が減少していくことは臨床的によく経験する。また，開始当初は良好な疼痛管理ができた症例でも，1週間経過すると過度の鎮静や呼吸抑制が起こることがある。このような場合，薬物投与中止を目的にパッチを剥離しても12〜24時間（半減期17時間）は効果が持続するので注意が必要である[5]。

　フェンタニルパッチのような経皮吸収型持続性治療薬で疼痛管理を行う場合は，即効性のオピオイドによるレスキュー投与が欠かせない。1種類のオピオイドでの疼痛管理が望ましいとされるが，経口オピオイドと併用する場合，オキシコンチンやモルヒネを使用することとなる。従来，投与経路が異なっても，1種類のオピオイドによる疼痛管理が

表2　フェンタニル静注からフェンタニルパッチへの切り換えとレスキュー投与量

パッチ貼付量		2.5mg	5mg	7.5mg	10mg
フェンタニル持続投与量		0.6mg/日	1.2mg/日	1.8mg/日	2.4mg/日
レスキュー投与量	経口モルヒネ	10mg	20mg	30mg	40mg
	モルヒネ注 (静注，皮下注)	5mg	10mg	15mg	20mg
	フェンタニル注	0.05mg	0.1mg	0.15mg	0.2mg
	オキシコドン注 (パビナール注®)	8mg	16mg	24mg	32mg

よいと信じられてきたが，オピオイドローテーションなど質の高い疼痛管理を追求する場合には，2剤あるいは3剤併用しても，患者にとってストレスなく十分な鎮痛効果と少ない副作用が維持できるならば，それがその患者にとっての至適投与法である．1種類のオピオイドによる疼痛管理に執着することは，現実的ではない．

2 経口腔粘膜吸収型フェンタニル

欧米では，短時間作動性のフェンタニルとして突発痛や安定しない疼痛管理に使用されている．頬粘膜から迅速に吸収され，経口投与と異なり肝臓での代謝を受けずに血液脳関門を通過して作用することが特徴である[6]．典型的な15分使用で，鎮痛効果は5分後から出現し，22分で血中濃度がピークに達する．鎮痛力価は，800μgが8mgのモルヒネ静注，24mgの経口モルヒネに匹敵する．臨床では，200〜1600μg程度の範囲で用いられる．副作用はオピオイドに伴う傾眠，悪心，めまいなどがみられるが，重篤なものはない．即効性のオピオイドとして現在使用されているモルヒネよりも鎮痛効果の切れ味が鋭い．フェンタニル経皮吸収型持続性治療薬と併用すれば，フェンタニルの増量や副作用管理も容易になることが予想される．日本でも早急に臨床使用できるようになることが望まれる．

3 塩酸オキシコドン

a. 製剤の薬価（表1）と適応

注射薬の適応…激しい疼痛時における鎮痛，鎮静，激しい咳嗽発作における鎮咳，麻酔前投薬．
徐放薬の適応…中等度〜高度の疼痛を伴う各種癌における鎮痛．

b. 薬効および薬物動態

オキシコドンは，μとκオピオイド受容体のアゴニストである．脂溶性はモルヒネと同様で水溶性で，胃腸管から容易に吸収される．乳汁への移行は確認されている．胎盤

移行性はモルヒネとほぼ同様といわれる。生体内利用率は約60％である。オキシコドンのμオピオイド受容体への親和性は，モルヒネの1/10～1/14程度であるが，κオピオイド受容体アゴニスト作用[7]とアセチルコリン遊離による（主にムスカリンM_2受容体を介した）鎮痛作用[8]も持つ。鎮痛効果は投与経路によりモルヒネと逆転する。経口投与では，モルヒネの1.5倍，静注では0.75倍，硬膜外投与では1/10，くも膜下投与では1/14である。主として肝臓で代謝される。主要な代謝物（約80％）は活性作用をもたないノルオキシコドンで，活性を示すオキシモルフィン（鎮痛効果はオキシコンチンの1/7）は1.4％と少ない。大部分が腎より尿中に排泄される。5％が未変化体として尿中に排泄される。モルヒネと同様に鎮痛効果の天井効果はない。

c. 使用法と注意点

1）注射薬

複方オキシコドン注射薬は，塩酸オキシコドン8mgと塩酸ヒドロコタルニン2mgを含有する注射薬である。塩酸ヒドロコタルニンは非麻薬のアヘンアルカロイドで，オキシコドンの鎮痛効果を増強するため添加されているが，その効果は不明である。複方オキシコドン注射薬は，塩酸オキシコドン8mgとして臨床使用することができる。日本では，鎮咳薬として大正時代から発売されていたが，注目されていなかった。しかし最近，オキシコドン徐放錠が発売されたため，オキシコドンのレスキューとして注目されている。また，複方オキシコドン注射薬は，塩酸ペチジンと同様に非癌患者の慢性疼痛に対して保険適応があるオピオイド注射薬であるため，この面でも脚光を浴びるようになった。

静注オキシコドンの鎮痛力価は，静注モルヒネを1とすると，0.75である。経口モルヒネの鎮痛力価は静注モルヒネの0.5倍であるので，経口モルヒネを1とすると，静注オキシコドンは1.5の鎮痛力価である。経口モルヒネの鎮痛力価を1とすると，経口オキシコドンは1.5である。このため，経口オキシコドン10mgに対して，静注オキシコドン8～10mgがほぼ同様の鎮痛効果を持つ。硬膜外投与では，モルヒネの1/10の力価とされるため，硬膜外モルヒネ2mgと硬膜外オキシコドン20mgがほぼ同様の鎮痛効果と考えられるが，実際には，より少量で鎮痛効果が得られる。局所麻酔薬4～6mlにオキシコンチン2～4mgを添加した薬物を硬膜外投与し，持続投与では4～12mg/dayで投与を開始して至適量を決定するとよい。硬膜外オキシコドンは，モルヒネに比べ，瘙痒感や尿閉などの副作用が少ないため，中等度以上の痛みの疼痛管理に有効である。

2）徐放錠

オキシコドンは，吐き気，便秘など多くの副作用はモルヒネと差がなく，モルヒネ徐放薬と同様に臨床使用が可能である[9]。オキシコドン徐放錠は，原則として1日2回（12時間ごと）内服する。塩酸オキシコドンの溶解度は167mg/mlで，硫酸モルヒネの溶解度（65mg/ml）より高いため，モルヒネ徐放薬と同様の溶出速度を確保するために，オキシコドン徐放錠は水に不溶なステアリルアルコールとアミノアルキルメタクリレートコポリマーRS分散液の2重の被覆による徐放機構となっている（図2）。オキシコドン徐放錠の吸収機構は，消化管内の水分が錠剤の表層からステアリルアルコール層に浸透して，

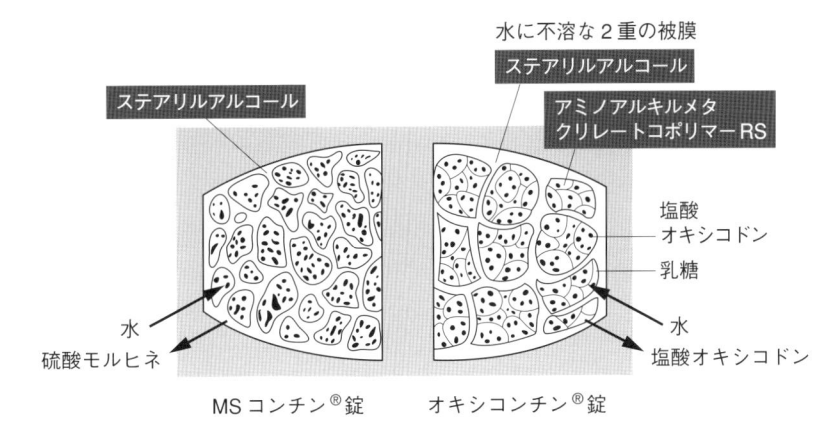

図2　モルヒネ徐放錠（MSコンチン®錠）とオキシコドン徐放錠（オキシコンチン®錠）の構造比較

アミノアルキルメタクリレートコポリマーRSで造粒された顆粒から塩酸オキシコドンが溶出する。この溶出は投与後1時間以内に疼痛管理に必要なオキシコドンが溶出するように製剤されている。オキシコドン徐放錠は，モルヒネ徐放錠のように吸水により膨張するヒドロキシエチルセルロースのような成分を含まないため，成分が溶出しても原型をとどめるため，糞便中に錠剤の形で排出されるが鎮痛効果にはなんら支障がない。オキシコドンの鎮痛力価は経口モルヒネの1.5倍である。内服から吸収開始までの時間は10～15分で，鎮痛効果発現はモルヒネ徐放薬より速やかである。しかし，最高血中濃度までの時間は，モルヒネ徐放薬と同じ3時間である。したがって，オキシコドンで疼痛管理する場合には，レスキュー投与として，モルヒネ水などの即効性のオピオイドとの併用は必須である。オキシコドン徐放錠は5mg製剤があるため，WHO癌疼痛治療の2段階である中等度の痛みから使用可能で，投与量も10mg（5mg12時間ごと），15mg（5mg8時間ごと），20mg（10mg12時間ごと），30mg（15mg12時間ごとあるいは10mg8時間ごと），40mg（20mg12時間ごと）と投与量の増量をきめ細かく行うことができる。モルヒネ徐放薬やフェンタニルパッチなどのオピオイド徐放薬と比べ，オピオイドの至適投与量の調整性が優れていることがオキシコドン徐放錠の特徴である。

　腎機能障害のある患者には，モルヒネを長期投与すると，3グルコン酸モルヒネ，6グルコン酸モルヒネなどの活性代謝物の蓄積により意識低下や嘔気・嘔吐などの副作用が増強する。これに対して，オキシコドンは，モルヒネと比べて活性代謝物の蓄積がなく，腎機能障害がある患者でも投与しやすい。癌患者の多くは化学療法や病気の進行（水腎症）により腎機能が低下しやすい。腎機能障害や腎不全を持つ患者や病気の進行により腎機能障害が予想される患者では，オキシコドンが第一選択のオピオイドである。また，一般にオキシコドンは，モルヒネよりも幻覚の出現頻度は低いため，モルヒネによる幻覚を伴う譫妄では，オキシコドンへのオピオイドローテーションが推奨されている[10]。

弱オピオイド製剤

1 リン酸コデイン

a. 製剤の薬価（表1）と適応

適応…各種呼吸器疾患の鎮咳・鎮静，疼痛時の鎮痛，激しい下痢症状の改善

b. 薬効および薬物動態

モルヒネのフェノール環の水酸基がメチルに置換されたメチルモルヒネで，肝臓において約10％がモルヒネとなり鎮痛作用を示す[11]。経口投与の鎮痛効果はモルヒネの1/6である（リン酸コデイン60mgはモルヒネ10mgに相当）。コデインは肝臓における通過代謝が少なく，生体内利用率は40％である。主として肝臓で代謝される。主要な代謝物の6グルコン酸コデインはμ受容体に弱く結合する。そのほかの代謝物は，ノルコデイン，モルヒネ，6グルコン酸モルヒネ，3グルコン酸モルヒネがある。90％が不活性型で尿中に排泄される。

c. 使用法と注意点

コデイン経口投与では，最高血中濃度に達する時間は1～2時間で，鎮痛効果持続時間は4～5時間である。コデインの1日有効限界投与量は600mgである。リン酸コデインは，WHOがん疼痛治療法の第二段階の主要な弱オピオイドとして紹介されている。推奨される投与法は，リン酸コデイン20mgを6時間ごとに投与し鎮痛効果を評価しながら，1～3日ごとに3～5割ずつ増量して至適投与量を調整する。リン酸コデイン1日投与量が200mgになっても疼痛管理がうまくいかない場合は，モルヒネなどの強オピオイドに移行していくのが一般的である。日本では，癌性疼痛管理には，モルヒネなどの強オピオイドを早期より投与して円滑な疼痛治療を行うことが重要とされ，リン酸コデインはあまり注目されることはなかった。しかしながら，非癌性疼痛管理におけるオピオイド治療では，保険適応の制約から，モルヒネ散剤，モルヒネ錠と並ぶ非癌性疼痛に使用できる経口オピオイドとして重要な薬物の1つである。副作用はモルヒネとほぼ同様であるが，コデインをモルヒネのプロドラッグと考えると，モルヒネよりも鎮痛効果も副作用も穏やかであることが利点である。経口リン酸コデインの鎮痛効果が期待できるのは20mgである。オピオイドのドラッグチャレンジテストに，モルヒネの代わりにリン酸コデイン20mg（モルヒネ3mgに相当）から開始すると，副作用の危険も少なく，円滑にオピオイド治療に移行することができる。慢性疼痛患者では，インドメタシンなどの非ステロイド性抗炎症薬（nonsteroidal anti-inflammatory drugs：NSAIDs）の長期連用による消化管出血などの生命にかかわる合併症が問題となっている。アセトアミノフェンなどの経口NSAIDsでの疼痛管理が不十分で，リン酸コデインによるドラッグチャレンジテストが有効であった場合に，インドメタシンなどの坐剤の代わりに，リン酸コデイン20mg1回投

与，リン酸コデイン40mg分2（12時間ごと），あるいは60mg分3（8時間ごと）を使用すれば，安全で良好な疼痛管理が可能になることが多い。また，モルヒネ20～30mg/日投与により鎮痛が得られるが，吐き気や便秘などの副作用を軽減する必要があるときには，リン酸コデインへのオピオイドローテーションが有効な場合がある。

2 リン酸ジヒドロコデイン

a. 製剤の薬価（表1）と適応

適応…各種呼吸器疾患の鎮咳・鎮静，疼痛時の鎮痛，激しい下痢症状の改善。

b. 使用法および薬効

鎮痛効果は，リン酸コデインと同等だが，鎮咳作用はコデインの倍である。1回に10mgで1日3回投与から開始し至適投与量を適宜調節する。リン酸コデインよりも安価である。呼吸器の悪性腫瘍や転移性腫瘍患者では，難治性の咳嗽で困ることがある。このような場合に有効なことがある。

癌性疼痛患者だけでなく，慢性疼痛に苦しむ非癌患者にも使用できる経口オピオイドの御三家の1つで，モルヒネ，リン酸コデインと並んで注目されている薬物である。

3 ペンタゾシン

a. 製剤の薬価（表1）と適応

注射薬の適応…次の疾患・状態における鎮痛/各種癌，術後，心筋梗塞，胃・十二指腸潰瘍，腎・尿路結石，閉塞性動脈炎，胃・尿管・膀胱検査器具使用時，麻酔前投薬および麻酔補助。

経口薬の適応…各種癌における鎮痛。

b. 薬効および薬物動態

ペンタゾシンは，オピオイドκ受容体刺激薬で，μ受容体には弱い拮抗薬として作用する[12]。鎮痛効果はモルヒネの0.25～0.5である。リン酸コデインに対する力価比は1である。脂溶性が高いため，胎盤移行が速く，乳汁中にも速やかに移行する。30～70mgでペンタゾシンの鎮痛作用および呼吸抑制作用には天井作用が生じる。ペンタゾシンは，血中濃度の個人差が大きいことで知られる。これは，薬物代謝の個体差が大きいためと考えられている。ペンタゾシンは，μ受容体には弱い拮抗作用を持つため，モルヒネなどのオピオイドμ受容体刺激薬による疼痛管理中の患者では，ペンタジンにより退薬症状を誘発する可能性があり，オピオイドローテーションの薬物には適さない。ペンタゾシンは，心筋収縮能を抑制し，末梢血管抵抗，血圧，心拍，肺動脈圧を上昇させるので，左心不全，高血圧あるいは著明な末梢血管収縮の徴候のある患者には慎重に投与する必要がある。

c. 使用法と注意点

1) 注射薬

ペンタゾシンの筋注では最高鎮痛効果は1時間以内に，静注では15分以内に起こる。通常，成人には1回15～30mgを筋注，静注，皮下注し，その後必要に応じて3～4時間ごとに反復投与する。1日の合計投与量は360mgを超えない。1～12歳の小児では，皮下あるいは筋注では1回1mg/kg，静注では1回0.5mg/kgを投与する。

2) 経口薬

経口ペンタゾシン製剤は，ペンタジンの1%量の塩酸ナロキソンが配合されている。経口投与では，ナロキソンが肝初回通過により不活化され，ペンタジンの鎮痛効果を阻害することはない[13]。経口製剤を非経口的に投与した場合には，ナロキソンがペンタジンの薬理作用に拮抗する。経口投与では最高鎮痛効果発現までに1～3時間かかる。鎮痛効果持続時間は経口投与のほうが非経口投与より長い。成人では，1回50mg，3～4時間ごとに投与する。1回投与量は25～100mgまで調節可能で，1日の合計投与量は600mgを超えない。6～12歳の小児では1回25mgまでとする。ペンタゾシン経口投与は，日本では癌性疼痛管理のみの適応であるので，50mg分2あるいは75mg分3より開始して，1日使用量が150mgでも疼痛管理が不十分な場合は，ペンタゾシン投与に固執せず，モルヒネなどの強オピオイドの使用に移行することが望ましい。

4 塩酸ペチジン

a. 製剤の薬価（表1）と適応

適応…激しい疼痛時における鎮痛・鎮静・鎮痙，麻酔前投薬，麻酔の補助，無痛分娩。

b. 薬効および薬物動態

鎮痛効果は，モルヒネの0.1～0.2倍である。μおよびκオピオイド受容体にアゴニストとして作用するほか，局所麻酔作用も有する[14]。また，構造的にアトロピンに似ており，アトロピン様作用により痙攣緩解作用を示す。モルヒネと比較して，尿閉・便秘作用などは弱く，呼吸抑制，禁断症状は軽度である。主として肝臓で代謝される。代謝物のノルペチジンはペチジンの約50%の鎮痛効果を持ち，その半減期は15～40時間と長い。ペチジン，ノルペチジンともに胎盤通過性があり，中枢興奮作用（筋クローヌス，振戦，痙攣など）を有する。短期投与にはよいが，長期投与には不向きなため，臨床使用量は減少傾向にある。

c. 使用法と注意点

術後鎮痛，各種癌の鎮痛には，1回50～150mgまたは1mg/kg〔小児は0.5～1.5mg/kg（成人量を超さない）〕を皮下注または筋注する。必要に応じて3～5時間ごとに追加する。内服には，1回50～150mg〔小児は1～3mg/kg（成人量を超さない）〕とし，使用目的に

応じて用量を決める。必要に応じて3～5時間ごとに追加する。硬膜外投与は，12.5～50mgを投与する。持続投与には，10～60mg/hrで投与する。麻酔補助や緊急を要する場合には，生理食塩液などで10mg/mlに希釈し，最初に1mg/kg静注し，その後は間欠的または持続静注（0.4mg/min，25mg/hr程度）する。術後のシバリング抑制には，通常25mg（0.4～0.5mg/kg）程度を静注する。無痛分娩も適応を取っているが，現在では他の方法を用いることが望ましいと考えるので，ここでは省略する。

合成オピオイド製剤

このグループの薬物は，単独投与では鎮痛作用を発現するが，モルヒネやフェンタニルなどと併用すると，これらオピオイド製剤の作用に拮抗する作用があるため，オピオイドμ受容体の部分アゴニスト/アンタゴニスト鎮痛薬として分類される。鎮痛作用が強力で，安全性も高いため1980年代ごろまでは注目されていた。1990年代以降，WHOがん疼痛治療法が普及するにつれて，オピオイド鎮痛は，オピオイドμ受容体アゴニストグループの鎮痛薬が主流となるにつれ，使用頻度は減少しつつある薬物である。しかしながら，術後鎮痛や癌性疼痛管理にあって，NSAIDsなどの鎮痛薬からオピオイド鎮痛治療に移行する初期の段階では有効なことが多く，オピオイド鎮痛治療の中でユニークな鎮痛効果が期待できるため，臨床使用法を習熟することは有用である。

1 塩酸ブプレノルフィン

a. 製剤の薬価（表1）と適応

注射薬の適応…次の疾患・状態における鎮痛：術後，各種癌，心筋梗塞症，麻酔補助。
坐薬の適応…次の疾患・状態における鎮痛：術後，各種癌。

b. 薬効および薬物動態

ブプレノルフィンは，オピオイドμ受容体に部分アゴニストとして作用し，κ受容体には拮抗薬として作用する。鎮痛効果はモルヒネの33倍である[15]。脂溶性が高いため，胎盤移行性がある。フェンタニルの呼吸抑制に対する拮抗作用は，ナロキソンとほぼ同様である。主として肝臓でグルクロン酸抱合体となる。主排泄経路は胆汁を介した糞中排泄（約70％）で，残りは尿中に排泄される。中間代謝物の3グルコン酸ブプレノルフィンとノルブプレノルフィンは，作用もμオピオイド受容体への親和性もブプレノルフィンに比べて弱い。

c. 使用法と注意点

心筋梗塞については，0.2mgを緩徐に静注する。術後鎮痛・各種癌の鎮痛には，0.2～0.3mg（4～6μg/kg）を筋注する。必要に応じて6～8時間ごとに追加する。直腸内投与は，0.2～0.4mgを直腸内に投与。必要に応じて8～12時間ごとに追加。麻酔補助は，0.2

〜0.4mg（4〜6μg/kg）を静注する。硬膜外投与は，0.1〜0.15（2〜3μg/kg）を手術中に投与する。持続投与には，0.017mg/hr（0.4mg/日）程度の用量を用いる。欧米では，ブプレノルフィンの経皮製剤も使用されている。ブプレノルフィンの副作用として，嘔気・嘔吐が特徴的である。モルヒネなどの嘔気・嘔吐と異なり，食べ物を見ると妊娠中の悪阻のように誘発されることが多い。嘔気・嘔吐を予防するため，ドロペリドールなどの制吐薬の予防的投与が必要である。オピオイド受容体に対する部分アゴニストであるため，鎮痛作用の天井効果があるので大量投与は避けるべきである。

2 酒石酸ブトルファノール

a. 製剤の薬価（表1）と適応

適応…次の疾患・状態における鎮痛：術後，各種癌，麻酔補助。

b. 薬効および薬物動態

ブトルファノールは，オピオイド受容体に対する固有活性は弱く，μ_1受容体部分アゴニスト/アンタゴニスト，μ_2受容体アンタゴニスト，およびσ・κ両受容体のアゴニストとして作用する[16]。鎮痛効果は，モルヒネの約4倍である。胎盤通過性がある。主として肝臓で水酸化ブトルファノール，ノルブトルファノール，グルクロン酸抱合体に代謝される。70〜80％は腎より尿中に排泄され，約15％は糞便中へ排泄される。代謝物の薬理活性はヒトではきわめて低い。

c. 使用法と注意点

術後鎮痛，各種癌の鎮痛には，疼痛の程度に応じて1回1〜4mg筋注，あるいは0.5〜2mg静注を行う。必要に応じて3〜4時間ごとに追加。硬膜外投与は，局所麻酔薬5〜7mlとともにブトルファノール0.5mgを投与する。持続投与には，3〜6mg/日のブトルファノールを用いる。欧米では，ブプレノルフィンの鼻スプレー製剤を用いた，成人の片頭痛および小児の急性期鎮痛の治療が行われている。ブプレノルフィンは，便秘や尿閉や痒みがほとんど見られないのが特徴である。モルヒネによる痒みと嘔気に対して，0.03〜0.05mg/kgの静注または鼻腔内に投与するとよいという報告もある。ブプレノルフィンに比べ傾眠，鎮静の程度が強く，長期間使用すると薬物依存症になる傾向があるため注意が必要である。オピオイド受容体に対する部分アゴニストであるため，鎮痛作用の天井効果があるので大量投与は避けるべきである。

今後，臨床使用が期待される薬物

トラマドールは，WHOがん疼痛治療法の第2段階に使用する弱オピオイドの代表薬として，メサドンは，オピオイドローテーションの薬物として有名である。日本ではトラマドールの注射薬以外は使用できないが，欧米にとどまらず世界100カ国以上で発売され，

広く臨床使用されている。オピオイド治療を考えるうえで，重要な薬物であるので紹介する。

1 塩酸トラマドール

a. 製剤の薬価（表1）と適応

注射薬の適応…次の疾患・状態における鎮痛：各種癌，術後。

b. 薬効および薬物動態

トラマドールは，オピオイドと非オピオイドの両方の性質を持つ。オピオイドの性質としては，μ受容体に対して弱い親和性を持つ（モルヒネの1/1000，コデインの1/10）[17]。非オピオイドの性質としては下行性疼痛制御系賦活作用，すなわちセロトニン刺激作用に加えて，ノルエピネフリンとセロトニンの再吸収を阻害する作用をもつ。鎮痛効果はモルヒネと比べて，注射は1/10，経口薬では1/5である。リン酸コデインとの力価比は2である。生体利用率は70％と高い。肝臓で代謝されて（85％），トラマドールの2～3倍の効力を有するO-desmethyltramadolになり，さらに不活化され90％が腎より尿中に排泄される。

c. 使用法と注意点

トラマドールの筋注では最高鎮痛効果は1時間以内に，静注では15分以内に起こる。経口投与では最高血中濃度に到達する時間は2時間で，半減期は5～6時間，鎮痛効果の作用時間は4～6時間である。成人には1回50～150mgを筋注，静注，皮下注し，その後は必要に応じて4～6時間ごとに反復投与あるいは450mg/日の持続投与を行う。1日の合計投与量は600mgを超えない。小児では，皮下あるいは筋注では1回1～2mg/kg，静注では1回1mg/kgを投与する。

硬膜外投与は，モルヒネの1/30といわれる。硬膜外投与は，局所麻酔薬5～7mlとともにトラマドール50mgを投与する。持続投与には，100～200mg/日のトラマドールを用いる。

海外では経口薬が広く使用されている。トラマドール経口薬は，WHOがん疼痛治療法の2段階の基準薬で，成人では1回50～100mgを6時間間隔の投与から開始する。小児は1回1～2mg/kgの量を投与する。1日600mgを超えても鎮痛効果が得られない場合は，モルヒネなどの強オピオイドに移行する。

トラマドールは，同じ鎮痛効果をもつモルヒネ量と比べ，便秘や呼吸抑制の発現が少なく，長期投与しても耐性や乱用の危険が少ないと考えられている。また，術後疼痛管理にもトラマドールの経口投与は優れた鎮痛効果を持ち，術後のシバリングを予防する効果を持つと報告されている。トラマドールは，高血圧，うっ血性心不全，腎不全患者でも使用できる利点がある。ペンタゾシン，ブトルファノール，ブプレノルフィンと比較しても，鎮静，めまい，悪心などは鎮痛効果に比べて軽い印象がある。

2 メサドン

a. 薬効および薬物動態

メサドンは，オピオイドと非オピオイドの両方の性質を持つ。オピオイドの性質としては，μとσ受容体に対して作用する[18]。非オピオイドの性質としては，ノルエピネフリンとセロトニンの再吸収を阻害する作用[19]とNMDA受容体拮抗作用[20]を持つ。鎮痛効果はモルヒネとほぼ同等である。生体利用率は85％以上と高い。肝臓のチトクロームP450で代謝されて，代謝物には活性作用はない。

b. 特徴と使用法

最高血中濃度に達するまでに4時間，排泄半減期は15～40時間とやや長い。鎮痛作用時間は4～8時間である。メサドンは，ヘロインなどの麻薬中毒の治療薬として使用されてきた。モルヒネ耐性が生じたり，3-グルコン酸モルヒネ（M3G）などのモルヒネ代謝物による認知障害やミオクローヌスなどが生じたときに，オピオイドを変更するいわゆるオピオイドローテーションの代表的な薬物である。経口モルヒネに換算して30～90mg/日投与の場合は1/4を，90～300mg/日では1/8を，300mg/日以上では1/12を投与する。メサドンの鎮痛効果は天井効果があるため，モルヒネ300mg/日以上であっても，1回の投与量は35mgを上限とする。

■参考文献

1) Gutstein HB, Akil H. Opioid analgesics. In : Hardman JG, Limbird LE, Goodman Gilman A, editors. Goodman and Gilman's the pharmacological basis of therapeutics. 10th ed. New York : McGraw-Hill ; 2001. p.569-619.
2) Meuldermans WE, Hurkmans RM, Heykants JJ. Plasma protein binding and distribution of fentanyl, sufentanil, alfentanil and lofentanil in blood. Krch Int Pharmacodyn Ther 1982 ; 257 : 4-19.
3) Cousins MJ, Mather LE. Intrathecal and epidural administration of opioids. Anesthesiology 1984 ; 61 : 276-310.
4) 飯田宏樹, 柳館富美. 新しい鎮痛薬. ペインクリニック 2002 ; 23 : 1658-66.
5) Varvel JR, Shafer SL, Hwang SS, et al. Absorption characteristics of transdermally administered fentanyl. Anesthesiology 1989 ; 70 : 928-34.
6) Coluzzi PH, Schwartzberg L, Conroy JD, et al. Breakthrough cancer pain : a randomized trial comparing oral transmucosal fentanyl citrate（OTFC）and morphine sulfate immediate release（MSIR）. Pain 2001 ; 91 : 123-30.
7) Ross FB, Smith MT. The intrinsic antinociceptive effects of oxycodone appear to be kappa-opioid receptor mediated. Pain 1997 ; 73 : 151-7.
8) Ma HC, Dohi S, Wang YF, et al. The antinociceptive and selective effects of carbachol and oxycodone administered into brainstem pontine reticular formation and spinal subarachnoid space in rats. Anesth Analg 2001 ; 92 : 1307-15.
9) Heiskaren T, Kalso E. Controlled-release oxycodone and morphine in cancer related pain. Pain 1997 ; 73 : 37-45.
10) Maddocks I, Somogyi A, Abbott F, et al. Attenuations of morphine-induced delirium in pallia-

tive care by substitution with infusion of oxycodone. J Pain Symptom Manage 1996;12:182-9.
11) Jaffe JH, Martin WR. Opioid analgesics and antagonists. In : Gilman AG, Rall TW, Nies AS, et al, editors. The pharmacological basis of therapeutics. 8th ed. Tokyo : Pergman Press ; 1990. p.485-521.
12) Brogden RN, Speight TM, Avery GS. Pentazocine : A review of its pharmacological properties, therapeutic efficacy and dependence liability. Drugs 1973 ; 5 : 6-91.
13) Berkowitz BA. The relationship of pharmacokinetics to pharmacological activity : morphine, methadone and naloxone. Clin Pharmacokinet 1976 ; 1 : 219-30.
14) Collins VJ. Opiate and narcotic drugs. In : Collins VR, editor. Physiologic and pharmacologic basis of anesthesia. Baltimore : Williams & Willkins ; 1996. p.544-81.
15) Heel RC, Brogden RN, Speight TM, et al. Buprenorphine : A review of its pharmacological properties and therapeutic efficacy. Drugs 1979 ; 17 : 81-110.
16) Gutstein HB, Akil H. Opioid analgesics. In : Hardman JG, Limbird LE, Goodman Gilman A, editors. Goodman and Gilman's the pharmacological basis of therapeutics. 10th ed. New York : McGraw-Hill ; 2001. p.569-619.
17) Lee CR, McTavish D, Sorkin EM. Tramadol : A preliminary reviews of its pharmacodynamic and pharmacokinetic properties, and therapeutic potential in acute and chronic pain states. Drug 1993 ; 46 : 313-40.
18) Ivarsson M, Neil A. Differences in efficacies between morphine and methadone demonstrated in the guinea pig ileum : A possible explanation for previous observations on incomplete opioid cross-tolerance. Pharmacol Toxicol 1989 ; 65 : 368-71.
19) Codd EE, Shank RP, Schupsky JJ, et al. Serotonin and norepinephrine uptake inhibiting activity of centrally acting analgesics : Structual determinants and role in antinociception. J Pharmacol Exp Ther 1995 ; 274 : 1263-70.
20) Gorman AL, Elliott KJ, Inturrisi CE. The d- and l- isomers of methadone bind to the noncompetitive site on the N-methyl-D-aspartate (NMDA) receptor in rat forebrain and spinal cord. Neurosci Lett 1997 ; 223 : 5-8.

(太田　孝一)

臨床編

4 急性痛とオピオイド

A 術後痛とオピオイド

はじめに

　オピオイドは現在行われている術後鎮痛において不可欠な鎮痛薬であり，各種が経口または非経口（皮下，筋肉内，静脈内，硬膜外腔，くも膜下腔，経皮など）投与されている。

　医薬品として精製されたオピオイドが術後鎮痛に用いられた症例として，19世紀半ばにはモルヒネの皮下投与の報告[1]がある。その後の約100年間には，さまざまなオピオイドが開発され，非経口投与では皮下，筋肉内，静脈内を投与経路として術後鎮痛に用いられてきた。1976年，YakshとRudy[3]は動物実験において，オピオイドが脊髄へ直接作用して鎮痛効果を発揮することを報告した。そして，1979年，Beharら[4]はさまざまな疼痛を有する患者にモルヒネ2mgを硬膜外投与し，鎮痛効果が得られることを報告した。以後，オピオイドの硬膜外投与は術後鎮痛法において重要な位置を占めるようになった。また，1980年代から臨床に用いられ，現在広く普及している自己調節鎮痛（patient-controlled analgesia：PCA）によって，術後鎮痛におけるオピオイドの投与法は変貌を遂げた。

　本稿では，術後痛の特徴，投与経路に基づいたオピオイドによる術後鎮痛法，術後鎮痛が施行されている患者において問題となるオピオイドの副作用について述べる。

術後痛の特徴

　術後痛は，組織損傷による炎症反応と，神経組織の損傷によって生じる。疼痛の程度や持続時間は，手術部位，術式によって異なるものの，一般的に手術直後がもっとも強く，時間の経過に伴って減弱していく（表1）[5]。

　同一の術式であっても，術後痛の程度や鎮痛に要するオピオイドの量が患者によって大きく異なることはしばしば経験することである。ペチジンの筋肉内投与を用い，術後痛の程度と血中ペチジン濃度を検討した研究によれば，疼痛が消失した際の血中ペチジン濃度の最小値（minimum effective analgesic concentration：MEAC）は0.24〜

表1 手術部位，術式と術後痛の程度

手術部位および術式		中等度から強度な疼痛の発生率（％）				中等度から強度な疼痛の持続期間（日）
		安静時痛		体動または筋攣縮時痛		
		中等度	強度	中等度	強度	
胸腔内	胸骨切開術	40～50	30～40	20～30	60～70	8（5～12）
	開腹術	25～35	45～65	20～30	60～70	4（3～7）
上腹部	胃切除術	20～30	50～75	20～30	60～70	4（3～7）
	胆囊摘出術など	25～35	45～65	30～40	60～70	3（2～6）
下腹部	子宮摘出術	30～40	35～55	40～50	50～60	2（1～4）
	結腸切除術	30～40	35～55	40～50	50～60	2（1～4）
	虫垂切除術	35～45	20～30	70～80	20～30	1（0.5～3）
腎臓	腎摘出術	10～15	70～85	30～40	60～70	5（3～7）
	腎盂砕石術	10～15	70～85	30～40	60～70	5（3～7）
脊椎	椎弓切除術	30～40	40～50	30～40	60～70	6（5～9）
関節	股関節置換術	30～40	40～50	20～30	70～80	3（2～6）
	膝関節置換術	25～30	55～65	30～40	60～70	3（2～6）
	肩関節再建術	25～35	45～60	30～40	60～70	3（2～6）
	肘関節再建術	25～35	45～60	30～40	60～70	3（2～6）
	単純関節固定術	40～50	15～30	10～20	15～25	3（2～6）
その他の四肢	手足の手術	15～20	65～70	40～50	50～60	3（2～6）
	指趾の切断術	20～30	50～60	20～30	30～40	2（1～4）
	非開放減圧術	40～50	15～30	15～20	25～35	2（0.5～3）
	血管吻合術	35～40	20～35			2（1～3）
膀胱・前立	膀胱・前立腺切除術	15～20	65～75			2（0.5～4）
会陰部	直腸・肛門	25～30	50～60			2（1～5）
	膣	35～40	15～20			1（0.5～3）
	陰囊	35～45	15～35			1（0.5～3）
顔面・上下顎骨		25～35	35～55			2（1～6）
皮膚	皮膚移植（広範囲）	30～40	40～55			2.5（1～6）
	皮膚移植（小範囲）	40～50				0.5（0.5～2）
頭部・頸部		35～45	5～15			1（0.5～3）
腹壁	腹壁ヘルニア	35～45	15～25	40～50	25～35	1.5（1～3）
胸壁	広範乳房切除術	40～50	13～30	50～60	20～35	1.5（1～3）
	乳腺腫瘤摘出術	40～45	5～15			0.5（0～1）

安静時および体動または筋攣縮時における，中等度から強度な疼痛の発生率とその持続期間
（Bonica JJ. Postoperative pain. In : Bonica JJ editor. The management of pain. 2nd ed. Philadelphia : Lea & Fibiger ; 1990. p.461-80 より改変引用）

4. 急性痛とオピオイド

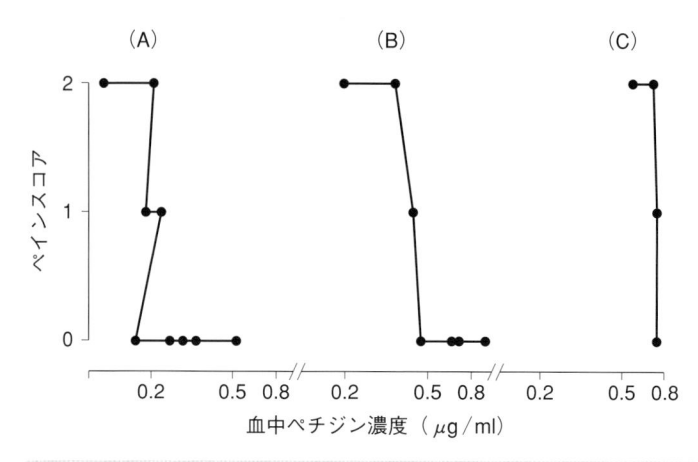

図1 ペチジンの筋肉内投与におけるペインスコア（0＝痛みなし，1＝中等度，2＝強度）と血中ペチジン濃度の関係

3名の患者（A，B，C）間で，疼痛を感じている際の血中ペチジン濃度は差が大きい。しかし，疼痛を感じている際の血中ペチジン濃度と，疼痛がないときの血中ペチジン濃度の差は小さく，患者間のばらつきも少ない。
（Austin KL, Stapleton JV, Mather LE. Relationship between blood meperidine concentrations and analgesic response : a preliminary report. Anesthesiology 1980 ; 53 : 460-6 より引用）

0.76 ng/ml と個人差が大きい[6]。しかし，MEACと強い疼痛を感じている際の血中ペチジン濃度の最大値（maximum concentration of pain：MCP）の差は小さく，個人差が少ない（図1）[6]。腹部外科手術後に，モルヒネのボーラス投与量2または3mg，ロックアウト時間15分の経静脈的PCA（intravenous patient-controlled analgesia：IV-PCA）を用いた検討によれば，モルヒネが投与される2分前の血中モルヒネ濃度は7〜34 ng/ml（平均17 ng/ml）と約5倍の差があり，1時間あたりのモルヒネ使用量は1.3〜4.0 mgと約3倍の差がある[7]。フェンタニルでも最小有効血中濃度（患者がフェンタニルを要求したときの血中フェンタニル濃度）の個人差は大きく，整形外科手術後にIV-PCA（ボーラス投与量15 μg，ロックアウト時間5分）を用いた際は0.23〜0.99 ng/ml[8]，腹部外科手術後にIV-PCA（持続投与20 μg/hr，ボーラス投与量20 μg，ロックアウト時間5分）を用いた際では0.23〜1.18 ng/mlであった[9]。しかし，各患者の血中フェンタニル濃度は，それぞれに固有なほぼ一定な濃度に維持されていた[8)9]。

これらの研究は，術後痛の個人差が大きいことを，疼痛を感じた際の血中オピオイド濃度や各患者のオピオイド必要量の個人差から明らかにし，術後鎮痛においては，各患者に固有な血中オピオイド濃度を維持することが重要であることを示唆している。

投与経路に基づくオピオイドによる術後鎮痛

1 筋肉内投与，皮下投与

a. 筋肉内投与，皮下投与の特徴

これらの利点は，投与が簡単なこと，初回通過効果がないために経口投与よりも生体利用率が高いこと，血中濃度の上昇が急激ではないために静脈内投与と比較すると安全であることである。欠点は，吸収が投与部位の血流量に依存しているために，血中濃度の上昇にばらつきが生じることである。

術後鎮痛では，患者の要求に応じて間欠的に投与されることが多い。この方法の欠点は，患者の要求後に処方の確認や準備を経て投薬されるため，投与までに時間を要することや，1回投与量は比較的多くても，投与間隔が3～6時間に制限されていると有効血中濃度を維持できずに疼痛が出現する場合があることである。さらに，医療従事者を呼び出すことを遠慮する患者がいることにも留意すべきである。

定期的に投与する方法や持続投与は，これらの欠点を補う方法となる。モルヒネを4時間ごとに筋肉内投与する方法と持続皮下投与の鎮痛効果は同等である[10)11)]。持続皮下投与は簡便かつ安全で，オピオイドの血中濃度を維持して鎮痛効果を得ることができる[12)]。さらにPCAを併用することもでき，硬膜外持続投与やIV-PCAと同等の鎮痛効果が得られる[13)14)]。ただし，同等の鎮痛効果を得るには，投与量が静脈投与量よりも多いこと，鎮痛効果の発現が緩徐であること，皮膚血流の低下に続発して呼吸抑制を生じるおそれがあることに注意を要する[14)]。持続皮下投与を成功させる鍵は，開始前に十分な除痛を図ることである。

b. 筋肉内投与，皮下投与における各種オピオイドの投与法

各種オピオイドの特徴を表2に示す[15)16)]。患者の要求に応じて間欠的に投与する場合，海外ではモルヒネが用いられることが多い。本邦ではペンタゾシン，ブプレノルフィン，ブトルファノールといった，麻薬施用者以外でも処方可能なものが投与されることが多い。

モルヒネの1回投与量には5～12.5mgが用いられ，モルヒネ10mgを筋肉内投与した際に50％の除痛が得られるための効果発現必要症例数（number-needed-to-treat：NNT）は2.9である[17)]。これは，アセトアミノフェン600～650mgとコデイン60mgの経口投与（NNT=3.1），イブプロフェン400mgの経口投与（NNT=2.7）と同等である[17)]。

ペンタゾシン27～36mgの筋肉内投与は，モルヒネ10mgと同等の鎮痛効果を発揮する[18)]。開腹術後において，ブプレノルフィン0.2mgの筋肉内投与はペンタゾシン30mgと比較すると鎮痛効果は同等で，作用持続時間が有意に長い（1060分 vs 709分）[19)]。ブトルファノール1mgは，開腹術後においてペンタゾシン15mgとほぼ等しい鎮痛効果および持続時間を発揮する[20)]。

表2 術後痛に用いられるオピオイドの非経口投与時（筋肉内投与，皮下投与）の特徴

	非経口投与時の力価（mg）	作用持続時間（時間）	血漿半減期（時間）	作用受容体	備考
モルヒネ	10	4～5	2	μ，κ	
ハイドロモルフォン	1.5	4～5	2～3	μ，κ	国内未承認
オキシコドン	10～15	4～5		μ，κ	注射液はヒドロコタルニンとの合剤（パビナール®）
メサドン	7.5～10	3～5	15～40	μ，κ	国内未承認
コデイン	60	4～6	2～4	μ，κ	注射液は国内未承認
ペチジン	80～100	3～5	3～4	μ，κ	
フェンタニル	0.1	0.5～2	3～4	μ，κ	
スフェンタニル	0.015	0.5	3～4	μ，κ	国内未承認
アルフェンタニル	0.75	0.25	1～2	μ，κ	国内未承認
ペンタゾシン	30～60	3～6	4～5	κ（μに対する拮抗作用）	
ブプレノルフィン	0.4	4～6	5	μ（部分作動薬）	
ブトルファノール	2～3	4～5	2.5～3.5	κ，σ	

（Wood M. Opioid agonists and antagonists. In : Wood M, Wood AJJ, editors. Drugs and anesthesia. Pharmacology for anesthesiologists. 2nd ed. Baltimore : Williams & Wilkins ; 1990. p.129-78 および Gustein HB, Akil H. Opioid analgesics. In : Hardman JG, Limbird LE, editors. Goodman & Gilman's the pharmacological basics of therapeutics. 10th ed. New York : McGraw-Hill ; 2001. p.569-619 より引用）

定期的投与の例には，モルヒネ10mg（55kg以下では7.5mg）を4時間間隔で投与するものがある[10]。持続皮下投与の例には，モルヒネを2mg/hr（55kg以下では1.5mg/hr）[10]または$50 \mu g/kg/hr$で投与するものがある[12]。ブプレノルフィンを用い，PCAを併用した持続皮下投与の一例には，$40 \mu g/ml$溶液を0.5ml/hrで持続投与し，PCAボーラス投与量を0.5ml，ロックアウト時間を15分とするものがある[13]。

2 静脈内投与

a. 静脈内投与の特徴

筋肉内投与，皮下投与と比較して血中濃度の上昇が速やかであるため，効果発現までがもっとも早いことが利点である。そのために急速な大量投与では有害反応を生じる危険性もある。患者の要求に応じて医療従事者が間欠的にボーラス投与または点滴静注する場合，筋肉内投与や皮下投与と同様，要求から投薬までに時間を要するなどの欠点がある。一定の血中濃度を維持して鎮痛効果を得る方法として，IV-PCAや持続静脈内投与を単独または併用することが多い。

表3 モルヒネ，ペチジン，フェンタニルを用いた持続静脈内投与の例

	MEAC (ng/ml)	初期投与量（mg）15から60分かけて投与	持続投与量 (mg/hr)
モルヒネ	10〜24	5〜15	1〜6
ペチジン	300〜650	50〜100	25〜40
フェンタニル	1〜3	0.05〜0.15	0.03〜0.1

(Wood M. Opioid agonists and antagonists. In : Wood M, Wood AJJ, editors. Drugs and anesthesia. Pharmacology for anesthesiologists. 2nd ed. Baltimore : Williams & Wilkins ; 1990. p.129-78 より引用)

b. 持続静脈内投与

間欠的な筋肉内投与や定時投与よりも鎮痛効果は優れている[11]。しかし，鎮痛状態における血中オピオイド濃度は個人差が大きいことに加えて，血中オピオイド濃度は患者の血管内容量などの体液分布や肝機能，腎機能，オピオイドの投与速度や排泄半減期によっても左右される。そのため，持続投与だけでは過少または過量投与となることがある。また，疼痛の経時的な変化や体動時の疼痛に対して柔軟に対応することは難しい。

c. 持続静脈内投与における投与法

各種オピオイドのMEAC，分布容積，クリアランス，定常状態における薬物濃度をもとにした例を表3に示す[15]。Rutterら[11]は，麻酔からの覚醒後にモルヒネを2mg/minの投与速度で鎮痛効果が得られるまで投与し，その投与量（平均10mg，7.5〜18mg）の3.5倍量を72時間持続投与（平均1日投与量12mg）する方法を用い，患者の要求による筋肉内投与と比較して少量で優れた鎮痛効果が得られることを示している。国内で行われた研究によれば，1日あたりブプレノルフィン0.2mgまたはペチジン50mgでは術後早期の鎮痛効果が不十分であり[21]，上腹部手術後にペチジンを1日あたり100mgで持続投与すると，同量の硬膜外持続投与と同等の鎮痛効果が得られることが示されている[22]。

フェンタニル1.5μg/kgをボーラス投与した後に1μg/kg/hrで投与した際の血中濃度は，投与開始後1時間以内に0.3〜0.7ng/mlに到達し，以後1ng/ml以下のほぼ一定濃度を推移する[23]。この投与法で注意すべきことは，投与開始36時間以降に血中濃度が上昇することである[23]。また，持続投与を開始する際には，術中に用いたフェンタニル量を考慮する必要がある。近年，コンピュータソフトを用いて手術中の血中フェンタニル濃度を予測することが可能となった。これを術後鎮痛にも応用して投与速度を調節することも今後活用されていくべきである。

d. IV-PCA

PCAは，患者自身が専用の機器（PCAポンプ）を操作して，投与量，ロックアウト時間，最大ボーラス回数という制約のなかで，鎮痛薬を自己投与できる方法である。特徴は，①少量の鎮痛薬を短いロックアウト時間で繰り返し投与可能とすること，②専用の機器（PCAポンプ）を使用すること，③患者自身がこのポンプを操作することである[24][25]。

前述のように，術後に鎮痛が得られている状態の血中オピオイド濃度や，鎮痛薬の必要量の個人差は大きい[6)~9)]。これはオピオイドの適切な投与量を予想することが困難であることを意味している。一方，ペチジンの筋肉内投与による研究において，MEACとMCPの濃度差は小さく個人差が少ない[6)]ことは，血中オピオイド濃度が鎮痛域まで到達したあとは，少量の鎮痛薬を短い間隔で繰り返し追加投与できるようにすることで，有効血中濃度が維持できることを意味している。PCAでは，疼痛の程度を鋭敏に評価できる患者自身が追加投与を決定することで，各患者に適した血中オピオイド濃度を維持することが可能となる。フェンタニルを用いたIV-PCAでは，各患者に固有の血中フェンタニル濃度が維持されることが示されている[8)9)]。

PCAでは，鎮痛薬を要求した（PCAボタンを押した）1～2分後には鎮痛薬の投与が完了するので，要求から投薬までが最短となることも利点である[25)]。また，短時間の間隔で繰り返し投与できるので，疼痛の変化へ柔軟に対応できる。さらに，PCAボタンが手元にあることで安心感や"遠慮せずに投薬できる"という感想をもつ患者も多い[24)25)]。

e．IV-PCAにおける投与例

モルヒネが用いられることが多く，持続投与を行わずにボーラス投与量を1mg，ロックアウト時間を6～10分とするものが多い[26)]。症例によってはボーラス投与量の増減（0.5～2mg）や持続投与（0.5～1mg/hr）の併用を行う。しかし，ボーラス投与量が2mg以上の場合や持続投与を併用した場合には，呼吸抑制の頻度が増加することに留意する[26)27)]。

フェンタニルでは，作用持続時間が短いために持続投与を併用することが多い。持続投与量を20～50μg/hr，ボーラス投与量を10～20μg，ロックアウト時間を5～10分とする方法が行われている[28)]。非高齢者では0.5μg/kg/hr，高齢者や重症患者ではその半量の持続投与から開始し，疼痛の程度や要求回数を監視しながら持続投与量を増量する方法もある。持続投与を併用しない方法として，下部消化管手術後にボーラス投与量40μg（ロックアウト時間10分）を用いると，血中濃度は2ng/ml以下に維持され，呼吸抑制がないことが報告[29)]されている。

f．静脈内投与におけるタイトレーション

術後鎮痛を開始する際や疼痛が増強した際に，鎮痛効果が得られるまで短い間隔で鎮痛薬を繰り返し投与する方法をタイトレーションと呼ぶ。術後鎮痛における一例は，麻酔からの覚醒後にモルヒネ2mg（体重60kg以下）または3mg（体重60kg以上）を5分間隔で，痛みが減弱するか眠気が出現するまで投与するものである[30)]。この方法を各種術後に用いた際の投与量は0.15mg/kgで，高齢者と非高齢者で差はないことが報告されている[30)]。著者らは，モルヒネのIV-PCAを開始する前や疼痛が増悪した際に，この方法を用いている。タイトレーションは，呼吸・循環状態の監視，気道確保，ナロキソン投与が可能な環境で，オピオイドの副作用への対処を熟知した医師が行う。

3 硬膜外投与

a. 硬膜外投与の特徴と薬物動態

オピオイドが硬膜外腔へ投与されると，血中濃度の上昇と髄液中濃度の上昇がみられる（図2）[31]。前者はオピオイドが硬膜外腔の血管から吸収されたためで，後者は投与されたごく一部が硬膜を透過してくも膜下腔へ移行したためである。そして，この硬膜外投与後のオピオイドの薬物動態には，各オピオイドの脂溶性が関与している[16)31)32]。術後鎮痛におけるモルヒネの硬膜外投与と静脈内投与とを比較すると，硬膜外投与のほうが少量で同等の鎮痛効果が長時間得られることが示されている[33)34]。成人の腹部外科手術後にモルヒネ2または4mgを硬膜外投与すると，30％の患者は周術期を通じて鎮痛状態が維持され，それ以外の患者でも3～30時間にわたり鎮痛効果が持続する[35]。このように，静脈内投与よりも少量で，長時間の鎮痛効果が得られることがモルヒネの硬膜外投与の特徴である。

モルヒネが硬膜外投与されると，投与後6～30分，多くは15分以内に血中濃度は最高値に到達する（図2）[31)36)37]。この血中濃度の推移は同量を筋肉内投与したのと同程度である。髄液中のモルヒネ濃度は緩徐に上昇し，60～180分後に最高濃度に到達する（図2）[31)36)37]。髄液中の濃度は，血中よりも高値を推移する[31)36)37]。鎮痛効果発現時間は投与量に関係なく5～60分，鎮痛効果持続時間は2mgでは平均514分，4mgでは778分と投与量依存性に延長する[36]。

モルヒネの硬膜外投与の特徴は，鎮痛範囲が経時的に頭側へ移動することである[38]。モルヒネ10mgを腰部硬膜外投与した場合，3～6時間後には10症例中5症例で頸椎から三叉神経領域に鎮痛範囲が及び，12～16時間後に鎮痛効果が消失する[38]。これは，モルヒネの脂溶性が低いため，くも膜下腔へ移行したあとも脊髄への浸透性が悪く，髄液循環によって頭側へ移動しながら中枢神経系に作用するためと考えられる[38]。そのため，鎮痛効果は非分節性で，作用時間が長いという特徴が発揮される。このモルヒネの頭側への緩徐な移動は，投与後数時間経過してからモルヒネが呼吸中枢に作用して発生する遅発性呼吸抑制の原因となりうる。

硬膜外腔に投与されたモルヒネの硬膜およびくも膜の透過率は1.9～3.6％である[31)37]。

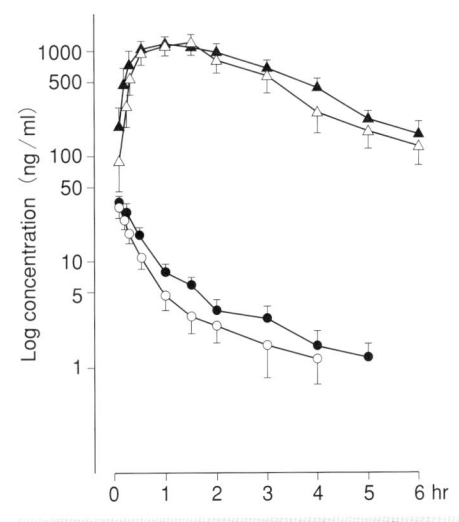

図2 モルヒネを硬膜外投与した際の血中および髄液中モルヒネ濃度の推移

モルヒネ3mgを1mlの溶液で投与した際の血中（○）および髄液中（△）濃度と，モルヒネ3mgを10mlの溶媒で投与した際の血中（●）および髄液中（▲）濃度
（Sjöström S, Hartvig P, Persson MP, et al. Pharmacokinetics of epidural morphine and meperidine in humans. Anesthesiology 1987 ; 67 : 877-88 より引用）

そして，モルヒネ2mgを2mlまたは10mlの生理食塩液で硬膜外投与すると，透過性は溶媒量に依存しないこと，少量の溶媒で投与するほうがくも膜下腔で投与部位近傍にとどまりやすいことが分かっている[39]。

以上のように，モルヒネの場合，投与初期における血中濃度の上昇による鎮痛効果を無視することはできないが，その鎮痛効果のほとんどは，くも膜下腔へ移行したわずかなモルヒネが中枢神経系に直接作用することで発揮されている。

硬膜外腔へ投与されたフェンタニルの鎮痛機序については議論が分かれている。術後痛を対象とし，静脈内または硬膜外腔へフェンタニルをボーラス投与したあとに持続投与したいくつかの臨床研究は，鎮痛効果およびフェンタニル使用量に差がないこと[40]～[43]，血中フェンタニル濃度に差がないことから[40]～[42]，鎮痛作用は硬膜外腔で血管内に吸収され，全身性に発揮されていると結論づけている。

一方，フェンタニルは硬膜外腔からくも膜下腔へ移行し，脊髄に作用して鎮痛効果を発揮しているとするものもある。その理由として，静脈内投与と比較して少量で同等の鎮痛効果が得られること[44]～[47]，その際に血中フェンタニル濃度は硬膜外投与のほうが低いこと[44]，少量で鎮痛効果が有意に高いこと[47]がある。また，同量のフェンタニルをボーラス投与したあとに持続投与した場合，硬膜外投与では静脈内投与と比較して投与後2時間まで血中濃度が有意に低いにもかかわらず，鎮痛効果が有意に高いことも，脊髄への直接作用を示唆している[48]。さらに，硬膜外投与では筋肉内投与と比較して最高血中濃度は低いものの，鎮痛効果は出現時間，持続時間，質の面で優れていること，投与後20～60分に呼吸数が有意に低下することから，中枢神経への直接作用があるとするものもある[49]。

Ginosarら[50]は，ボランティアを対象とした研究の結果，フェンタニルの硬膜外ボーラス投与では血中濃度が低くても分節性に鎮痛効果があり，血中濃度と鎮痛効果の間に相関関係がないこと，持続投与では血中濃度が経時的に上昇し，非分節性の鎮痛効果があり，血中濃度と鎮痛効果の間に有意な相関がみられることから，ボーラス投与ではフェンタニルが脊髄に作用して鎮痛効果を発揮し，持続投与では血中濃度の上昇を伴ってフェンタニルが全身性に鎮痛効果を発揮していると結論づけている。

硬膜外投与後にくも膜下腔へ移行したフェンタニルの動態については，フェンタニル1μg/kgを腰部硬膜外単回投与すると，腰椎レベルにおける髄液中のフェンタニル濃度は投与後速やかに上昇し，最高濃度に平均22.5分（5～30分）で到達すること，頸椎レベルでの髄液中濃度は腰椎レベルの10％で，最高濃度到達時間は同じであること，この投与量における血中濃度の上昇はわずかであることが示されている[51]。また，フェンタニルの硬膜およびくも膜の透過率は，ヤギを対象とした研究では0.8～3.3％で，モルヒネ（2.3～11.3％）と同等である[52]。

髄液中においてフェンタニルの頭側への移動が少ない理由としては，フェンタニルは脂溶性が高いため，硬膜外腔から髄液中に移行しても組織親和性が高く，投与部位近傍の脊髄へ浸透するためと推察される。このことが，硬膜外ボーラス投与後に分節性の鎮痛効果がみられる理由と考えられる。

フェンタニルを硬膜外持続投与した際の血中濃度の推移について注意すべきことは，

持続投与開始初期の血中濃度はほぼ一定を推移するが，投与開始36時間以降に上昇することである[23]。これは，硬膜外腔など脂肪組織にフェンタニルが沈着し，それが血中へ移動するためと考えられる[23]。

以上のことより，フェンタニルの硬膜外投与による鎮痛効果には，血中フェンタニル濃度の上昇による全身性の作用が関与していることは間違いないものの，フェンタニルの脊髄に対する直接的な鎮痛作用も無視できないといえる。

b. 術後鎮痛における硬膜外オピオイドの利点

オピオイドの硬膜外投与の利点は，交感神経遮断作用および運動神経遮断作用がないため，低血圧，起立性低血圧の危険性が少なく，下肢の運動機能が温存されることである。そのため，オピオイドだけを硬膜外投与する方法も用いられる。

モルヒネの静脈内単回投与と硬膜外単回投与とを比較した場合，硬膜外投与のほうが少量で同等の鎮痛効果が得られ，鎮痛効果持続時間が長いことが利点である[33)34]。

局所麻酔薬とオピオイドを混合投与すると，それぞれを単独投与した場合よりも鎮痛効果が優れていることが，ラットのくも膜下腔投与モデルを用いた研究で明らかにされている[53)54]。術後硬膜外鎮痛では，局所麻酔薬とオピオイドを併用したほうが，局所麻酔薬単独投与と比較して鎮痛効果が優れている[55]。一方，硬膜外持続投与や硬膜外PCAによる術後鎮痛において，オピオイドの単独投与とオピオイドと局所麻酔薬の混合投与とを比較した結果は一定していない。いくつかの研究では，局所麻酔薬を併用しても安静時の鎮痛効果に差ないことから，局所麻酔薬を併用する意味はないとしている[56)～63]。一方，局所麻酔薬を併用すると，鎮痛効果に差はないものの，オピオイドの使用量は少ない[64]，安静時鎮痛効果に差はないが，体動時の鎮痛効果は優れている[65)～67]，安静時，体動時ともに鎮痛効果に優れている[68)69]とするものもある。結論が一定しない理由としては，オピオイドの種類，量，局所麻酔薬の濃度，術式などが異なること，体動時の鎮痛効果を評価していないものがあることなど挙げられる。これらの研究結果をまとめると，体動時の鎮痛効果を期待するのであればオピオイドに局所麻酔薬を併用すべきであり，体動時と安静時の疼痛に差が少ない場合，運動神経や交感神経遮断作用を避けたい症例ではオピオイド単独でもよいといえる。

c. 硬膜外単回投与

術後鎮痛では持続注入が用いられることがほとんどで，単回投与を用いる機会は少ない。単回投与では，鎮痛効果持続時間が長い点でモルヒネが有用である（表4）。投与量は，2mg以下では作用持続時間が短く鎮痛効果もやや劣る[70]が，4mgより増量しても，鎮痛効果，鎮痛効果持続時間は改善せず，副作用の頻度が増加することから[70)～72]，2～4mgが適量といえる。また，局所麻酔薬と混合投与すると，局所麻酔薬単独投与よりも鎮痛効果が増強されること，鎮痛効果持続時間が延長すること，鎮痛効果の発現時間が早まること，無痛域が有意に広くなることが報告[73)74]されている。

表4　急性痛治療に用いられる硬膜外またはくも膜下オピオイド

	単回投与量 (mg)	持続投与量 (mg/hr)	作用発現時間(分)	単回投与の鎮痛効果持続時間(時間)	脂溶性
硬膜外投与					
モルヒネ	1～6	0.1～1.0	30	6～24	1
ペチジン	20～150	5～20	5	4～8	525
フェンタニル	0.025～0.1	0.025～0.1	5	2～4	955
スフェンタニル	0.01～0.06	0.01～0.05	5	2～4	1737
くも膜下投与					
モルヒネ	0.1～0.3		15	8～24	
ペチジン	10～30			10～24	
フェンタニル	0.005～0.025		5	3～6	

(Gustein HB, Akil H. Opioid analgesics. In : Hardman JG, Limbird LE, editors. Goodman & Gilman's the pharmacological basics of therapeutics. 10th ed. New York : McGraw-Hill ; 2001. p.569-619 および de Leon-Casasola OA, Lema MJ. Postoperative epidural opioid analgesia : What are the choices? Anesth Analg 1996 ; 83 : 867-75 より引用)

表5　各種オピオイドを用いた硬膜外持続投与の例

	オピオイドの1日投与量(mg)	局所麻酔薬	持続投与速度(ml/hr)
モルヒネ	1.5～4	ロピバカイン(0.05～0.2％) または ブピバカイン(0.06～0.15％)	3～6
フェンタニル	0.3～0.6		
ペチジン	100～240		
ブプレノルフィン	0.2～0.4		

d. 硬膜外持続投与（表5）

　低濃度の局所麻酔薬（0.05～0.2％ロピバカイン，0.06～0.15％ブピバカイン）を併用して3～6ml/hrの投与速度で持続投与することが多い。開腹または開胸手術後には，1日あたりモルヒネ1.5～4mg，フェンタニル300～600μgを用いることが多い。ブプレノルフィンを用いる場合，体表面の手術や骨折の手術では1日あたり約200μg[75]，開腹手術では360μgが用いられる[76]。

e. 硬膜外自己調節鎮痛（patient-controlled epidural analgesia：PCEA）（表6）

　硬膜外PCAともいう。PCAシステムを硬膜外投与に用いたものである。持続硬膜外投与にPCEAによるボーラス投与を併用する方法と，ボーラス投与のみ行うpure PCEAに分けられる[25]。術後鎮痛では3～6ml/hrの硬膜外持続投与によって鎮痛効果をある程度

表6 硬膜外自己調節鎮痛（patient-controlled epidural analgesia：PCEA）の例

	オピオイド濃度 （μg/ml）	局所麻酔薬	持続投与速度 （ml/hr）	PCAボーラス 投与量（ml）	ロックアウト 時間（分）
持続硬膜外投与と 硬膜外PCAの併用					
モルヒネ	12.5〜25	ロピバカイン(0.05〜0.2%) またはブピバカイン(0.06〜0.15%)	4〜6	2	15〜30
フェンタニル	2〜4				15
硬膜外PCAのみ （pure PCEA）					
モルヒネ	100			2	30〜60
フェンタニル	5〜10	ロピバカイン(0.05〜0.2%) またはブピバカイン(0.06〜0.15%)	0	2〜5	15
ブプレノルフィン	10			2	15

保証し，これにPCEAを併用する方法が多用されている．

　pure PCEAでは，鎮痛薬の投与は患者のボタン操作だけとなるので，作用持続時間の長いモルヒネやブプレノルフィンのほうが有用である[77]．作用持続時間が短いフェンタニルでは，pure PCEAよりも持続投与を併用するほうが鎮痛効果は高い[78]．また，夜間に持続投与（10μg/hr）を併用する方法もある[79]．そのほかには，術後痛が強い術後第2～3病日までは硬膜外持続投与とPCEAを併用し，その後pure PCEAを経て硬膜外鎮痛を終了するという方法もある．pure PCEAでは，開始前に十分な鎮痛を図ることが肝要である[77]．

f．硬膜外術後鎮痛における各種オピオイドの比較（表4）

　オピオイドの脂溶性という観点から比較すると，フェンタニルやスフェンタニルのような脂溶性の高いオピオイドは，作用発現が早く，作用時間が短いこと，遅延性呼吸抑制の危険性が低いことが利点である[32]．注意すべきことは，持続投与では血中濃度が上昇して呼吸抑制が起こる可能性があることである．硬膜外カテーテルは，創部に関連する分節に合わせて留置するべきである．脂溶性の低いモルヒネは，硬膜外投与後にくも膜下腔を頭側へ移動することから，術創が広範囲に及ぶ症例や，カテーテルを創部に関連する分節に合わせて留置できない場合に有用である．

　硬膜外術後鎮痛においてオピオイドを比較した研究では，モルヒネ1mgに対してペチジン10〜20mg，フェンタニル10〜100μgが用いられ，鎮痛効果には差がないことが報告[80〜86]されている．モルヒネはフェンタニルやペチジンと比較して悪心・嘔吐および瘙痒感の頻度が高く[80〜86]，ペチジンと比較すると膀胱留置カテーテルを必要とする症例が多い[84]．一方，モルヒネとフェンタニルを比較して，モルヒネを使用している患者では，感情プロフィール検査での気分尺度が有意にポジティブであるという報告[87]もある．

4 くも膜下投与

モルヒネ，ペチジンおよびフェンタニルの投与量，作用持続時間を表4に示した[16)32)]。モルヒネやペチジンのように作用持続時間が長いものを脊髄くも膜下麻酔に併用すると，術後早期の鎮痛が期待できる。くも膜下投与においても，オピオイドの頭側への移動による呼吸抑制に注意しなくてはいけない。

術後鎮痛におけるオピオイドの副作用，安全性

1 呼吸抑制

オピオイドによる呼吸抑制は，呼吸中枢の炭酸ガスに対する感受性の低下であり，最大抑制効果は脂溶性の高い薬物ほど早く発現する[16)]。モルヒネの場合，静脈内投与後5〜10分以内，筋肉内投与後30分以内，皮下投与後90分以内に呼吸抑制を生じる[16)]。

術後鎮痛におけるモルヒネの筋肉内投与およびIV-PCAにおける頻度は，それぞれ0.9％，0.3〜1.6％である[27)88)]。モルヒネのIV-PCAにおいて，持続投与を併用しない場合にナロキソン投与を要した頻度は0.3％であるが，持続投与を併用すると1％以上となることが報告[27)]されている。IV-PCAでの呼吸抑制の危険因子には，持続投与の併用のほかに，高齢（80歳以上），睡眠時無呼吸症候群の併存，鎮静薬の併用が挙げられる[88)]。これらに加え，手術中のオピオイド使用量も考慮する必要がある。また，オピオイドと睡眠の効果は相加的であることにも注意する必要がある[16)]。

モルヒネ5mgを硬膜外投与すると，Pa_{CO_2}は投与後12時間まで5mmHg上昇する[70)]。これは睡眠時にみられる程度である[70)]。モルヒネの硬膜外単回投与における呼吸抑制の頻度は0.25〜0.9％である[89)90)]。これらのなかで，投与後2時間以降に発症した症例では，4mg以上の単回投与，繰り返し投与，オピオイド全身投与の併用，全身麻酔時のオピオイドの影響，高齢が危険因子であると考えられる[89)90)]。また，投与後2時間以内に発症する症例も少なくなく，危険因子としてオピオイドの全身投与の影響が挙げられる[90)]。

硬膜外持続注入，PCEAにおいて，局所麻酔薬とフェンタニルまたはモルヒネを用いた際の呼吸抑制の頻度は，それぞれ0.19〜1.2％[91)〜93)]，0.07〜1.6％[94)〜96)]である。注意すべきことは，フェンタニルにおいて術後第1病日以降に発症例があることである[92)]。脂溶性の高いオピオイドでは遅発性呼吸抑制は起こりにくい。しかし，フェンタニルが髄液中を頭側に移行しうること[97)]，硬膜外持続投与により血中濃度が上昇することで[23)]，呼吸抑制が生じる危険性があることには十分留意すべきである。そして，硬膜外投与以外のオピオイド投与，鎮静薬投与には十分な注意を払うべきである。

オピオイドによる術後鎮痛を受けている患者を監視する際には，意識状態の変化，呼吸回数に注意する。経皮的酸素飽和度の測定も有用である。

2 悪心・嘔吐，瘙痒感

　悪心・嘔吐は，μ受容体作動薬が延髄の化学受容体誘発部位（chemoreceptor trigger zone）を刺激することにより生じる[16]。体動時に増悪することがあるのは，前庭機能にも作用するためである[16]。術後のオピオイド投与は，吸入麻酔薬を用いた全身麻酔後の悪心・嘔吐の危険因子のひとつである[98]。硬膜外投与では，モルヒネのほうがフェンタニルよりも頻度が高い[80]～[83]。

　瘙痒感の原因は，ヒスタミン遊離作用よりも，中枢神経への作用によると考えられている[99]。モルヒネでは，硬膜外投与のほうが静脈内投与よりも頻度が高い[34]。硬膜外投与では，モルヒネのほうがフェンタニルよりも頻度が高い[80]～[83]。ただし，術後鎮痛においてオピオイド投与を断念する程度の瘙痒感はまれである。悪心・嘔吐および瘙痒感の治療法としてオピオイド拮抗薬は有効である[100]。しかし，投与量が多いと鎮痛効果も拮抗されるおそれがある。

　全身麻酔導入前にフェンタニルを50μg投与した際に，悪心，眠気，めまいなどが出現した患者において，術後にフェンタニルを硬膜外持続投与している際の悪心・嘔吐の頻度が高いことが明らかにされている[101]。今後，このような指標を用いてオピオイドの投与量を決定する方法も検討されていくべきである。

おわりに

　本稿では，オピオイドを用いた術後鎮痛について，主に投与経路に基づいて解説した。このなかで経皮的投与については触れなかったが，イオントフォレーシスを用いたPCAシステムによる経皮的フェンタニル投与の術後鎮痛における有用性が最近報告[102]されている。今後，簡単かつ非侵襲的な方法として経皮的投与は有望である。そして，今後，副作用の少ないオピオイドの開発，さらに副作用の少ないオピオイドの使用法の検討が望まれる。

　術後鎮痛の目標は，痛みの少ない状態を維持すること，鎮痛薬による副作用がないこと，可能なかぎり早く日常の生活に近づくことである。これらを向上させていくためには，各オピオイドの特徴と，投与経路の特徴とを理解する必要がある。

■参考文献

1) Rushman GB, Davies NJH, Atkinson RS. A short history of anaesthesia. Oxford, UK : Butterworth Heinemann ; 1996.
2) Meldrum ML. A capsule history of pain management. JAMA 2003 ; 290 : 2470-5.
3) Yaksh TL, Rudy TA. Analgesia mediated by a direct spinal action of narcotics. Science 1976 ; 192 : 1357-8.
4) Behar M, Magora F, Olshwang D, et al. Epidural morphine in treatment of pain. Lancet 1979 ; 8115 : 527-9.
5) Bonica JJ. Postoperative pain. In : Bonica JJ editor. The management of pain. 2nd ed.

Philadelphia : Lea & Fibiger ; 1990. p.461-80.
6) Austin KL, Stapleton JV, Mather LE. Relationship between blood meperidine concentrations and analgesic response : a preliminary report. Anesthesiology 1980 ; 53 : 460-6.
7) Dahlstrom B, Tamsen A, Paalzow L, et al. Multiple and single-dose kinetics of morphine in patients with postoperative pain. Acta Anaesthesiol Scand 1982 ; 74s : 44-6.
8) Gourlay GK, Kowalski SR, Plummer JL, et al. Fentanyl blood concentration-analgesic response relationship in the treatment of postoperative pain. Anesth Analg 1988 ; 67 : 329-37.
9) Woodhouse A, Mather LE. The minimum effective concentration of opioids : a revisitation with patient-controlled analgesia fentanyl. Reg Anesth Pain Med 2000 ; 25 : 259-67.
10) Goudie TA, Allan MWB, Lonsdale M, et al. Continuous subcutaneous infusion of morphine for postoperative pain relief. Anaesthesia 1995 ; 40 : 1086-92.
11) Rutter PC, Murphy F, Dudley HAF. Morphine : controlled trial of different methods of administration for postoperative pain relief. BMJ 1980 ; 280 : 12-3.
12) Waldmann CS, Eason JR, Rambohul E, et al. Serum morphine levels. A comparison between continuous subcutaneous infusion and continuous intravenous infusion in postoperative analgesia. Anaesthesia 1984 ; 39 : 768-71.
13) 松元　茂, 光畑裕正, 秋山博実ほか. PCAシステムを用いた皮下持続注入法による術後疼痛管理. 麻酔 1994 ; 43 : 1709-13.
14) Urquhart ML, Klapp K, White PF. Patient-controlled analgesia : a comparison of intravenous versus subcutaneous hydromorphone. Anesthesiology 1988 ; 69 : 428-32.
15) Wood M. Opioid agonists and antagonists. In : Wood M, Wood AJJ, editors. Drugs and anesthesia. Pharmacology for anesthesiologists. 2nd ed. Baltimore : Williams & Wilkins ; 1990. p.129-78.
16) Gustein HB, Akil H. Opioid analgesics. In : Hardman JG, Limbird LE, editors. Goodman & Gilman's the pharmacological basics of therapeutics. 10th ed. New York : McGraw-Hill ; 2001. p.569-619.
17) McQuay HJ, Carroll D, Moore RA. Injected morphine in postoperative pain : a quantitative systematic review. J Pain Symptom Manage 1999 ; 17 : 164-74.
18) Paddock R, Beer EG, Bellville JW, et al. Analgesic and side effects of pentazocine and morphine in a large population of postoperative patients. Clin Pharmacol Ther. 1969 ; 10 : 355-65.
19) 曽爾一顕, 岩淵秀一, 元永周一ほか. 術後疼痛に対するブプレノルフィン0.2mg筋注投与の効果―ペンタゾシン30mgとの頻回投与二重盲検比較試験―. 外科診療 1982 ; 24 : 119-23.
20) 百瀬　隆, 伊東和人, 榎本尚美ほか. 術後疼痛に対するブトルファノールの鎮痛効果―ペンタゾシンとの二重盲検比較試験―. 麻酔 1982 ; 31 : 736-47.
21) 光畑裕正, 松元　茂, 長谷川淳一ほか. ブプレノルフィン, ペチジンの持続静脈内注入による術後鎮痛. 麻酔 1991 ; 40 : 1123-7.
22) 光畑裕正, 松元　茂, 長谷川淳一ほか. 術後疼痛に対するペチジンの静脈内持続注入法の有用性―ダブルブラインド法による持続硬膜外連続注入法との比較―. 麻酔 1991 ; 40 : 1170-6.
23) van Lersberghe C, Camu F, de Keersmaecker E, et al. Continuous administration of fentanyl for postoperative pain : A comparison of the epidural, intravenous, and transdermal routes. J Clin Anesth 1994 ; 6 : 308-14.
24) 井上荘一郎. PCAを有効に安全に行うためのコツ―管理体制, 教育, 実施にあたっての問題点と解決法―. 並木昭義, 表　圭一編. PCA（自己調節鎮痛）の実際. 東京 : 克誠堂出版 ; 2004. p.27-46.
25) 瀬尾憲正, 井上荘一郎. 術後鎮痛におけるPCA（自己調節鎮痛法）. 花岡一雄編. 最新術後痛. 東京 : 真興交易（株）医書出版部 ; 2004. p.87-103.
26) Walder B, Schafer M, Henzi I, et al. Efficacy and safety of patient-controlled opioido analgesia for acute postoperative pain. A quantitive systemic review. Acta Anaethesiol Scand 2001 ; 45 :

795-804.

27) Schug SA, Torrie JJ. Safety assessment of postoperative pain management by an acute pain service. Pain. 1993 ; 55 : 387-91.

28) Tobias MD, Ferrante FM. Intravenous patient-controlled analgesia. In : Grass JA, editor. Problems in anesthesia. Vol 10. Philadelphia : Lippincott-Raven ; 1998. p.37-44.

29) Camu F, van Aken H, Bovill JG. Postoperative analgesic effects of three demand-dose size of fentanyl administered by patient-controlled analgesia. Anesth Analg 1998 ; 87 : 890-5.

30) Auburn F, Monsel S, Langeron O, et al. Postoperative titration of intravenous morphine in the elderly patient. Anesthesiology 2002 ; 96 : 17-23.

31) Sjöström S, Hartvig P, Persson MP, et al. Pharmacokinetics of epidural morphine and meperidine in humans. Anesthesiology 1987 ; 67 : 877-88.

32) de Leon-Casasola OA, Lema MJ. Postoperative epidural opioid analgesia : What are the choices? Anesth Analg 1996 ; 83 : 867-75.

33) Loper KA, Ready LB. Epidural morphine after anterior cruciate ligament repair : a comparison with patient-controlled intravenous morphine. Anesth Analg 1989 ; 68 : 350-2.

34) Weller R, Rosenblum M, Conard P, et al. Comparison of epidural and patient-controlled intravenous morphine following joint replacement surgery. Can J Anaesth 1991 ; 38 : 582-6.

35) Rawal N, Sjostrand UH, Dahlstrom B, et al. Epidural morphine for postoperative pain relief : a comparative study with intramuscular narcotic and intercostal nerve block. Anesth Analg 1982 ; 61 : 93-8.

36) Nordberg G, Hedner T, Mellstrand T, et al. Pharmacokinetic aspects of epidural morphine analgesia. Anesthesiology 1983 ; 58 : 545-51.

37) Nordberg G, Hedner T, Mellstrand T, et al. Pharmacokinetics of epidural morphine in man. Eur J Clin Pharmacol 1984 ; 26 : 233-7.

38) Bromage PR, Camporesi EM, Durant PA, et al. Rostral spread of epidural morphine. Anesthesiology 1982 ; 56 : 431-6.

39) Nordberg G, Hansdottir V, Kvist L, et al. Pharmacokinetics of different epidural sites of morphine administration. Eur J Clin Pharmacol 1987 ; 33 : 499-504.

40) Glass PS, Estok P, Ginsberg B, et al. Use of patient-controlled analgesia to compare the efficacy of epidural to intravenous fentanyl administration. Anesth Analg 1992 ; 74 : 345-51.

41) Ellis DJ, Millar WL, Reisner LS. A randomized double-blind comparison of epidural versus intravenous fentanyl infusion for analgesia after cesarean section. Anesthesiology 1990 ; 72 : 981-6.

42) Sandler AN, Stringer D, Panos L, et al. A randomized, double-blind comparison of lumbar epidural and intravenous fentanyl infusions for postthoracotomy pain relief. Analgesic, pharmacokinetic, and respiratory effects. Anesthesiology 1992 ; 77 : 626-34.

43) Guinard JP, Mavrocordatos P, Chiolero R, et al. A randomized comparison of intravenous versus lumbar and thoracic epidural fentanyl for analgesia after thoracotomy. Anesthesiology 1992 ; 77 : 1108-15.

44) Salomaki TE, Laitinen JO, Nuutinen LS. A randomized double-blind comparison of epidural versus intravenous fentanyl infusion for analgesia after thoracotomy. Anesthesiology 1991 ; 75 : 790-5.

45) Welchew EA, Breen DP. Patient-controlled on-demand epidural fentanyl. A comparison of patient-controlled on-demand fentanyl delivered epidurally or intravenously. Anaesthesia 1991 ; 46 : 438-41.

46) Cohen S, Pantuck CB, Amar D, et al. The primary action of epidural fentanyl after cesarean delivery is via a spinal mechanism. Anesth Analg 2002 ; 94 : 674-9.

47) Cooper DW, Ryall DM, Desira WR. Extradural fentanyl for postoperative analgesia : predomi-

nant spinal or systemic action? Br J Anaesth 1995 ; 74 : 184-7.
48) Baxter AD, Laganiere S, Samson B, et al. A comparison of lumbar epidural and intravenous fentanyl infusions for post-thoracotomy analgesia. Can J Anaesth 1994 ; 41 : 184-91.
49) Lomessy A, Magnin C, Viale JP, et al. Clinical advantages of fentanyl given epidurally for postoperative analgesia. Anesthesiology 1984 ; 61 : 466-9.
50) Ginosar Y, Riley ET, Angst MS. The site of action of epidural fentanyl in humans : the difference between infusion and bolus administration. Anesth Analg 2003 ; 97 : 1428-38.
51) Gourlay GK, Murphy TM, Plummer JL, et al. Pharmacokinetics of fentanyl in lumbar and cervical CSF following lumbar epidural and intravenous administration. Pain 1989 ; 38 : 253-9.
52) Andersen HB, Christensen B, Findlay JW, et al. Pharmacokinetics of intravenous, intrathecal and epidural morphine and fentanyl in the goat. Acta Anaesthesiol Scand 1986 ; 30 : 393-9.
53) Åkerman B, Arwenström E, Post C. Local anesthetics potentiate spinal morphine antinociception. Anesth Analg 1988 ; 67 : 943-8.
54) Tejwani GA, Rattan AK, McDonald JS. Role of opioid receprors in the antinociceptive interactions between intrathecal morphine and bupivacaine. Anesth Analg 1992 ; 74 : 726-35.
55) Kehlet H, Dahl JB. The value of "multimodal" or "balanced analgesia" in postoperative pain treatment. Anesth Analg 1993 ; 77 : 1048-56.
56) Benzon HT, Wong CA, Wong HY, et al. The effect of low-dose bupivacaine on postoperative epidural fentanyl analgesia and thrombelastography. Anesth Analg 1994 ; 79 : 911-7.
57) Asantila R, Eklund P, Rosenberg PH. Continuous epidural infusion of bupivacaine and morphine for postoperative analgesia after hysterectomy. Acta Anaesthesiol Scand 1991;35:513-7.
58) Etches RC, Gammer TL, Cornish R. Patient-controlled epidural analgesia after thoracotomy : a comparison of meperidine with and without bupivacaine. Anesth Analg 1996 ; 83 : 81-6.
59) Badner NH, Komar WE. Bupivacaine 0.1% does not improve post-operative epidural fentanyl analgesia after abdominal or thoracic surgery. Can J Anaesth 1992 ; 39 : 330-6.
60) Badner NH, Reimer EJ, Komar WE, et al. Low dose bupivacaine does not improve postoperative epidural fentanyl analgesia in orthopedic patients. Anesth Analg 1991 ; 72 : 337-41.
61) Salomaki TE, Laitinen JO, Vainionpaa V, et al. 0.1% bupivacaine does not reduce the requirement for epidural fentanyl infusion after major abdominal surgery. Reg Anesth 1995 ; 20 : 435-43.
62) Cooper DW, Ryall DM, McHardy FE, et al. Patient-controlled extradural analgesia with bupivacaine, fentanyl, or a mixture of both, after Caesarean section. Br J Anaesth 1996 ; 76 : 611-5.
63) Parker RK, Sawaki Y, White PF. Epidural patient-controlled analgesia : influence of bupivacaine and hydromorphine basal infusion on pain control after cesarean delivery. Anesth Analg 1992 ; 75 : 740-6.
64) St-Onge S, Fugere F, Girard M. Bupivacaine decreases epidural meperidine requirements after abdominal surgery. Can J Anaesth. 1997 ; 44 : 360-6.
65) Mourisse J, Hasenbos MA, Gielen MJ, et al. Epidural bupivacaine, sufentanil or the combination for post-thoracotomy pain. Acta Anaesthesiol Scand 1992 ; 36 : 70-4.
66) Dahl JB, Rosenberg J, Hansen BL, et al. Differential analgesic effects of low-dose epidural morphine and morphine — bupivacaine at rest and during mobilization after major abdominal surgery. Anesth Analg 1992 ; 74 : 362-5.
67) Inoue S, Mitsuhata H, Kawakami T, et al. Addition of 0.1% bupivacaine to buprenorphine and droperidol in patient-controlled epidural analgesia improved postoperative pain scores on coughing after gynecological surgery. J Clin Anesth 2005 ; 17 : 167-71.
68) Paech MJ, Westmore MD. Postoperative epidural fentanyl infusion—is the addition of 0.1% bupivacaine of benefit? Anaesth Intensive Care 1994 ; 22 : 9-14.
69) Crew JC, Hord AH, Denson DD, et al. A comparison of the analgesic efficacy of 0.25% le-

vobupivacaine combined with 0.005％ morphine, 0.25％ levobupivacaine alone, or 0.005％ morphine alone for the management of postoperative pain in patients undergoing major abdominal surgery. Anesth Analg 1999 ; 89 : 1504-9.

70) Lanz E, Kehrberger E, Theiss D. Epidural morphine : a clinical double-blind study of dosage. Anesth Analg 1985 ; 64 : 786-91.

71) Martin R, Salbaing J, Blaise G, et al. Epidural morphine for postoperative pain relief : a dose-response curve. Anesthesiology 1982 ; 56 : 423-6.

72) Pybus DA, Torda TA. Dose-effect relationships of extradural morphine. Br J Anaesth 1982 ; 54 : 1259-62.

73) Rucci FC, Cardamone M, Migliori P. Fentanyl and bupivacaine mixture for extradural blockade. Br J Anaesth 1985 ; 57 : 275-84.

74) Kasaba T, Yoshikawa G, Seguchi T, et al. Epidural fentanyl improves the onset and spread of epidural mepivacaine analgesia. Can J Anaesth 1996 ; 43 : 1211-5.

75) 平林由広, 光畑裕正, 清水禮壽ほか. ブプレノルフィンの硬膜外持続注入による術後鎮痛—第5報：術後鎮痛サービスの試み—. 麻酔 1995 ; 44 : 493-8.

76) 平林由広, 光畑裕正, 清水禮壽ほか. ブプレノルフィンの硬膜外持続注入による術後鎮痛—第4報：開胸手術における検討—. 麻酔 1995 ; 44 : 489-92.

77) 井上莊一郎, 川上賢幸, 平林由広ほか. ブプレノルフィン及びドロペリドールを用いた患者管理硬膜外鎮痛法における補助鎮痛薬の効果. ペインクリニック 2001 ; 22 : 801-6.

78) Komatsu H, Matsumoto S, Mitsuhata H, et al. Comparison of patient-controlled epidural analgesia with and without background infusion after gastrectomy. Anesth Analg 1998 ; 87 : 907-10.

79) Komatsu H, Matsumoto S, Mitsuhata H. Comparison of patient-controlled epidural analgesia with and without night-time infusion following gastrectomy. Br J Anaesth 2001 ; 87 : 633-5.

80) Saito Y, Uchida H, Kaneko M, et al. Comparison of continuous epidural infusion of morphine/bupivacaine with fentanyl/bupivacaine for postoperative pain relief. Acta Anaesthesiol Scand 1994 ; 38 : 398-401.

81) Fischer RL, Lubenow TR, Liceaga A, et al. Comparison of continuous epidural infusion of fentanyl－bupivacaine and morphine－bupivacaine in management of postoperative pain. Anesth Analg 1988 ; 67 : 559-63.

82) Gedney JA, Liu EH. Side-effects of epidural infusions of opioid bupivacaine mixtures. Anaesthesia 1998 ; 53 : 1148-55.

83) Ozalp G, Guner F, Kuru N, et al. Postoperative patient-controlled epidural analgesia with opioid bupivacaine mixtures. Can J Anaesth 1998 ; 45 : 938-42.

84) Smith AJ, Haynes TK, Roberts DE, et al. A comparison of opioid solutions for patient-controlled epidural analgesia. Anaesthesia 1996 ; 51 : 1013-7.

85) Chrubasik J, Wust H, Schulte-Monting J, et al. Relative analgesic potency of epidural fentanyl, alfentanil, and morphine in treatment of postoperative pain. Anesthesiology 1988 ; 68 : 929-33.

86) Torda TA, Pybus DA. Comparison of four narcotic analgesics for extradural analgesia. Br J Anaesth 1982 ; 54 : 291-5.

87) Tsueda K, Mosca PJ, Heine MF, et al. Mood during epidural patient-controlled analgesia with morphine or fentanyl. Anesthesiology 1998 ; 88 : 885-91.

88) Etches RC. Respiratory depression associated with patient-controlled analgesia : a review of eight cases. Can J Anaesth 1994 ; 41 : 125-32.

89) Stenseth R, Sellevold O, Breivik H. Epidural morphine for postoperative pain : experience with 1085 patients. Acta Anaesthesiol Scand 1985 ; 29 : 148-56.

90) Gustafsson LL, Schildt B, Jacobsen K. Adverse effects of extradural and intrathecal opiates : report of a nationwide survey in Sweden. Br J Anaesth 1982 ; 54 : 479-86.

91) Liu SS, Allen HW, Olsson GL. Patient-controlled epidural analgesia with bupivacaine and fen-

tanyl on hospital wards : prospective experience with 1,030 surgical patients. Anesthesiology 1998 ; 88 : 688-95.
92) Scott DA, Beilby DS, McClymont C. Postoperative analgesia using epidural infusions of fentanyl with bupivacaine. A prospective analysis of 1,014 patients. Anesthesiology 1995 ; 83 : 727-37.
93) Wigfull J, Welchew E. Survey of 1057 patients receiving postoperative patient-controlled epidural analgesia. Anaesthesia 2001 ; 56 : 70-5.
94) de Leon-Casasola OA, Parker B, Lema MJ, et al. Postoperative epidural bupivacaine-morphine therapy. Experience with 4,227 surgical cancer patients. Anesthesiology 1994 ; 81 : 368-75.
95) Rygnestad T, Borchgrevink PC, Eide E. Postoperative epidural infusion of morphine and bupivacaine is safe on surgical wards. Organisation of the treatment, effects and side-effects in 2000 consecutive patients. Acta Anaesthesiol Scand 1997 ; 41 : 868-76.
96) Ready LB, Loper KA, Nessly M, et al. Postoperative epidural morphine is safe on surgical wards. Anesthesiology 1991 ; 75 : 452-6.
97) Chaney MA. Side effects of intrathecal and epidural opioids. Can J Anaesth 1995 ; 42 : 891-903.
98) Apfel CC, Laara E, Koivuranta M, et al. A simplified risk score for predicting postoperative nausea and vomiting : conclusions from cross-validations between two centers. Anesthesiology 1999 ; 91 : 693-700.
99) Thomas DA, Williams GM, Iwata K, et al. Effects of central administration of opioids on facial scratching in monkeys. Brain Res 1992 ; 585 : 315-7.
100) Cohen SE, Ratner EF, Kreitzman TR, et al. Nalbuphine is better than naloxone for treatment of side effects after epidural morphine. Anesth Analg 1992 ; 75 : 747-52
101) Ueta K, Takeda K, Ohsumi H, et al. A small preoperative test dose of intravenous fentanyl can predict subsequent analgesic efficacy and incidence of side effects in patients due to receive epidural fentanyl. Anesth Analg 2003 ; 96 : 1079-82.
102) Chelly JE, Grass J, Houseman TW, et al. The safety and efficacy of a fentanyl patient-controlled transdermal system for acute postoperative analgesia : a multicenter, placebo-controlled trial. Anesth Analg 2004 ; 98 : 427-33.

〈井上荘一郎〉

臨床編

4 急性痛とオピオイド

B 分娩痛とオピオイド

はじめに

　無痛分娩に対する関心が，近年わが国でも欧米並みに高まってきている。無痛分娩は，1853年にJohn Snowがビクトリア女王の第8王子レオパルドの出産の際にクロロフォルムを用いて行われたのが最初とされる。その後，さまざまな方法が試みられ，薬物を全身に投与する方法から区域麻酔，特に硬膜外麻酔を中心とした方法に変化してきた。米国では現在，全分娩の約1/3が硬膜外麻酔を単独，もしくは他の方法を用いた無痛分娩で行われている。

　オピオイドには優れた鎮痛効果と，区域麻酔に用いても運動神経を遮断しない特性があり，現在では無痛分娩に積極的に用いられている。無痛分娩に用いる薬物を選択する場合，産婦の疼痛の寛解と，胎児の安全性の両立が求められる。したがって，無痛分娩の際には，この両面からオピオイドの利点や欠点，そして有効な使用法を理解しておくことが重要である。

分娩の痛み

　分娩とは，胎児，胎盤とその付属物が，陣痛と腹圧によって，産道を通って母体外に排出される生理的現象をいう。分娩は第1期（陣痛発来から子宮口全開大まで）と第2期（子宮口全開大から児の娩出まで），第3期（児の娩出から胎盤の娩出）に分けられるが，このうち疼痛は主に第1期と第2期に発生する。

　分娩第1期の疼痛は，子宮収縮と頸管の伸

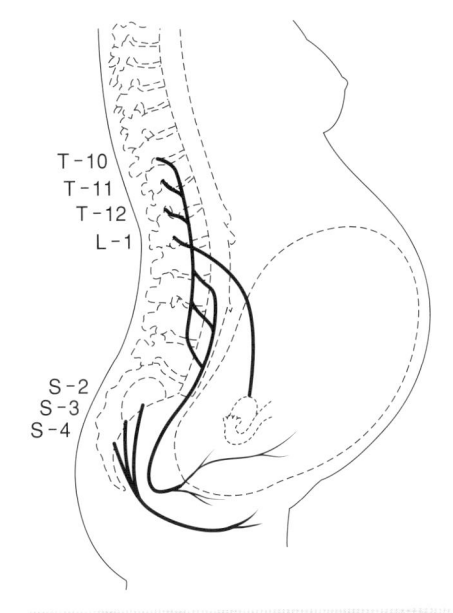

図1　分娩I期とII期における痛覚受容線維
（Bonica JJ. Labor pain. In : Wall PD, Melzack R, editors. Textbook of pain. 3rd ed. Edinburgh : Churchill Livingstone ; 1994. p.615-41 より引用）

4. 急性痛とオピオイド

図2 分娩各時期における疼痛部位
A. 1期前半　B. 1期後半　C. 2期前半　D. 2期後半
痛みの強さ　軽　中等度　強
（Bonica JJ. Labor pain. In : Wall PD, Melzack R, editors. Textbook of pain. 3rd ed. Edinburgh : Churchill Livingstone ; 1994. p.615-41 より引用）

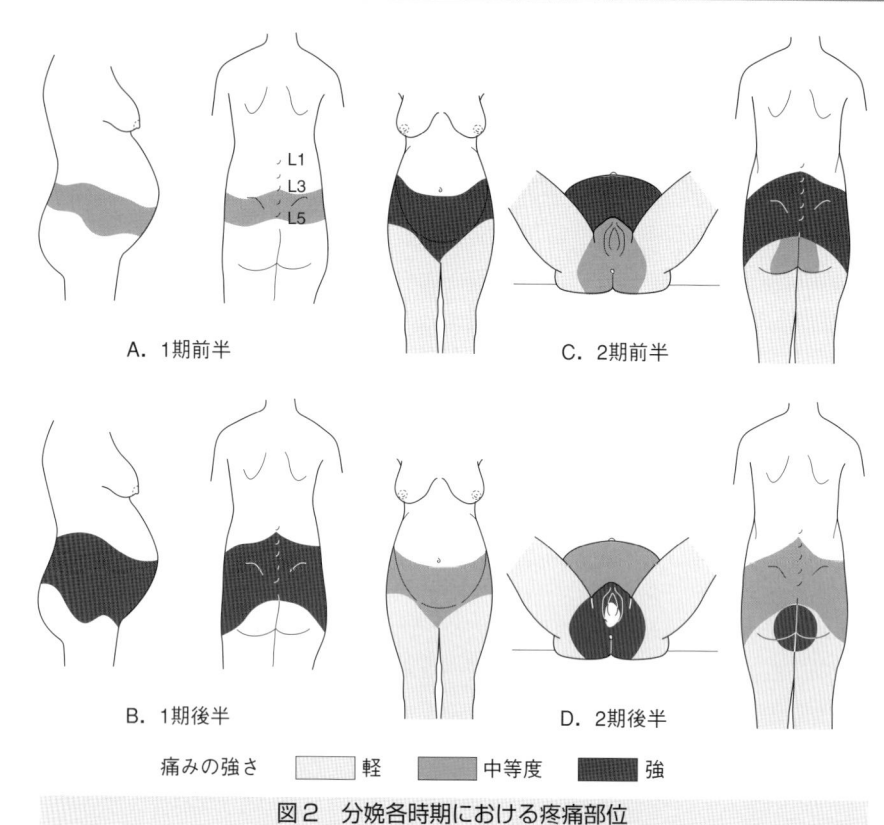

展，子宮口の牽引により生ずる。子宮からの疼痛は，子宮頸部からの自律神経線維とともに子宮神経叢から下下腹神経叢，中下腹神経叢，上下腹神経叢を経て腹腔神経叢に至り，これらはさらに脊髄のT10からL1までの分節を介して脳へ伝えられる。この時期の妊産婦は，まず下腹部の痛みを訴え，その後は徐々に腰部の痛みを訴えるようになる（図1，図2）[1]。

　分娩第2期の疼痛は，胎児の通過に伴い産道が開大し，会陰部の筋膜や筋肉が伸展されることにより生ずる。これらの疼痛は陰部神経からS2-4の脊髄分節に伝えられ，外側脊髄視床路より脳へと伝えられる。この時期の妊産婦は，殿部を強く痛がる。

　このように分娩の進行とともに，疼痛の程度が増強しながら，疼痛部位が腹部・腰背部から会陰部へと移動し，出産時に最大の疼痛を自覚するのが分娩痛の特徴である（図2）。手術後の麻酔からの覚醒時に最大の疼痛を自覚する術後痛などとは異なり，分娩痛では来るべき痛みの程度や部位が予測可能なため，対処しやすいともいえる。

分娩痛と薬物投与による鎮痛

　古くから薬物投与による分娩痛の疼痛管理が行われてきた。これらの薬物は，以下の

ように分類される。
- オピオイド
- 鎮静薬・精神安定薬
- 解離性薬物
- 健忘薬
- 作動-拮抗性薬物

オピオイド以外の薬物の詳細は他書に譲り，本書ではオピオイドの投与経路とその特徴について記す。

全身投与

オピオイド受容体は侵害刺激に対する知覚や感情に重要な神経系の領域に存在する。そのサブタイプにはμ，δ，κ，σをはじめとして，さまざまな種類が確認されており，これらおのおのは異なったオピオイドと結合する。μ受容体にはエンドルフィンが結合し，これにより鎮痛や呼吸抑制，多幸感を引き起こす。δ受容体にはエンケファリンが特異的に結合し，鎮静効果，痙攣，行動変化などと関係する。κ受容体にはketocyclozocineが結合し，鎮静，鎮痛，縮瞳作用をもたらすが，σ受容体にはN-allylnormetazocineが結合し，呼吸，不快感，幻覚，血管運動刺激と関係する。

オピオイドが経静脈的に全身投与された場合，効果発現が早く，血漿濃度が速やかに上昇するという特徴がある。しかしながら，副作用の起こる可能性も他の投与法に比べて高くなるという欠点もある。全身投与に用いられるオピオイドを以下に述べる。

1 フェンタニル

分娩に用いられるオピオイドの投与量を表に示す。分娩痛の緩和に対し，わが国でも多く用いられているオピオイドである。その特徴は，効果発現が速やかで，効果の持続する時間が短い点にある。静注および筋注で用いられた場合，それぞれ3〜5分後，7〜8分後に最大効果を認め，また作用持続時間は1〜2時間程度とされている。また，1982年にEiseleら[2]はフェンタニルの全身投与を帝王切開前に静注により行ったところ，対照群と比較してアプガー指数や神経学的スコア，臍帯の酸塩基平衡値に有意差を認めなかった。これによりフェンタニルの全身投与が無痛分娩にいっそう応用されることが期待されたが，前述のとおり作用持続時間が短いために頻繁に投与しなければならないことと，それに伴う副作用の出現が欠点となり，現在では出血傾向がある患者に対する静注の自己調節鎮痛（patient-controlled analgesia：PCA）による全身投与を除いてはあまり行われていない。

表　分娩の鎮痛に用いられるオピオイドの種類と通常量

オピオイド	相対的投与量	静注投与量	筋注投与量
モルヒネ	10mg	2.5〜5mg	5〜10mg
メペリジン（ペチジン）	100mg	25〜50mg	50〜100mg
フェンタニル	100μg	25〜50μg	50〜100μg
ペンタゾシン	30mg	10〜20mg	20〜30mg
ブトルファノール	2mg	1〜2mg	1〜2mg

2 塩酸モルヒネ

　以前は分娩痛に対して，もっともよく用いられていたオピオイドの1つである．1803年にモルヒネはアヘンから麻薬として最初に単離された．筋注では約1〜2時間，静注では約20分で最大効果が現れ，4時間程度は鎮痛作用が持続するという利点があるため，1837年には早くも分娩に使用されたという記録がある．1902年にスコポラミンとモルヒネを用いた健忘法をSteinbuckelが提唱し，"twilight sleep"という呼び名で知られるようになったが，分娩遷延や妊婦の不穏，誤嚥性肺炎の危険，新生児の呼吸抑制を来すため，第二次世界大戦以降は行われなくなった[3]．その後モルヒネの使用に対し各種の検討や改良が行われてきた．1961年にはCampbellら[4]が分娩時にモルヒネ，ペントバルビタール，塩酸ペチジンを用いた各群間で，アプガー指数に有意差がないことを報告したが，一方Wayら[5]は1965年，新生児へモルヒネと塩酸ペチジンを投与したところ，モルヒネ投与群で呼吸抑制が大きいことを発見した．この結果は，産科麻酔にかかわる臨床医たちの経験とも一致したために広く受け入れられ，現在この薬物は妊婦に対しては一般的ではない．

3 塩酸ペチジン

　塩酸ペチジンは1939年に合成され，1940年に産科領域で初めて使用された．作用発現が早く，最大鎮痛効果は静注で5〜10分，筋注で40〜50分後であり，鎮痛持続時間は2〜4時間と比較的長いため，オピオイドの中ではもっとも多く全身投与に用いられている．しかしながら，塩酸ペチジンを投与後1時間以降4時間以内に出産した新生児のアプガー指数は有意に低くなることが知られている[5]．これは，塩酸ペチジンが妊婦に投与されると速やかに胎盤を通過し，2〜3時間後に胎児組織での薬物濃度が最大となるためであると考えられている．そのほかの副作用として，Pco_2上昇を伴うpH低下や生後3日目までの神経行動変化の遅れなどが認められることがある．

くも膜下腔投与

　くも膜下腔へのオピオイドの投与は，1979年のWangら[6]による報告以後，産科麻酔の分野でも通常の分娩や帝王切開などの場面で，鎮痛方法として用いられるようになった。くも膜下腔に用いられるオピオイドは，主に脊髄後角膠様質の前シナプスと後シナプスの受容体に作用し興奮性伝達を抑制し，局所麻酔薬は神経根や脊髄神経細胞の軸索の伝導を遮断し作用を発揮する。すなわち，オピオイドは局所麻酔薬と異なり交感神経を遮断せずに痛覚を遮断するため，局所麻酔薬に比べて安定した心循環系が保たれる。また，酸解離定数（pKa）が低く脂溶性が高いと鎮痛効果は早期に出現するが，モルヒネのように脂溶性が低いと組織への吸収が遅延し，脳脊髄液内で薬物が高濃度のまま存在し，遅発性の呼吸抑制が生じる可能性がある。

　くも膜下腔にオピオイドを投与すると，少量で長時間の鎮痛作用を得ることができる。血中への移行も少なく，胎児への影響も少ない[7]と考えられるが，副作用や鎮痛の作用発現が遅い（モルヒネでは45〜60分）ことが問題となる。このためフェンタニルとモルヒネの併用により鎮痛作用の発現を早めるという方法[8]もある。また，分娩第1期には十分な鎮痛が得られるが，分娩第2期の鎮痛に対しては不十分であり，オピオイド以外の鎮痛法を併用する必要がある。

　オピオイドによる鎮痛の最大の利点は，心循環系を安定させることができることにあり，ファロー四徴症やアイゼンメンゲル症候群といった心循環系のコントロールが必要な症例では，くも膜下腔オピオイド投与は有用である[9]。

硬膜外腔投与

　硬膜外腔へのオピオイドを単独で用いた場合，高濃度であれば十分な鎮痛効果が得られるものの，一般的に分娩第1期に効果があり，分娩第2期での効果は不十分である。

　Hughesら[10]の報告によると，モルヒネでは比較的大量（7.5mg）の投与によって分娩第1期の十分な鎮痛を得られている。しかしモルヒネの場合，硬膜外腔に投与したあとの血中レベルは筋注で投与した場合と同様であり，また妊婦では硬膜外腔でのモルヒネの吸収は筋注よりも速く，速やかに胎盤から胎児へと移行する[11]。胎児に対する影響は筋注と同じレベルであると考え，呼吸抑制などに十分注意する必要がある。

　フェンタニルについても，硬膜外腔投与の影響が早くから検討されている。1981年のCarrieら[12]の報告によると，100〜200μgのフェンタニル投与によって分娩第1期の速やかな鎮痛を得ることができたが，作用持続時間が短く，分娩第2期では不十分であった。Carrieら[12]はフェンタニルの母体血漿中および臍動脈血漿中の濃度についても検討しており，ともに血中レベルは低いという結果を得ている。

　硬膜外オピオイド単独投与は，局所麻酔薬やくも膜下オピオイドと比較すると，鎮痛効果は乏しい。また前述のとおり，分娩第1期には鎮痛効果を発揮するが，第2期の効果

局所麻酔薬とオピオイド併用の硬膜外投与

1987年にCohenら[13]が硬膜外腔へのブピバカイン単独およびブピバカインとフェンタニルの併用投与の場合を比較し，各群間でアプガー指数，神経行動学的スコア，臍帯血ガス分析値の有意差は認めないという結果を報告した。この後，いくつかの局所麻酔薬とオピオイドの併用投与の報告がなされているが，多くは単独投与と併用投与間でのアプガー指数や吸引・鉗子分娩の増加といった有害事象の発生率の有意差を認めていない。

硬膜外腔に局所麻酔薬とオピオイドを併用して投与することの利点は，①分娩第1期と第2期の両方に鎮痛効果がある，②十分な鎮痛に必要な各薬物の量を減らすことができる，③おのおのの薬物同士の相乗作用が期待できる，ことなどである。

脊髄くも膜下硬膜外併用麻酔（combined spinal-epidural anesthesia：CSEA）

1997年にNageotteら[14]による各種検討が発表され，現在，欧米や日本で主流となりつつある方法である[15]。陣痛の初期にオピオイドと少量の局所麻酔薬をくも膜下腔に投与し，同時に硬膜外カテーテルを留置する。くも膜下腔に薬物を投与することで2～3時間程度の鎮痛を得られ，その後は再度疼痛が増強した際に硬膜外腔への薬物投与を開始する。この方法は投与後5～10分程度で鎮痛が得られ，子宮口開大が早まる可能性や鎮痛薬の総投与量を減らせる利点もある（図3）[16]。しかしながら，くも膜下へのオピオイドの投与による早期の鎮痛効果発現により血中カテコラミン濃度が低下し，β作用が抑制されて子宮緊張が亢進し，胎児徐脈を認めることもある。2001年のNorrisら[17]の報告では，CSEAによって行われた約2000症例の分娩で，合併症は通常の場合と比較して増加しなかったと結論づけており，この点についてはさらなる議論が求められるところである。

われわれ[18]は，フェンタニルとブピバカインのくも膜下腔投与後にPCAを用いてフェンタニルとロピバカインの持続硬膜外注入を行い，良好な成績を得ている。以下に投与法の実際について記す。

1 投与法の実際

分娩時痛に対する鎮痛の開始時期は一般的には子宮口が4～5cmになった時点で，通常は分娩第1期後半から開始する。しかし，それ以前でも産婦が強い疼痛を訴える場合には開始する。

まず初めに硬膜外カテーテル挿入をL2-3で行う（脊硬麻針を用いる場合，L3-4で行っている）。次いでL3-4より脊髄くも膜下腔を穿刺し，0.125～0.25％ブピバカイン8mgとフェンタニル15～25μgを投与する。これにより運動神経をブロックすることなく速や

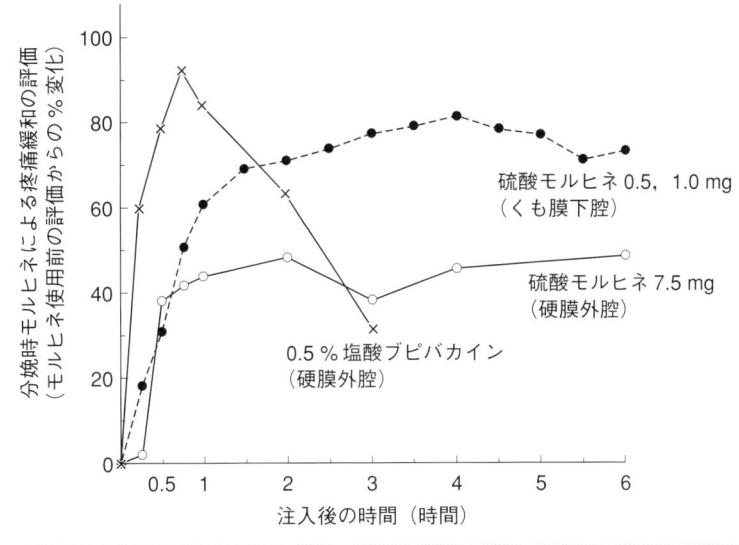

図3 CSEAによる分娩痛の緩和

硬膜外腔に0.5％のブピバカイン，7.5 mgの硫酸モルヒネ，あるいは0.5と1 mgのくも膜下硫酸モルヒネを投与したあとの分娩第1期の疼痛緩和。
(Abboud TK, Shnider SM, Dailey PA, et al. Intrathecal administration of hyperbaric morphine for the relief of pain in labour. Br J Anaesth 1984 ; 56 : 1351-60より引用)

かな鎮痛を得ることができる。満足する麻酔レベルが得られた場合，0.2％ロピバカイン50 mlと生理食塩液50 mlにフェンタニルを200 μg添加したものを6～10 ml/hrの速度で持続投与を開始する。われわれはデルテック社製PCAポンプを用いて産婦の鎮痛を行っており，PCAのロックアウトタイムを15分，3回/hrとし，1回4 mlに設定している。

上記の方法では運動神経遮断を最小限とし，主に知覚神経のみブロックすることが可能である。局所麻酔薬が低濃度であるぶんオピオイドを添加することが鎮痛効果を高め，運動神経遮断を最小限にするのが重要である。

最後に

現在のCSEAを中心とした無痛分娩法では，オピオイドの使用が必須と考えられる。これら通常の無痛分娩でのオピオイドの使用法や使用量は，産婦や胎児に及ぼす影響は少なく，安全性の高い方法である。こうしたオピオイドを使用した無痛分娩法が本邦で広く普及することが期待される。また，子宮筋腫合併症例などの妊娠後期の疼痛管理でも，硬膜外鎮痛法が応用される機会が多い。これら比較的長期間に及ぶ鎮痛管理におけるオピオイドの使用の際，産婦や胎児への影響や安全性の検討が今後は必要である。

■参考文献

1) Bonica JJ. Labor pain. In : Wall PD, Melzack R, editors. Textbook of pain. 3rd ed. Edinburgh : Churchill Livingstone ; 1994. p.615-41.

2) Eisele JH, Wright R, Rogge P. Newborn and maternal fentanyl levels at cesarean section. Anesth Analg 1982 ; 61 : 179-80.
3) Schaer HM. History of pain relief in obstetrics. In : Marx GF, Bassell M, editors. Obstetric analgesia and anaesthesia. New York : Elsive ; 1980. p.1.
4) Campbell C, Phillips OC, Frazier TM. Analgesia during labor: a comparison of pentobarbital, meperidine and morphine. Obstet Gynecol 1961 ; 17 : 714-8.
5) Way WL, Costley EC, Way EL. Respiratory sensitivity of the newborn infant to meperidine and morphine. Clin Pharmacol Ther 1965 ; 6 : 454-61.
6) Wang JK, Nauss LA, Thomas JE. Pain relief by intrathecally applied morphine in man. Anesthesiology 1979 ; 50 : 149-51.
7) Bonnardot JP, Maillet M, Colau JC, et al. Maternal and fetal concentration of morphine after intrathecal administration during labor. Br J Anaesth 1982 ; 54 : 487-9.
8) Leighton BL, DeSimone CA, Norris MC, et al. Intrathecal narcotics for labor revisited : the combination of fentanyl and morphine intrathecally provides rapid onset of profound, prolonged analgesia. Anesth Analg 1989 ; 69 : 122-5.
9) Baraka A, Noueihid R, Hajj S. Intrathecal injection of morphine for obstetric analgesia. Anesthesiology 1981 ; 54 : 136-40.
10) Hughes SC, Rosen MA, Shnider SM, et al. Maternal and neonatal effects of epidural morphine for labor and delivery. Anesth Analg 1984 ; 63 : 319-24.
11) Nybell-Lindahl G, Carlsson C, Ingemarsson I, et al. Maternal and fetal concentrations of morphine after epidural administration during labor. Am J Obstet Gynecol 1981 ; 139 : 20-1.
12) Carrie LE, O'Sullivan GM, Seegobin R. Epidural fentanyl in labour. Anaesthesia 1981 ; 36 : 965-9.
13) Cohen SE, Tan S, Albright GA, et al. Epidural fentanyl/bupivacaine mixtures for obstetric analgesia. Anesthesiology 1987 ; 67 : 403-7.
14) Nageotte MP, Larson D, Rumney PJ, et al. Epidural analgesia compeared with combined spinal-epidural analgesia during labor in nulliparous women. N Engl J Med 1997 ; 337 : 1715-9.
15) 照井克生. CSE（combined spinal epidural analgesia：脊硬麻による鎮痛法）. 硬膜外無痛分娩～安全に行うために～. 東京：南山堂；2003. p.91-5.
16) Abboud TK, Shnider SM, Dailey PA, et al. Intrathecal administration of hyperbaric morphine for the relief of pain in labour. Br J Anaesth 1984 ; 56 : 1351-60.
17) Norris MC, Fogel ST, Conway-Long C. Combined spinal-epidural versus epidural labor analgesia. Anesthesiology 2001 ; 95 : 913-20.
18) 川真田樹人. 疼痛管理の実際. 並木昭義, 川真田樹人編. すぐに役立つ痛みの看護マニュアル（付録VAS疼痛評価尺度付）. 東京：真興交易（株）医書出版部；2004. p.97-116.

（川真田樹人，高橋　稔之）

|臨床編 4| 急性痛とオピオイド

C 外傷痛とオピオイド

外傷性疼痛

　外傷性疼痛は侵害神経刺激を起源とする疼痛感覚で，個体が自己の組織損傷を認知するための不快で苦痛な生体警報的感覚である．個体が疼痛の軽減・回避を図りながら行動を選択・抑制することは，損傷部位安静を促して組織損傷増悪を防ぐ意義がある．

　外力，熱，電磁波などの外部エネルギーによる組織損傷や，続発する局所急性炎症反応が起こると，自由神経終末で発生した疼痛シグナルが無髄性一次求心性C線維を介して脊髄後角に伝えられ，それが中枢神経系で情報処理されて疼痛という知覚出力となる．

　外傷性疼痛を認知するためには，意識や感覚などの高次脳機能の維持が必須である．急性痛である外傷性疼痛の強さは，組織・臓器損傷の部位，程度，種類などに依存し，また受傷直後に最強で，その後，時間経過，治療，損傷部位・全身の安静，治癒過程などに従って寛解する経過をたどることが一般的である．強い疼痛の持続による疼痛の中枢処理機構の変調や局所炎症の増悪は，疼痛感覚を増強させる．

　外傷患者の疼痛の感受と愁訴には個人差が大きい．高次脳機能が正常な場合には，疼痛の感受性，訴え方，美徳観（疼痛を極力我慢する）などについての個人差や，不安，恐怖などの心理・精神状態が，疼痛の感受と愁訴に強く影響する．軽度高次脳機能失調状態（軽度意識障害，興奮・錯乱状態，薬物中毒，精神疾患など）では，疼痛の感受と愁訴が抑制，あるいは逆に過剰化することがある．また中枢神経系外傷や呼吸・循環不全などに起因して意識障害などの重度高次脳機能失調状態が起これば，侵襲ストレスが疼痛感覚として処理されない，あるいは疼痛を訴え（られ）ない状態となる．

　外傷性疼痛は，外傷性侵襲ストレスに対する高次中枢機能を介した侵襲ストレス反応の一部であり，全身的侵襲ストレス反応や心因ストレス反応と互いに影響を及ぼしあっている．精神活動を介したストレス反応としては疼痛以外に，恒常性失調，侵襲の存在および受傷事実の認知に起因する感覚（呼吸苦感，倦怠感，苦痛感，不快感，不安感，恐怖感，緊張感など）が挙げられる．外傷性侵襲ストレスおよび精神活動を介したストレス反応は，交感神経系緊張や内分泌系（特にカテコラミン，副腎皮質ホルモン，抗利尿ホルモン系）亢進などの全身的侵襲ストレス反応を増強させ，全身臓器の機能に影響

4. 急性痛とオピオイド

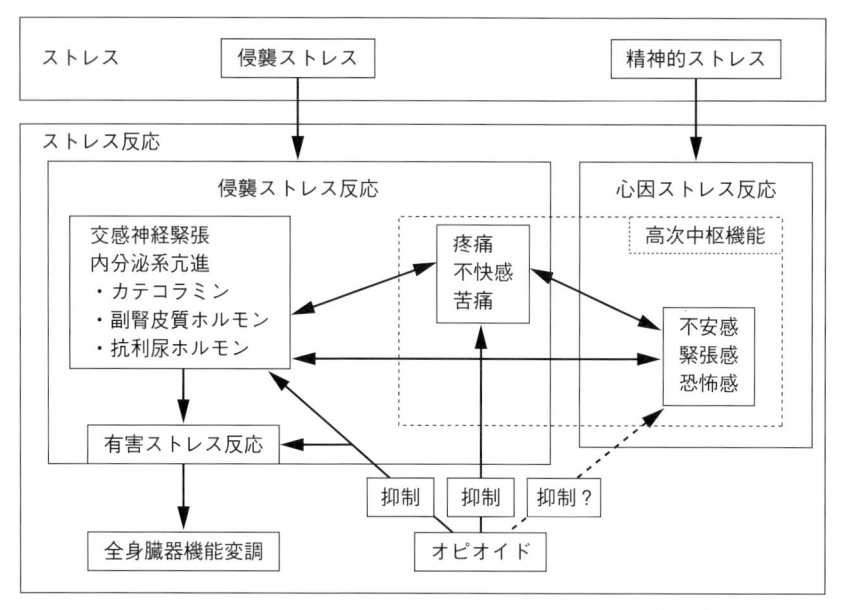

図　侵襲ストレス，精神的ストレスおよびストレス反応の関連

を与える（図）。その結果，外傷性疼痛は，呼吸機能低下や循環動態亢進をもたらし，また免疫系を失調させる（表1）。外傷性侵襲ストレスの強さは，組織損傷や臓器損傷の種類，範囲，程度に依存する。外傷性侵襲ストレスの過剰な増大は侵襲反応を異常増強させ，臓器機能不全を誘発するとともに生体恒常性を破綻させる。

オピオイドによる外傷鎮痛

　オピオイドは，脳神経知覚系神経核や脊髄後角への侵襲系感覚入力を直接的に，また脳幹（中脳水道周囲灰白質，延髄毛様体，縫線核など）からの下行性抑制系賦活を介して疼痛感覚などの侵襲系感覚入力を抑制する。

　オピオイドは鎮痛力が強いため，適切なオピオイドを必要量用いれば強い外傷痛に対しても完全あるいは完全に近い鎮痛を行える。また，オピオイドは疼痛抑制以外にも全身臓器・組織に対する有害な侵襲反応を強力に抑制し，全身状態を安定化させ，治療を促進する。鎮痛によって疼痛性運動抑制を解除することは，早期からの離床と自発運動を促し，肺炎，無気肺，静脈血栓症，筋力低下，関節拘縮，褥創などの長期臥床に起因する合併症を予防する。

　一方，疼痛レベルと釣り合わない過剰なオピオイドは，意識レベルの低下や呼吸抑制を引き起こす。これらは必要以上の人工呼吸や不動状態を招き，逆に長期臥床に起因する合併症を誘発する[1]。このオピオイドによる意識レベル低下は，重症外傷の集中治療管理のための鎮静にも応用されており，プロポフォール，ベンゾジアゼピンなどの鎮痛作用がない（あるいは，あっても弱い）麻酔・鎮静薬との併用が行われている。

表1　外傷性疼痛による生体機能の変化

(1) 内分泌，自律神経系，代謝
　・内分泌：カテコラミン，副腎皮質ホルモン，抗利尿ホルモンなど分泌亢進
　・自律神経系：交感神経系優位
　・代謝：異化傾向，水分体内貯留，血糖値上昇，タンパク異化促進

(2) 呼　吸
　・呼吸機能：低下（原因：呼吸運動連動痛，侵害刺激性呼吸筋持続緊張，疼痛性体動制限）
　・喀痰排泄能：低下（原因：咳嗽運動連動痛）
　・無気肺，肺炎：増悪（原因：呼吸機能・喀痰排泄能低下）

(3) 循　環
　・循環動態：亢進
　　心仕事量：増加，心筋酸素消費量：増加，心筋酸素需給バランス：悪化，
　　冠動脈・末梢血管：収縮，血液粘稠性：増加，血液凝固能：亢進
　　臓器・末梢循環不全，血栓症，心筋虚血などの発生リスク上昇

(4) 消化管
　・イレウス：交感神経系亢進を介し発生

(5) 免　疫
　・細胞性・液性免疫：失調
　・感染抵抗力：低下
　・損傷組織の炎症反応：増強

オピオイドが外傷診断に及ぼす影響

　患者に意識があり質問に応答可能な場合，疼痛の部位，強度，性状，自発痛か圧痛かの聴取および評価は，外傷病態（部位，損傷の種類，重症度，病態の経時的変化など）の診断に非常に重要である。特に重度・多発外傷における迅速な外傷診断の是非は，初療時の時間配分，診断・治療の優先順位と方法，各外傷に対する治療の全体調整，全身管理法，患者観察法などの決定に影響するため，救命率や生命・機能予後に直結する大問題である[2]。

　オピオイドを必要量用いれば手術麻酔状態と同等の完全鎮痛状態を作り出すことが可能であるが，完全鎮痛を図ろうとしてオピオイド量が疼痛レベルと比較して過量となると，意識レベルの低下，質問に対する患者の応答性の低下，傾眠傾向などが発生する。このため，診断が完了していない外傷患者に患者満足度のみを指標にした強い鎮痛を行うと，外傷診断の遅れや誤診（見逃し）が発生する場合がある。これを回避するためには，必要な鎮痛レベルを確保したうえで意識レベル低下を疼痛確認が可能な範囲内（Ramsey sedation scaleで1-2以内，表2）に保つ[3]。診断完了までは完全鎮痛状態を避けたほうがよい。

表2 Ramsay sedation scale

覚醒していて
1) 不安状態＋興奮状態/落ち着きがない の一方あるいは両方
2) 協力的，見当識あり，静穏
3) 言語従命に応じる

覚醒していなくて軽い眉間叩打刺激あるいは大きな音刺激に対し，
4) 明快に 反応する
5) 鈍く
6) 反応しない

(Ramsay MA, Savege TM, Simpson BR, et al. Controlled sedation with alphaxalone-alphadolone. BMJ 1974 ; 2 : 656-9 より引用)

オピオイド鎮痛と全身管理

　疼痛は，重症患者にとって最大級のストレス要因であり，それを除去する試みは患者サービス上当然のことではある[4]。しかし，患者のためを考えて行ったオピオイド鎮痛が，外傷患者の全身状態を悪化させる場合があるので要注意である。特に循環血液量減少性ショックなどで患者の意識，苦痛，疼痛などが交感神経系緊張を介して循環を維持しているような状況でオピオイドを使用し侵襲ストレスが解除された場合，交感神経系の緊張が低下してショックの重篤化や心停止が発生する場合がある。モルヒネの強い血管拡張作用も，循環血液量減少状態の外傷患者ではショックを増悪する。また呼吸不全状態，意識障害，他の麻酔・鎮静薬使用時などでは，オピオイドの呼吸抑制作用が通常より強く発現する場合もある。

　逆に上記の合併症発生を恐れて，あるいは診断や病態評価のために鎮痛を必要以上に過少に控えた場合には，中枢神経系疼痛処理機構の変調による疼痛の異常増強，不穏・精神錯乱状態，循環動態異常亢進状態，侵襲反応性臓器障害，多臓器不全などの有害ストレス反応が発生することがある[1,5,6]。

オピオイド投与の実際

　外傷鎮痛におけるオピオイドの投与経路，種類，および投与量は，①疼痛・苦痛の程度（意識状態の影響を勘案），②侵襲制御と恒常性維持（外傷・組織損傷の重症度から類推される侵襲度およびバイタルサインから類推される侵襲反応の強さ），③循環動態（血圧維持に対して侵襲ストレスが与えている影響および循環血液量），④呼吸状態（呼吸回数および呼吸機能），⑤全身状態の総合評価，⑥患者管理への影響（その後の診断・治療・全身管理への影響，副作用の回避）などを勘案して総合的に決定される。

1 投与法

a. 静脈内投与

急性期の外傷鎮痛目的では，もっとも一般的な投与経路である．他の疼痛に対する鎮痛の場合同様，鎮痛目標と患者の恒常性維持の観点からオピオイドの種類と投与量を決定する．重度・多発外傷患者の集中治療管理時や大がかりな創処置時（特に開放創の処置・洗浄やデブリドマンを行う場合）には，手術麻酔時に準ずるオピオイド使用が必要となる場合がある．このように強力な鎮痛や侵襲反応制御が求められる場合には，作用が強力なフェンタニル，塩酸モルヒネ，ブプレノルフィンなどが選択されるが，これらの投与に際しては呼吸抑制および循環抑制発生時の対処準備が必要である．逆に呼吸抑制や循環抑制などの全身状態急変時の対処が可能な状況でなければ，これらを用いた強い外傷鎮痛は危険を伴うともいえる．中等症・軽症症例には比較的作用がマイルドなブトルファノールやペンタゾシンが選択されることが多い．これらは呼吸抑制を発生させにくいが，天井効果の影響で強い疼痛の場合には鎮痛が不十分となる場合がある．

b. 硬膜外投与

外傷鎮痛の場合，オピオイドは硬膜外チューブを介して反復あるいは持続投与されることが一般的である．硬膜外チューブ挿入の一般的な適用禁忌（刺入時の側臥位が外傷病態を悪化させる可能性がある場合，刺入部や脊椎・脊髄に外傷・炎症・感染がある場合，出血傾向がある場合など）がなければ脊髄神経領域の疼痛に適用可能である．硬膜外オピオイド投与は，静注投与と比較して意識レベル低下が出現しにくいこと，また単独投与であれば運動神経や自律神経を遮断しないことから，全身状態に不安定性が残る外傷患者にも適用しやすい（局所麻酔薬を併用すると運動神経や自律神経を遮断し，外傷診断の混乱やショックの増悪を招くことがあるので要注意である）．特に外傷患者で注意すべき副作用としては，過量投与時に発生する呼吸抑制と頸髄・上位胸髄硬膜外腔投与時の吐気・嘔吐が挙げられる．そのほか，外傷性出血後の止血凝固能破綻時には挿入部の硬膜外血腫が，免疫力低下時には硬膜外膿瘍が発生することがある．

c. 皮下注射投与

オピオイドを皮下組織に少量持続投与する鎮痛法で，従来から癌性疼痛に対してモルヒネで行われていた鎮痛手技の応用である．同量のオピオイド静注持続投与と比較して，鎮痛・鎮静度の調節が容易である．皮下に刺入した24ゲージのプラスチック留置針か26-30ゲージの翼状金属針から，塩酸モルヒネあるいはブプレノルフィンを持続投与する（写真1）．塩酸モルヒネは10～24mg/24hrから，またブプレノルフィンは0.4～0.6mg/24hrから開始し，その後安静時疼痛は完全鎮痛，また体動時疼痛は自制範囲内に抑えられる程度を目標に投与量を増減する．ドロペリドール（12.5mg/24hr）を吐気防止のため必ず混合投与する．オピオイドとドロペリドールの予想1日量を生理食塩液（総量24ml）で希釈調製し，希釈液の投与量が1ml/hr（調節域0.5～2ml/hr）となるようにす

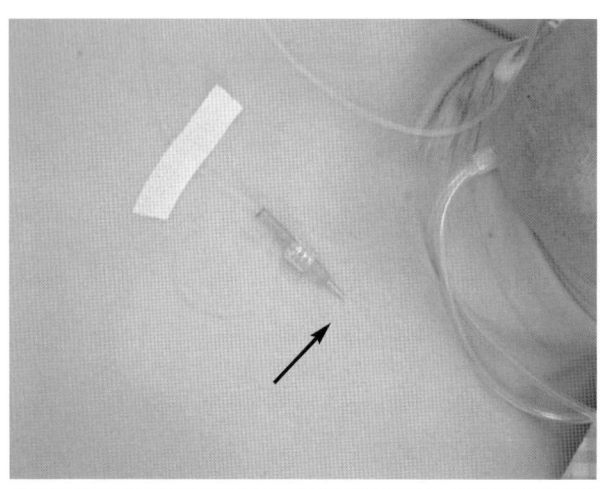

写真1　皮下オピオイド投与法
　皮下（本症例では鎖骨下部）に刺入した24ゲージプラスチック留置針を介して，オピオイド（本症例ではブプレノルフィン）を少量持続投与する鎮痛法である。通常，安静時疼痛は完全鎮痛を，体動時疼痛は自制範囲内を目標に投与量を調節する。

る。皮下針刺入部は，体動時に皮膚の動きが少ない場所であればよい（鎖骨下部が一般に使用される）。

　意識のある外傷患者の場合，疼痛レベルが病態の変化，時間経過，炎症の進行，処置などにより数時間のオーダーで変化しうるので，その時々の疼痛レベルに合わせて投与量を細かく随時調節することが肝要である。このため0.1ml/hrまで調節可能なシリンジポンプによる投与が望ましい。過量になると，まず食欲が抑制される（空腹感がなくなり，患者の協力が得られないとほとんど摂食しなくなる）。次いで傾眠傾向や思考力低下などの意識レベル低下が発生する。

　逆に，この意識レベル低下は，外傷患者の集中治療鎮静に応用可能である。強い疼痛発生部位を持つ患者に集中治療鎮静を行う場合，オピオイド皮下投与による鎮痛や意識レベル低下は安定的な覚醒下鎮静状態の形成と維持に役立つ。また，オピオイド皮下投与による鎮痛や意識レベル低下は，プロポフォールやベンゾジアゼピン単独では適度かつ安定的な覚醒下鎮静を得にくい症例（すなわち増量すれば就眠状態となるが，減量し覚醒したとたんに不穏・興奮状態となるような症例）に対するこれらの投与量調節を容易にする。

2 病態別オピオイド鎮痛法と注意点

　外傷性組織損傷が生理機能に及ぼす影響は，外傷病態とその程度・重症度により実にさまざまである。そのため，外傷病態ごとに特有かつ注意すべきオピオイド鎮痛時の注意点が存在する。副作用が発生したときに適切な対処を行うことを前提とすれば，鎮痛力の強いオピオイドを用いれば，あらゆる外傷鎮痛が可能であるといえる。

a. 神経系外傷

中枢神経系外傷がある（あるいは疑われる）頭部外傷では，神経学的所見に影響の出ない非ステロイド系鎮痛薬が第一選択となるが，これで鎮痛が不十分な場合にはオピオイドが使用される。中枢神経系外傷でオピオイドを使用する場合には，病態評価上重要な多くの神経学的所見をオピオイドが抑制・修飾する可能性を考慮する。オピオイドによる意識レベル低下は，神経学的所見の局在性がない点や麻痺を示さない点で脳損傷による意識レベル低下と総合的に鑑別可能なことが多いが，ときに脳震盪やびまん性軸索損傷による意識レベル低下と識別困難な場合がある。またオピオイドの強い鎮痛効果が疼痛感覚を消し去れば，意識清明な場合でも脊髄損傷や末梢神経損傷の神経学的診断を複雑化させる場合がある。

b. 上気道外傷

上気道外傷時にも運動機能や呼吸機能に影響のない非ステロイド系鎮痛薬が第一選択となるが，やはり鎮痛が不十分な場合にはオピオイドが使用される。上気道の狭窄，出血，損傷などにより気道通過性が不十分であったり，代償機能で気道通過性が維持されているような病態下では，オピオイドによる意識レベル低下が上気道完全閉塞を誘発する危険性がある。

c. 胸腹部臓器外傷

外傷性疼痛は局所の安静保持で増悪を回避できる場合が多いが，特に胸部・上腹部外傷では止めることのできない呼吸運動が疼痛増強因子となる呼吸運動連動痛が発生する。呼吸運動連動痛は，呼吸・咳嗽運動の自己制限から呼吸器合併症（肺炎，無気肺など）を引き起こし，全身状態を悪化させ，患者予後に重大な悪影響を及ぼす。そのため十分に鎮痛して呼吸・咳嗽運動の自己制限を解除できなければ，たとえその時点で肺に損傷や合併症が発生していなくても肺合併症予防目的での気管挿管下の強制陽圧換気を行わなければならなくなる。非ステロイド系鎮痛薬は意識レベルや呼吸機能には影響しないが，胸部・上腹部外傷に対する鎮痛では効果が不十分なことが多い。局所麻酔薬を用いた硬膜外ブロックは有効だが，運動神経ブロックにより呼吸筋運動機能をさらに低下させ，呼吸状態をかえって増悪させる場合がある。そのため静注および硬膜外オピオイドは，胸腹部の呼吸運動連動痛に対する有効かつ重要な鎮痛手段である。創部安静を保ちやすい下腹部外傷では，胸部・上腹部外傷と比較して疼痛関連の合併症を起こしにくい。オピオイドによる鎮痛後の経過観察中に外傷性大血管損傷，冠動脈損傷，心筋虚血痛，気胸，血胸，腹腔内出血，腹膜炎などの疼痛症状が遅れて発生・増悪した場合には，疼痛所見が抑えられることにより，その発見が遅れることがある。

d. 循環血液量減少状態

外傷による大量失血や侵襲反応，炎症，全身熱傷などに起因する血管外水分移動による循環血液量減少状態では，侵襲ストレスによる交感神経系緊張により循環が辛うじて

保たれている状況が少なくない。このような状況下でオピオイドを投与しストレス反応が過剰に抑制されると，交感神経系緊張低下から重篤な血圧低下や心停止などが発生しうる。そのため，このような状況でオピオイドを使用する場合には，抗侵襲治療のメリットと恒常性維持に及ぼす悪影響の両者を考慮したうえで投与量を決定し，また血圧低下などの副作用発生時の対処を念頭におく。血管拡張作用の強いモルヒネの使用は避ける。副作用発生時に緊急対処が可能なように，ナロキソンで作用が拮抗可能なオピオイドを選択する。

e. 多発外傷

全身状態が不安定な多発外傷患者の疼痛治療時には，適切な抗侵襲治療と恒常性維持管理が並行して行われなければならない。そのため，特に循環動態安定化以前に鎮痛を開始する場合には細心の注意が必要である（上記循環血液量減少状態の項参照）。外傷の病態，種類，部位およびそれらの組み合わせが症例により多様な多発外傷では，疼痛の種類や程度も実に多彩である。意識があれば強い疼痛を訴えることが多いが，脳損傷，ショック，呼吸不全などのため意識レベルが低下すれば疼痛を訴えないことも多い。疼痛が強く全身状態が不安定な急性期には，全身投与のオピオイド（フェンタニル，ブプレノルフィン）が他の静脈麻酔・鎮静薬との併用で集中治療管理下に使用される。循環血液量が減少し出血性ショックあるいはプレショックの状態にあることが多いため，たとえ血圧が正常範囲内を保っていても循環血液量減少状態と考えてオピオイドを投与する。

f. 熱傷

疼痛はⅠ・Ⅱ度熱傷部位から生じ，炎症や感染で増強する。軽症例では非ステロイド系鎮痛薬やステロイド軟膏で効果不十分なときにオピオイド鎮痛薬が適応となる。全身投与ではペンタゾシン，ブトルファノール，ブプレノルフィンが，硬膜外投与ではモルヒネ，フェンタニルが主に使用される。

激烈な全身侵襲反応を伴い集中治療管理が必須となる重症（重度・広範囲）熱傷では，鎮痛・苦痛除去と侵襲反応抑制の両者を目的としてフェンタニルあるいはブプレノルフィンの全身投与が循環系バイタルサインを主な管理指標として呼吸管理下に行われる。麻酔・鎮静薬（プロポフォール，ケタミン，ベンゾジアゼピンなど）が併用されることが多い（写真2）。

■参考文献

1) Burns AM, Shelly MP, Park GR. The use of sedative agents in critically ill patients. Drugs 1992 ; 43 : 507-15.
2) 第1章 初期診療総論. 日本外傷学会外傷研修コース開発委員会編. 外傷初期診療ガイドライン. 東京：へるす出版；2002. p.1-22.
3) Ramsay MA, Savege TM, Simpson BR, et al. Controlled sedation with alphaxalone-alphadolone. BMJ 1974 ; 2 : 656-9.
4) Lerch C, Park GR. Sedation and analgesia. Br Med Bull 1999 ; 55 : 76-95.

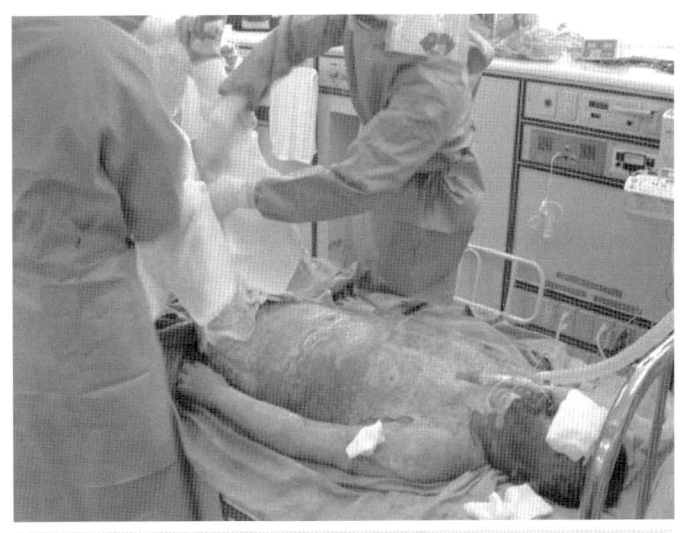

写真2　全身熱傷患者の処置

　重度・広範囲熱傷では長期にわたる呼吸，循環，栄養，感染管理などを含めた全身管理とともに，複数回の手術（デブリドマンおよび植皮術）と連日の広範囲にわたる創処置（シャワー浴，消毒，軟膏処置，ガーゼ交換）が繰り返される。通常の全身管理中でも強い侵襲反応制御が必要であるが，特に創処置時には疼痛および侵襲ストレスが増大するので，オピオイドを用いた侵襲ストレス反応抑制が行われる。本症例の場合は，ブプレノルフィンにプロポフォールとケタミンを併用した。

5) Young C, Knudsen N, Hilton A, et al. Sedation in the intensive care unit. Crit Care Med 2000 ; 28 : 854-66.
6) Shafer A. Complications of sedation with midazolam in the intensive care unit and a comparison with other sedative regimens. Crit Care Med 1998 ; 26 : 947-56.

（成松　英智）

臨床編 5　癌性疼痛とオピオイド

WHO方式癌疼痛治療法

　わが国の癌による死亡者数は年々増加し，近年では総死亡の約3割を占めている。癌と診断された時点で痛みを有する患者は30％であり，癌の進行に従って痛みの出現頻度は増加し，進行癌においては60〜70％，末期癌においては75％の患者が痛みを有している。痛みの原因の70％は癌自体によるものである。すなわち，癌の組織への浸潤・転移，神経の圧迫・損傷，頭蓋内圧亢進などである。残りの30％は，リンパ浮腫や褥瘡などの癌に関連した痛み，治療に関連した痛み，および癌患者に併発した癌以外の疾患による痛み（変形性脊椎症や関節炎などの痛み）である。癌患者にとって生活の質（quality of life：QOL）の改善の第一歩は痛みからの解放である。したがって，癌に伴う痛み治療は，その病期に関係なく痛みが伴うのであれば早期から行われるべきである。

　癌疼痛除去の重要性から1982年に世界保健機構（World Health Organization：WHO）により，WHO方式癌疼痛治療法暫定指針が作成された。この暫定指針の目的は，比較的安価で容易に入手できる鎮痛薬を適切に使用することにより，大多数の癌患者を痛みから解放することであり，その有効性と実施可能性について数カ国で臨床試験が行われた。その結果，薬物を適切に選択し，至適投与量を決め，正しい間隔で使用することで，高率に除痛が可能であることが明らかにされた。また，痛みの大多数がモルヒネをはじめとする鎮痛薬が有効な痛みであること，非オピオイド系鎮痛薬が効果を発揮する軽度の痛みは20％程度と少なく，強い痛みに対してはオピオイド系鎮痛薬が必要であることが明らかとなった。オピオイドは，有効性が高く，用量を決めやすく，危険性と有益性の比率がよいので，中等度から激しい痛みの治療に用いられる主要な鎮痛薬である。そして，この指針は1986年に"癌の痛みからの解放（cancer pain relief）"としてまとめられ，癌疼痛治療法の標準的ガイドラインとして普及した。1996年には"癌の痛みからの解放"（第2版）が出版された。WHO方式癌疼痛治療法は，患者がどこにいても使用可能であり，除痛効果が高率で，入手が容易な薬を用いていること，さらにどの科の医師でも処方できることなどの利点から，世界各国で標準的な癌疼痛治療法のガイドラインとして普及してきた。実際に，WHO方式癌疼痛治療法により，癌患者の80％以上に効果があることが示されている[1]。

表1　癌疼痛治療の目標
第1目標：夜間良眠の確保
第2目標：安静時痛の消失
第3目標：体動時痛の消失

表2　癌疼痛治療に対する鎮痛薬使用の原則
1) 可能なかぎり経口投与とする (by the mouth)
2) 時刻を決めて規則正しく使用する (by the clock)
3) 除痛ラダーにそって効力の順に (by the ladder)
4) 患者ごとの個別的な量で (for the individual)
5) そのうえで細かい配慮を (with attention to detail)

1 癌疼痛治療の目標（表1）

　WHO方式癌疼痛治療法では，段階的な目標設定をしている．第1の目標は痛みに妨げられず夜間の良眠が確保できること，第2の目標は日中の安静時に痛みがない状態で過ごせること，第3の目標は起床時や体動時の痛みの消失である．最終的にはこれらの目標を達成し，除痛の継続と平常の日常生活に近づけることが求められる．

2 鎮痛薬投与法の基本原則

　WHO方式癌疼痛治療法では，鎮痛薬を用いて除痛の継続と癌患者の日常生活を平常に近づけるために表2に示す5つの基本原則を掲げている．

・by the mouth（経口投与）

　経口投与は鎮痛薬投与の第1選択の投与経路である．できるだけ簡単な経路で投与し，器具を使用せず，他人に依存することなく，場所を選ばず継続した鎮痛が得られ，患者の自由度が増す．ただし，嘔気・嘔吐，消化管閉塞および消化管吸収能が低下している患者では，直腸内投与および経皮的投与などの非侵襲的経路を検討する．これらの投与経路が困難である場合に，皮下投与法および静脈内投与法を検討する．

・by the clock（定時投与）

　効果的な除痛は痛みの予測と予防によって達せられる．多くの患者において癌疼痛は持続的な痛み，ないしは毎日痛みが続くので鎮痛薬は"必要に応じて"ではなく，定時スケジュールで投与するべきである．したがって，定時投与は鎮痛薬の効果が消失する前に次の投与を行わなければならない．

5. 癌性疼痛とオピオイド

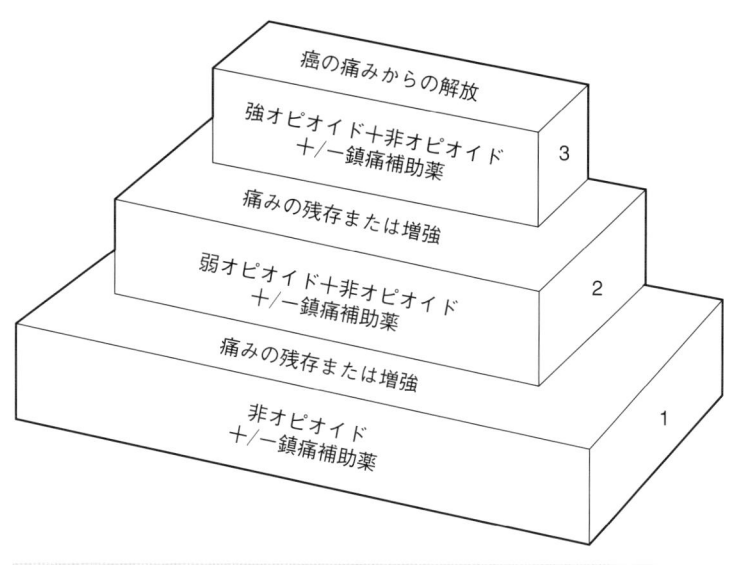

図1　3段階除痛ラダー

（ピラミッド図）
- 1段目：非オピオイド ＋/－鎮痛補助薬
- 痛みの残存または増強
- 2段目：弱オピオイド＋非オピオイド ＋/－鎮痛補助薬
- 痛みの残存または増強
- 3段目：強オピオイド＋非オピオイド ＋/－鎮痛補助薬
- 癌の痛みからの解放

表3　癌患者の痛みに用いる薬物のリスト

群	薬物
非オピオイド	アセトアミノフェン 非ステロイド性抗炎症薬
弱オピオイド	コデイン ジヒドロコデイン アヘン末 トラマドール
強オピオイド	モルヒネ オキシコドン フェンタニル
抗うつ薬	アミトリプチリン イミプラミン
抗痙攣薬	カルバマゼピン バルプロ酸
コルチコステロイド	プレドニゾロン，プレドニン デキサメタゾン，ベタメタゾン

・**by the ladder（段階的投与）**

　鎮痛薬投与はWHO 3段階除痛ラダーに準じて行う（図1）。ある鎮痛薬を増量しても効果が十分でない場合には，同種の他の薬物を使用せず，1段階効果の強い薬物に変更する。表3に使用される鎮痛薬を示す。原則として表3に示した群の中で1種類の薬物を使用し，同じ群の薬物を併用しない。第1段階から第2段階に移行する場合には，第1段階で用い

た非オピオイド鎮痛薬を中止せず，第2段階の弱オピオイドを追加する。第2段階から第3段階に移行する場合には，弱オピオイドを中止して強オピオイドに変更する。このとき第1段階で用いた非オピオイド鎮痛薬は必ず併用することが重要である。鎮痛補助薬はどの段階でも併用可能である。各段階で必要に応じて鎮痛補助薬を併用する。

・for the individual（個別投与）

オピオイド鎮痛薬には標準投与量はなく，適量とはその量でその患者の痛みが消失する量である。この量には個人差が大きく，個々の患者の適量を決定するには効果判定を繰り返しつつ，調整する。ただし，第1段階に用いられる非ステロイド性抗炎症薬や，第2段階で用いられるリン酸コデインには有効限界がある。

・with attention to detail（細かい配慮）

時間を決めて規則正しく用いることの重要さを患者に十分に説明する。また，予想される副作用についてもあらかじめ説明しておく。処方の内容をていねいに書いて渡すと理想的である。また，痛みの状態は変化していく可能性があるので，治療効果の評価，判定を繰り返し行い，適宜処方を考慮する。

癌疼痛に対するわが国で臨床使用可能なオピオイド製剤とその使用法

1 リン酸コデイン

WHO 3段階除痛ラダーでは，第2段階である軽度から中等度の強さの痛みに対して弱オピオイドが使用される。代表的な弱オピオイドがコデインである。コデインは代謝されモルヒネとなって鎮痛効果を発揮すること，また非ステロイド性抗炎症薬（non-steroidal anti-inflammatory drugs：NSAIDs）単独投与とNSAIDsとコデインの併用では鎮痛効果に差がないとの報告[2]から，コデインの必要性を疑問視する考えもある。しかし，実際の現場ではモルヒネ導入の前段階として使用しやすいこと，またモルヒネなどの強オピオイドの使用に患者や患者家族が躊躇するような場合にコデインから開始することによって円滑に強オピオイドを導入できることから，コデインの使用は有用であると考えられる。

a. 適　応

・WHO 3段階除痛ラダー第2段階（NSAIDsの十分量で鎮痛が得られない場合）
・NSAIDsが副作用のために使用できなくなった場合

b. 製　剤

本邦では，10倍散（製剤1g中100mgのコデイン含有），100倍散（製剤1g中10mgの

5. 癌性疼痛とオピオイド

表4 モルヒネ製剤

	商品名	規格
速効性		
	塩酸モルヒネ末	100mg
	塩酸モルヒネ錠	10mg
	オプソ内服液	5mg (2.5ml), 10mg (5ml)
徐放性		
12時間製剤	MSコンチン錠	10, 30, 60mg
	MSツワイスロンカプセル	10, 30, 60mg
	モルペス細粒	20, 60mg
24時間製剤	カディアンカプセル	20, 30, 60mg
坐剤	アンペック坐剤	10, 20, 30mg
注射薬	塩酸モルヒネ注	10, 50, 200mg

コデイン含有)および1錠20mgを含有する製剤が臨床使用可能である。注射薬は市販されていない。

c. 特　徴

経口投与においてコデインはモルヒネの約1/6の効果を示す。例えば，コデイン60mgの経口投与はモルヒネ10mg経口投与と同等の鎮痛効果を示す。経口投与で鎮痛効果が期待できるのは1回量30mgと考えられているが，本邦では1回量20mgで鎮痛効果が認められている[3]。

d. 使用法

コデインの1回投与量は，最低20mgとして1日4～6回定時投与する。1～3日間観察し投与量を増減する。1回量を10mgずつ増量する。錠剤使用時には20mgずつ増量する。1日最大投与量は200～300mgであり，それ以上では有効限界を示す[4]。必ずNSAIDsと併用する。コデインからモルヒネへ変更する場合，コデイン内服量の1/6量のモルヒネを投与する。例えば，コデインを300mg投与していた場合にはモルヒネ50mgから開始する。コデイン内服に伴う副作用については次項のモルヒネと同様である。

2 モルヒネ製剤

WHO 3段階除痛ラダーでは，第3段階である中等度以上の痛みに対して用いられる代表的な強オピオイドである。現在，表4に示すように内服薬，坐剤および注射薬として使用可能であり，さらに内服としても徐放性製剤，速効性製剤，シロップ，錠剤，散剤，粒剤などさまざまな種類がある。状況に応じて剤型の使い分けが可能である。

a. 投与法

1）経口投与

コデインをすでに内服している場合には，その1/6量を1日量として開始する。コデインを内服していない場合には，1日10〜20mg程度から開始するが，高齢者，呼吸機能障害患者，全身衰弱がみられる患者，腎機能低下が疑われる患者などではモルヒネの副作用が強く出現する可能性があり，できるだけ低用量から開始するべきである。また，強い痛みを訴えており，ただちに除痛が必要な場合には，塩酸モルヒネを1mg静脈内投与し，もし1時間の鎮痛効果を得たのならば1日静注モルヒネ必要量24mgとし，経口投与では肝臓における初回通過効果を受けるため，その2〜3倍の量である48〜72mgを1日内服量と考え投与する。

モルヒネ末，モルヒネ錠およびモルヒネ液などの速効性製剤は最大効果を発揮するのはおよそ内服後30分であり，その鎮痛効果は3-5時間持続する。したがって，速効性製剤で疼痛管理を行う場合には，4時間間隔で1日6回の内服が必要である。徐放性製剤は12時間型と24時間型が使用可能である。現在，12時間型徐放性製剤の最低用量は10mg，24時間型徐放性製剤の最低用量は20mgであるため，徐放性製剤を用いる場合には最低開始量は20mgとなる。また，12時間型徐放性製剤であるMSコンチン®では，患者の約10％で12時間ごとの投与よりも8時間ごとの内服のほうがよりよい鎮痛効果がもたらされることがある[5]。

疼痛時には1日投与量の1/6量の速効性モルヒネ製剤（散剤，錠剤，シロップ）を投与する（レスキュー）。回数に制限はないが，散剤，錠剤，シロップ投与後1時間程度の観察時間が必要である。投与を開始して24時間後になっても痛みが残存する場合には30〜50％増とする。レスキュー投与量を上乗せしてもよい。投与開始によって痛みは消失したが眠気が強い場合には，次回の投与量を25％減とする。投与開始時には頻繁な治療効果評価が必要である。

2）直腸内投与

患者が悪心や嘔吐により内服困難な場合や，手術前後で絶食が必要なときに直腸内投与が適応となる。直腸内投与は暫定的に使用するべきであり，長期的な使用は可能な限り避ける。坐剤の挿入で痛みを生じるので肛門や直腸に病変がある場合，また下痢がある場合には禁忌である。人工肛門からの投与は吸収が不安定となるため推奨されないが，粘膜からの薬物の吸収が十分でき，排泄物の動きもゆっくりであれば挿入可能である[6]。直腸内に投与されたモルヒネは，一部肝における初回通過効果を受けないため，内服薬の1/2量でほぼ同等の鎮痛効果を得ることができる。最高血中濃度に達するまでの時間は約90分，作用持続時間は約8時間であり，1日3回投与を行う。

3）持続静脈内投与

基本的には経口投与ができない患者に適応となる。筋肉内投与は痛みを伴い不快であること，また吸収が一定しないことから避けるべきである。持続静脈内投与はもっとも

早く確実に薬物を投与できる方法である。急激な痛みの増強にも速やかに対処できる。疼痛時のレスキュー量は1時間あたりの投与量とする。患者自身が疼痛コントロールを行う自己調節鎮痛（patient-controlled analgesia：PCA）法にも適している。モルヒネ内服から持続静脈内投与に変更する場合には，経口投与量の1/3〜1/2量を持続静脈内投与する。

4）持続皮下投与

持続静脈内投与と同様であり，基本的には経口投与ができない患者に適応となり，内服から変更する場合には経口投与量の1/3〜1/2量を持続皮下投与する。鎮痛効果も持続静脈内投与と同等である。携帯型シリンジポンプまたはディスポーザブル持続注入器にモルヒネ注を充填し，前胸部など皮下組織が厚く固定しやすい部位に27ゲージの翼状針を刺入する。時間投与量は1ml/hr以下が望ましく，高流量は注入時痛を引き起こす。したがって，1日投与量には限界がある。方法が簡便であり，翼状針刺入は患者および患者家族にも可能であることから，在宅管理も可能である。

5）持続硬膜外投与

経口投与ができない患者や，他の方法で痛みが十分に緩和できない患者に考慮される。投与量は経口投与量の1/10を目安とする[7]。したがって経口投与などに比べ全身性の副作用は少ない。しかし，硬膜外腔は血流に富み硬膜外に投与されたモルヒネの約60％以上は全身循環に吸収されるため，他の経路からのモルヒネ投与と同様な副作用を生じることがある。経口投与から硬膜外投与に投与経路を変更する場合，一度に変更するとモルヒネ投与量が1/10となるため離脱症状が起こる可能性がある。そこで，最初に経口投与量の50％を硬膜外投与とし，50％は内服投与する。その後1日20％ずつ内服投与量を硬膜外投与に変更する[7]。携帯型ポンプを皮下に埋め込み長期投与も可能であるが，硬膜外膿瘍，皮下膿瘍などの感染の危険があることから，長期的な使用は好ましくない[8]。

b．副作用対策

モルヒネは種々の副作用を有するが，鎮痛に必要な投与量において，これらの副作用の発現が不可避であることが多く，モルヒネの継続投与には十分な副作用対策と，モルヒネ内服前に患者に対して十分に副作用についての説明を行い納得してもらうことが重要である。モルヒネ投与により，便秘，悪心・嘔吐，眠気，呼吸抑制，排尿障害，瘙痒感，発汗，幻覚などの症状が起きうる。この中でも，便秘，悪心・嘔吐，眠気，呼吸抑制は頻発する症状である。また，モルヒネは肝で代謝され活性代謝物を産生し腎で排泄されるため，腎機能低下患者では特に副作用の発生に注意が必要である。

1）便　秘

モルヒネの副作用の中でもっとも頻度の高い症状である。オピオイドによる便秘に対してはほとんど耐性を生じないか，長期間にわたって非常にゆっくりにしか起こらず，継続使用によりほぼ100％が便秘となる。したがって，モルヒネを投与後，便秘が生じて

から緩下薬を投与するのではなく，モルヒネ投与と同時に予防的に定期投与する必要がある。緩下薬を表5に示す。刺激性緩下薬は，腸管粘膜を刺激し蠕動運動を促す。浸透圧性緩下薬は，水分の吸収を抑制し腸内容物を軟化させるとともに，二次的に蠕動運動を促す。酸化マグネシウムなどから開始し，必要に応じて作用の異なる薬物を併用する。後述するフェンタニル製剤は，便秘発生率がモルヒネより低く，フェンタニル製剤への変更も考慮する。

2）嘔気・嘔吐

嘔気・嘔吐は投与初期や増量時に認められる。通常，1～2週間程度で耐性が生じ消失する。患者によっては嘔気・嘔吐が服薬拒否の原因になることもあり，制吐薬をモルヒネ投与と同時に予防投与する方法もある。制吐薬はモルヒネ内服開始後1～2週間で減量，中止できる。モルヒネによる悪心・嘔吐の原因としては，化学受容体トリガーゾーンへの直接的な作用，前庭機能亢進，胃内容物停滞による2次的な作用が考えられる。さらにモルヒネ以外の他の原因を検索する必要もある。可能な原因の除去とともに，嘔気・嘔吐の機序に基づいて制吐薬を投与する（表6）。また，食事と嘔気に関連が認められる場合には，モルヒネのTmaxと食事時間が重ならないよう内服時間を工夫する。

3）眠　気

モルヒネ投与による眠気は，投与開始時や増量時に出現することが多い。モルヒネ投与による眠気は3～5日間で急速に耐性が生じること，またモルヒネ投与により疼痛が減弱にしたことにより睡眠が可能となったことにより眠気が強くなることもあり，患者が苦痛を訴えない限りは経過観察とすることが多い。しかし，眠気がなかなか解消しない場合や患者が苦痛を訴える場合には，除痛が得られているときにはモルヒネ投与量を20～30％減量する。また，薬物療法としてはメチルフェニデートを用いる。メチルフェニデートは朝・昼の2回投与とし，夕刻以降の投与は避ける。高カルシウム血症などの他の原因検索も必要である。

4）呼吸抑制

一般的に癌疼痛治療に対して適切にモルヒネを使用している場合には，呼吸抑制の発生頻度は低く，経口投与時に呼吸抑制を認めることはまれである。ただし，急激に投与量を増量した場合，突然痛みが除去されるなど相対的に過量投与となった場合には起きうる。したがって，注意深く投与量を調節する必要がある。重篤な呼吸抑制にはナロキソンを投与する。オピオイドの長期投与を受けている患者では，アンタゴニストの作用に非常に感受性が高いこと，また完全に覚醒すると重い退薬症状を伴った痛みが再発することがあり，ナロキソンの希釈液を少量ずつ注意深く投与する。ナロキソンの持続時間はモルヒネに比べて短いため，繰り返し投与が必要となる場合もある。

5）その他の副作用

そのほかにモルヒネ投与に伴い，排尿障害，瘙痒感，発汗，口腔内乾燥などが認めら

表5

分類	一般名	作用発現時間
機械的下剤		
浸透圧性下剤		
塩類下剤	酸化マグネシウム	8～10時間
	クエン酸マグネシウム	8～10時間
	硫酸マグネシウム	8～10時間
糖類下剤	ラクツロース	1～3日
		1～3日
	D-ソルビトール	0.5～3時間
膨張性下剤	カルボキシメチルセルロースNa	12～24時間
刺激性下剤		
小腸刺激性下剤	ヒマシ油	2～6時間
大腸刺激性下剤	センナ	8～10時間
		8～10時間
	ピコスルファートNa	7～12時間
		7～12時間
消化管運動調整薬	塩酸イトプリド	0.5～1時間
	クエン酸モサプリド	0.5～1時間
自律神経作用薬		
副交感神経刺激薬	塩酸ベタネコール	10～20分
交感神経遮断薬	トラゾリン	
副交感神経遮断薬	臭化メペンゾラート	
その他		
プロスタグランジン	ジノプロスト	15～20分
消化管内ガス駆除薬	ジメチコン	胃内到達後
ビタミンB剤	パンテノール	
漢方薬	大建中湯	
	大黄	8～12時間
坐剤	炭酸Na	4～8時間
	ビサコジル	4～8時間
浣腸	グリセリン	ただちに

表6

	薬物名	作用部位
ドパミン拮抗薬	プロクロルペラジン	CTZ
	クロルプロマジン	CTZ/嘔吐中枢
	ハロペリドール	CTZ
	ペルフェナジン	CTZ
	ドンペリドン	CTZ
	メトクロプラミド	CTZ/消化管
抗ヒスタミン薬	ジフェンヒドラミン	嘔吐中枢，前庭
	ジメンヒドリナート	嘔吐中枢，前庭
	プロメタジン	上部消化管/嘔吐中枢
5-HT$_3$拮抗薬	グラニセトロン	化学療法施行時のみ適応あり
	オンダンセトロン	
	アザセトロン	
	ラモセトロン	

CTZ：chemoreceptor trigger zone

緩下薬

常用量	注意
2〜3g/分2〜3/日 27〜34g/回 5〜15g/回	腎障害者，Mgなど電解質の吸収に留意
30〜60ml/分2〜3/日 48.1〜96.2g/分2〜3/日 20ml/回	一般的な下剤として保険適応なし
1.5〜6g/分3/日	狭窄あり腸疾患時不可，尿の色調変化
15〜30ml/回	硬結便
1〜4錠/分1/日 0.5〜2g/分1〜2/日 10〜15滴/分1/日 2〜3錠/分1/日	電解質変動の注意，アルカリ尿で赤色変化 ※連用にて大腸黒皮症 15滴＝1ml＝3錠 （1錠＝5滴）
150mg/分3/日 15mg/分3/日	抗コリン作用のある薬との併用
30〜50mg/分3〜4/日 皮下注10〜80mg/日 45mg/分3/日	心疾患 冠動脈疾患 緑内障，前立腺肥大症に禁忌
0.3〜0.5μg/kg/分 120〜240mg/分3/日 持続静注1000〜1500mg/日	
7.5g/分2〜3/日 1個/回 1個/回 10〜150ml/日	緩下薬の適応なし 肛門疾患 アルカリ製剤，制酸薬，牛乳と併用不可 高齢者

制吐薬の特徴

使用法	特徴
錠剤1回5〜10mg　1日3回 1日30〜100mgを分服 錠剤1回0.75〜1mg　就寝前 錠剤1回2〜4mg　1日2〜3回 錠剤1回10mg　1日3回 錠剤1回5〜10mg　1日2〜3回	── 胃内容物停滞による嘔気
錠剤1回0.5〜1mg　1日3回 錠剤1回50mg　1日3〜4回 錠剤1回5〜25mg　1日1〜3回	｝体動による嘔気

表7　その他の特徴

症状	機序	対処法
口内乾燥，口渇	外分泌腺における分泌抑制	水分摂取，リップクリームなどの塗布
発汗	汗腺へのコリン作動性作用 ヒスタミン遊離による血管拡張	特になし
瘙痒感	ヒスタミン遊離作用	抗ヒスタミン薬
排尿障害	尿管の緊張，排尿反射の抑制	ジスチグミン， ベタネコールカテーテルによる導尿

れることがあり，症状に応じて対症療法を行う（表7）。

3 フェンタニル製剤

a. 経皮吸収型フェンタニル製剤

　WHO 3段階除痛ラダー第3段階である中等度以上の痛みに対して用いられる強オピオイドである。わが国では癌性疼痛に対してフェンタニル製剤として初めて2002年3月よりフェンタニル経皮吸収型製剤（デュロテップパッチ™）が臨床使用可能となった。フェンタニル経皮吸収型製剤は，モルヒネ製剤と同等の鎮痛効果とモルヒネ製剤に勝る患者満足度と便秘発生の低下が示されていること[9]，また経口摂取不能となった症例においてもパッチ製剤使用により在宅での疼痛管理も簡便になる可能性がある。内服薬と異なり肝臓での初回通過効果の影響を受けない。1回の貼付で72時間（3日間）の鎮痛効果が期待される。貼付後，3時間から23時間で最小有効血中濃度となり，36〜48時間後に血中濃度は安定となる[10]。また，剥離後，血中半減期は約21時間である[11]。したがって，なんらかの理由により剥離したとしても12〜24時間は効果が持続することにも注意が必要である。2.5，5，7.5，10mgの4用量の貼付剤が発売されており，薬物放出速度が異なる。これらを組み合わせることにより，いろいろな用量を選択できる。

1）モルヒネ製剤との比較

　モルヒネ製剤と比較して同等の鎮痛効果が得られるだけでなく，患者の満足度が高く，QOLが改善され，患者の評価が高い[9]。この理由として，治療の簡便さ，便秘発生が少ないこと，などが挙げられる。特に便秘については，モルヒネ投与からデュロテップパッチ™に変更することにより，緩下薬の使用が減少する[12]。したがって，漫然と緩下薬を使用しているとデュロテップパッチ™変更後，下痢に悩まされることもあり注意が必要である。そのほかの副作用およびその対策はモルヒネと同様であるので，モルヒネ投与時と同様の副作用対策を行う。また，モルヒネの活性代謝産物が腎排泄であるのに対し，フェンタニルの代謝物には活性がないので腎機能低下患者に対してもモルヒネより使用しやすい。

表8　モルヒネからデュロテップパッチ®への換算

デュロテップパッチ®貼付量	2.5mg	5.0mg	7.5mg
	↑	↑	↑
モルヒネ1日使用量			
経口薬（mg/日）	45〜134	135〜224	225〜314
坐剤（mg/日）	30〜69	70〜112	113〜157
注射薬（mg/日）	15〜44	45〜74	75〜104

2）導入方法

　保健適応上あくまでもモルヒネの代替製剤であり，モルヒネをある程度の量は投与していなければならない。モルヒネとデュロテップパッチ™の鎮痛効力比は150：1として，モルヒネからデュロテップパッチ™に換算される。これは，1日にモルヒネ90mg内服した場合にはデュロテップパッチ™2.5mgとなる。すなわちデュロテップパッチ™2.5mgから1日に吸収されるフェンタニル量はおよそ600μgであるので，モルヒネとフェンタニルの比は90：0.6＝150：1となる。これは安全性を重視した換算であり，モルヒネからデュロテップパッチ™に変換したときに鎮痛効果が十分でないことがしばしばある。したがって，除痛効果を重視した75-100：1で換算しての投与も行われている。表8に示すメーカーからの換算表をみても明らかなように，モルヒネからデュロテップパッチ™への投与量換算は幅が広く個人差も大きい。したがって，細かな投与量調節が難しく，疼痛が安定していない時期には不向きである。

3）問題点

a）鎮痛効果が3日間持続しない症例がある

　デュロテップパッチ™の交換は3日ごととなっているが，23.5％の患者で3日目に疼痛の増強を訴え2日ごとの交換が必要であったとの報告[13]がある。この原因として，個々人の薬物動態（pharmacokinetics）の違いに加え，貼付により放出制御膜の目づまりが考えられる。したがって，症例によっては3日目に他のオピオイド製剤の併用やデュロテップパッチ™の48時間交換を検討する必要がある。

b）レスキュー製剤

　デュロテップパッチ™は2.5mg間隔の製剤であり，パッチだけでは細かな調節性に欠けるため，安定した鎮痛効果が得られるまでレスキューが必要である。突出痛に対してもレスキューが必要である。デュロテップパッチ™はモルヒネ製剤に比べ便秘の頻度が少ない利点があるが，わが国ではフェンタニルのレスキュー製剤がないため結局モルヒネ製剤を使用しなければならない。現在投与中のフェンタニルから，おおよそのモルヒネ量に換算しレスキューを決定する。

c）経皮吸収の問題

　他の経皮吸収型製剤と同様に，局所皮膚血流により効果が影響される。この局所血流は局所の体温に左右される。フェンタニルパッチを貼付した患者の手術中に，体温低下

表9 オキシコドンとモルヒネの鎮痛効力の比較

	オキシコドン	モルヒネ
内服	1.5-2.0	1
静脈内投与	0.7	1
硬膜外投与	0.1-0.4	1
くも膜下投与	0.1	1

（モルヒネを1として）

に対して加温ブランケットを用いてパッチの上から加温したところ，フェンタニルの過量吸収によると考えられる呼吸数の減少と縮瞳を来した症例が報告[14]されている。現在のところ，入浴による過吸収は報告されていないが，貼付部位の温度変化には注意が必要である。また，発赤などの皮膚症状の出現にも注意が必要である。

b. フェンタニル注射剤

2004年よりフェンタニル注射薬も癌疼痛治療に対して保健適応となった。モルヒネ注射薬からフェンタニル注射薬への変換は，モルヒネ10mgに対してフェンタニル150〜200μgと考えられる。フェンタニル持続静注により早急に癌疼痛緩和に必要なフェンタニル至適投与量を決定し，この結果をもとに1：1の変換率でフェンタニル貼付剤に変更する方法も報告[15]されている。

４ オキシコドン製剤

強オピオイド製剤に分類される。オキシコドンとモルヒネでは，オピオイド受容体サブタイプに対する親和性が異なること，経口生物学的利用率が異なることから，投与経路により等鎮痛力価を示す用量が異なる（表9）。現在，内服薬と注射薬が使用可能である。

a. オキシコドン徐放性製剤

オキシコドン内服製剤として，12時間型徐放性製剤（オキシコンチン™）が使用可能である。5，10，20，40mg製剤が発売されている。オキシコンチン™はモルヒネの約1.5倍の鎮痛力価を有しており，オキシコンチン™5mgはモルヒネ7.5mgに相当する。したがって，オキシコンチン™の最小使用量10mgはモルヒネ15mgに相当し，モルヒネ徐放性製剤より低用量から開始できる。したがって，WHO 3段階除痛ラダー第2段階のコデインに代わってオキシコンチン™を処方することができる。第2段階でオキシコンチン™を使用することにより，コデインからの変更が省略され，疼痛増強に対してオキシコンチン™の増量で円滑に対処できる。また，モルヒネからオキシコンチン™に変更する場合には，モルヒネの2/3量のオキシコンチン™を投与する。有効性はモルヒネと同等であり，幻覚の出現率がモルヒネより少ない[16]が，そのほかの副作用については同様であ

り，モルヒネ投与時と同様の副作用対策が必要である。オキシコドンは肝で代謝され腎臓からの尿中排泄されるが，モルヒネと異なり代謝物の大部分に活性がないため，腎機能障害があってもモルヒネより使用しやすい。肝硬変や肝疾患末期など肝機能障害がある場合のオキシコドンの使用には，鎮痛作用および副作用が増強する可能性があるため，投与量の減量や投与間隔の延長などの配慮が必要である。肝移植によって，肝疾患の末期でのオキシコドンの平均除去半減期が13.9時間（4.6～24.4時間）から3.4時間（2.6～5.1時間）まで回復したという報告[17]もある。わが国ではオキシコドンのレスキュー製剤がないため，結局モルヒネ製剤を使用しなければならない。現在投与中のオキシコドン量から，おおよそのモルヒネ量に換算しレスキューを決定する。また，オキシコンチン™は錠剤骨格がしっかりしており，便中に錠剤形状が残存したままで残ることがあるが，オキシコドン含有量はきわめて微量であり，臨床上問題とならない。

b. オキシコドン注射剤

わが国では，塩酸オキシコドン8mgに塩酸ヒドロコタルニン2mgを含有するパビナール™が使用可能である。塩酸ヒドロコタルニンの詳細な作用は不明である。

オピオイドローテーション

癌疼痛治療において，副作用が制御困難である，十分な鎮痛効果を得るためにオピオイドを増量したいが副作用発現のために増量できない，といった場面に遭遇する。モルヒネ内服により疼痛管理を受けている患者の10～30％が副作用のために十分な鎮痛が得られない[18]。これに対して，投与オピオイドの減量，副作用に対する強力な治療，オピオイド投与経路の変更，そして投与オピオイドの変更（オピオイドローテーション）が考慮される。オピオイドローテーションとは，あるオピオイドアゴニストによる鎮痛効果と有害作用のバランスの維持が困難となったとき，使用中のオピオイドアゴニストを他のオピイドアゴニストと交替することによって，そのバランスの回復を期待する疼痛緩和治療法のひとつである。オピオイドローテーションの理論的な裏づけとして，各個体（患者）におけるオピオイドアゴニストへの感受性様式が異なること，あるオピオイドアゴニストにおける代謝酵素の欠損，オピオイドアゴニストの反復投与によりその鎮痛効果への耐性の発現と異なるオピオイドアゴニストへの交替により不完全ではあるがその耐性の回復，オピオイドの反復投与によるオピオイドの代謝物の蓄積の可能性とその代謝物の中枢神経系における有害作用の誘発などが挙げられる。オピオイドローテーションにより，認知低下，鎮静，幻覚，嘔気・嘔吐，便秘，ミオクローヌスが改善されることが報告[18]されている。オピオイドローテーションにより多くの患者で症状の改善が得られるが，一部の患者では症状の不変，増悪が認められる。約20％の患者では1回のローテーションでは症状改善せず，2回以上のローテーションを必要とする[19]。ローテーション時の用量はお互いの変換比を目安に行う。

表10　鎮痛補助薬の投与法

薬物	投与法
抗痙攣薬	
カルバマゼピン（テグトール™）	1日量200mg（分2）で内服開始する。必要あれば後数日ごとに200mgずつ最大800mgまで増量する。
バルプロ酸（デパケン™）	1日量500mg就寝前1回で内服開始する。必要あれば後数日ごとに200mgずつ最大1000〜1500mgまで増量する。
抗うつ薬	
アミトリプチリン（トリプタノール™）	10〜25mg就寝前1回内服投与で開始する。最大投与量は150mg・分3
イミプラミン（トフラニール™、クリテミン™）	
副腎皮質ステロイド薬	
デキサメタゾン（デカドロン™など）	1日量4〜6mgから内服開始し1週間かけて漸減し2mgの維持量とする。
プレドニゾロン（プレドニン™など）	1日量20〜40mgから内服開始し1週間かけて漸減し15mgの維持量とする。
局所麻酔薬	
メキシレチン（メキシチール™など）	150mg（分1〜2）で内服開始し最大投与量300mg（分3）とする。
フレカイニド（タンボコール™など）	100mg（分1〜2）で内服開始し最大投与量200mg（分2）とする。
リドカイン（キシロカイン™など）	持続皮下注で40mg/hrで内服開始し最大80mg/hrまで（内服薬なし）

オピオイド抵抗性の痛み

　腫瘍浸潤や化学療法などによる神経障害による痛みや骨転移に伴う痛みはオピオイドに反応するが，NSAIDsとオピオイドだけではなかなか満足な疼痛緩和が得られないことがある。これらの疼痛には鎮痛補助薬の併用が考慮される。疼痛の原因とその性状から鎮痛補助薬を選択するが，その効果は個人差が大きく，実際に使用してみなければ分からないのが現状である。したがって，鎮痛補助薬の選択や使用法についての明確な指針，十分なエビデンスはなく，経験に頼るところが大きい。鎮痛補助薬について表10に示す。骨転移痛については，放射線治療，手術療法，ビスフォスフォネート製剤投与も考慮する。日本緩和医療学会によるガイドラインを図2に示す。

臨床編

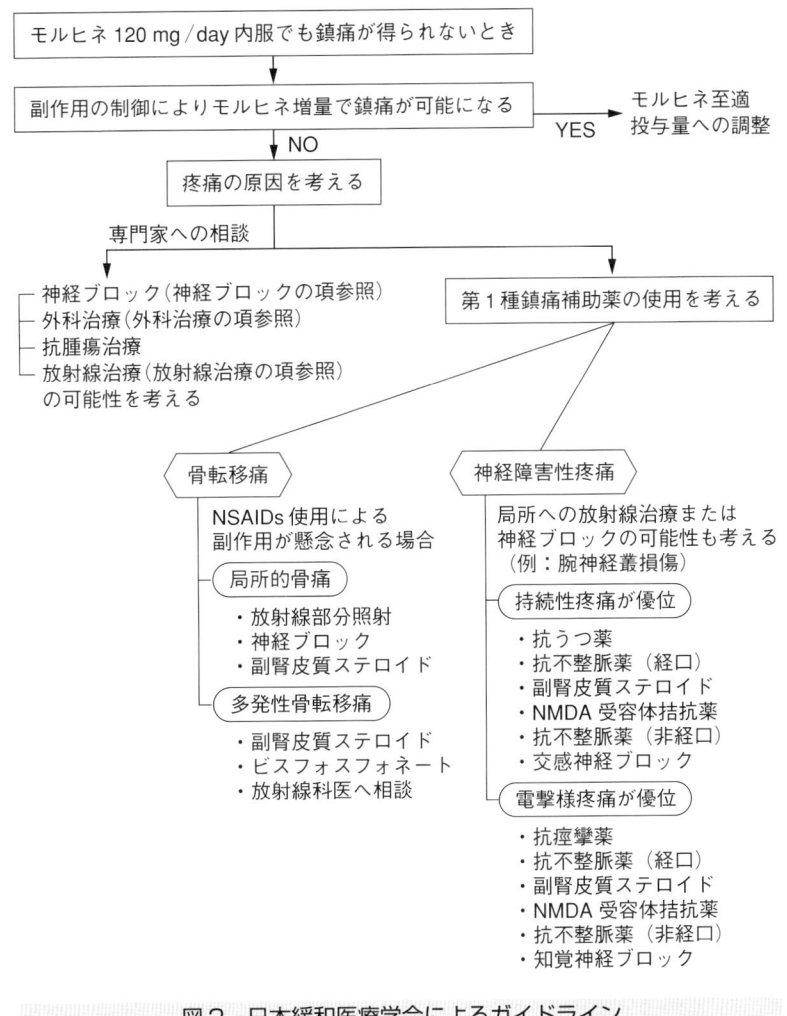

```
モルヒネ 120 mg/day 内服でも鎮痛が得られないとき
        ↓
副作用の制御によりモルヒネ増量で鎮痛が可能になる ──YES──→ モルヒネ至適
        ↓ NO                                          投与量への調整
   疼痛の原因を考える
   ↙ 専門家への相談 ↘
```

- 神経ブロック（神経ブロックの項参照）
- 外科治療（外科治療の項参照）
- 抗腫瘍治療
- 放射線治療（放射線治療の項参照）
  の可能性を考える

第1種鎮痛補助薬の使用を考える

【骨転移痛】
　NSAIDs 使用による副作用が懸念される場合
　- 局所的骨痛
　　・放射線部分照射
　　・神経ブロック
　　・副腎皮質ステロイド
　- 多発性骨転移痛
　　・副腎皮質ステロイド
　　・ビスフォスフォネート
　　・放射線科医へ相談

【神経障害性疼痛】
　局所への放射線治療または
　神経ブロックの可能性も考える
　（例：腕神経叢損傷）
　- 持続性疼痛が優位
　　・抗うつ薬
　　・抗不整脈薬（経口）
　　・副腎皮質ステロイド
　　・NMDA 受容体拮抗薬
　　・抗不整脈薬（非経口）
　　・交感神経ブロック
　- 電撃様疼痛が優位
　　・抗痙攣薬
　　・抗不整脈薬（経口）
　　・副腎皮質ステロイド
　　・NMDA 受容体拮抗薬
　　・抗不整脈薬（非経口）
　　・知覚神経ブロック

図2　日本緩和医療学会によるガイドライン

服薬に関する患者教育

　WHO方式癌疼痛治療法による薬物療法の基本は，強オピオイドを痛みが緩和されるまで増量することである。したがって，疼痛治療を円滑に行うには，痛み治療の重要性とオピオイドについて患者に正しく理解してもらうことが重要である。また，患者が理解しても患者家族が理解していないと，家族によってオピオイドの内服および増量が妨げられることがあるので，患者だけでなく患者家族の十分な理解が必要である。また，副作用とその対処法についても内服前に十分に説明する。

1 痛み治療の重要性

　痛みの治療は患者の訴えによって投与量の増量やレスキュー投与を行う。ところが，

表11 モルヒネの迷信

患者のもつ迷信	患者への説明の一例
呼吸抑制が強く危険である	痛みをもつ患者にモルヒネを投与しても，高齢者やすでに呼吸障害をもつ患者を除いて，呼吸抑制はほとんどみられない。
モルヒネは最後の手段であり，できるだけ使用開始を遅らせる	痛みを我慢させるほうが患者の状態に悪影響を及ぼすと考えられ，痛みを耐えることに何の利益もない。痛みが強いなら病期や予後に関係なくモルヒネを投与開始する。
1回始めたらやめられない	麻酔や鎮痛のために多くの患者でオピオイドが投与されているが，オピオイドに対する精神依存は報告されていない。身体依存は起きうるが，医師の指導のもと定時内服および適切な減量をすれば退薬症状は起きない。
覚醒剤やコカインと同じ恐ろしい薬	オピオイド，覚醒剤，コカインは構造も作用も全く異なる。覚醒剤は交感神経系の緊張をもたらし精神の高揚感を引き起こすが鎮痛作用はない。コカインは局所麻酔薬の一種である。これらに対してオピオイドは鎮痛作用がきわめて強く，興奮よりも傾眠作用を持つ。

　痛みを耐えることを美徳として患者が痛みを我慢したり，痛みを訴える"悪い患者"になることを恐れて"良い患者"を装うために，痛みを過小に医療者に伝えたりすることがある。また，痛みが緩和されても原疾患が治癒しなければ，意味がないと考えられることもある。その結果，十分な疼痛緩和が得られないことがある。したがって，患者および患者家族が痛み治療の重要性を十分に理解しなければならない。痛みは日常活動や食欲や睡眠を妨げ，精神面にも悪影響を及ぼす，といった不必要な苦しみの原因となることを理解してもらう。基礎疾患の状態が安定しているときでも，痛みがコントロールできないと患者の生産的な活動や楽しみ，家庭や社会での普段の役割を果たす楽しみを妨げるので，痛みのコントロールは進行癌患者だけでなく，状態が安定し予後が長いと考えられる患者でも優先的に行うべきである。

　また，痛みは他人には分からず患者自身でなければ評価できないこと，したがって疼痛コントロールには積極的な患者の参加がなければ成り立たないことを理解してもらう。

2 モルヒネに関する迷信

　モルヒネに関しては"呼吸抑制が強く危険な薬である""モルヒネは最後の手段であるので，できるだけ使用開始を遅らせる""モルヒネは1回やったらやめられない"などの誤った認識がもたれていることがある。これらの誤った認識について内服前に十分説明することが重要である（表11）。

3 オピオイドの使い方

"鎮痛薬は痛いときに飲むもの"と考える患者は少なくない。したがって，定時投与の必要性を理解してもらう。鎮痛薬は"痛いときに飲む"のではなく"痛くならないように飲む"ことを説明する。高血圧患者や糖尿病患者の内服など一般的によく知られた例をとり，"痛みをコントロールする"ために定時内服することの重要性を説明すると患者に分かりやすいことがある。血中濃度推移と鎮痛効果について説明するのも患者の理解を助けるかもしれない。また，徐放性製剤を使用している場合には，その作用発現時間と持続時間を患者に理解してもらわなければレスキューを有効に使用できない。徐放性製剤は内服から最高血中濃度到達まで3～7時間かかる。したがって，徐放性製剤内服直前および直後に痛みが増強してきた場合でも，徐放性製剤を時間前倒しに内服したり徐放性製剤の効果発現を待つことなく，レスキューの速効性モルヒネ製剤を内服することを説明する。

また，"こんなにたくさんモルヒネを内服してだいじょうぶか？"と不安を訴える場合もある。モルヒネには有効限界がないこと，モルヒネに対する個人的な反応に大きな差があり一定量は決められないことから，日本薬局方において極量記載が削除されていることや，これまで高用量使用した症例などを具体的に説明する。

■参考文献

1) Zech DF, Grond S, Lynch J, et al. Validation of World Health Organization Guidelines for cancer pain relief : a 10-year prospective study. Pain 1995 ; 63 : 65-76.
2) Eisenberg E, Berkey CS, Carr DB, et al. Efficacy and safety of nonsteroidal antiinflammatory drugs for cancer pain : a meta-analysis. J Clin Oncol 1994 ; 12 : 2756-65.
3) 小川節郎. 癌疼痛におけるリン酸コデインの経口投与. 臨床と薬物治療 1990 ; 9 : 89-92.
4) De Conno F, Ripamonti C, Sbanotto A, et al. A clinical study on the use of codeine, oxycodone, dextropropoxyphene, buprenorphine, and pentazocine in cancer pain. J Pain Symptom Manage 1991 ; 6 : 423-7.
5) Kaiko RF, Grandy RP, Oshlack B, et al. The United States experience with oral controlled-release morphine (MS Contin tablets). Parts I and II. Review of nine dose titration studies and clinical pharmacology of 15-mg, 30-mg, 60-mg, and 100-mg tablet strengths in normal subjects. Cancer 1989 ; 63 : 2348-54.
6) McCaffery M, Martin L, Ferrell BR. Analgesic administration via rectum or stoma. J ET Nurs 1992 ; 19 : 114-21.
7) Krames ES. Intrathecal infusional therapies for intractable pain : patient management guidelines. J Pain Symptom Manage 1993 ; 8 : 36-46.
8) Smitt PS, Tsafka A, Teng-van de Zande F, et al. Outcome and complications of epidural analgesia in patients with chronic cancer pain. Cancer 1998 ; 83 : 2015-22.
9) Allan L, Hays H, Jensen NH, et al. Randomised crossover trial of transdermal fentanyl and sustained release oral morphine for treating chronic non-cancer pain. BMJ 2001 ; 322 : 1154-8.
10) Gourlay GK, Kowalski SL, Plummer JL, et al. The transdermal administration of fentanyl in the treatment of post-operative pain : pharmacokinetic and pharmacodynamic effects. Pain 1989 ; 37 : 193-202.

11) Portenoy RK, Southam MA, Gupta SK, et al. Transdermal fentanyl for cancer pain. Anesthesiology 1993 ; 78 : 36-43.
12) Radbruch L, Sabatowski R, Loick G, et al. Constipation and the use of laxatives : a comparison between transdermal fentanyl and oral morphine. Palliat Med 2000 ; 14 : 1111-9.
13) Donner B, Zenz M, Strumpf M, et al. Long-term treatment of cancer pain with transdermal fentanyl. J Pain Symptom Manage 1998 ; 15 : 168-74.
14) Frolich M, Giannotti A, Modell JH. Opioid overdose in a patient using a fentanyl patch during treatment with a warming blancket. Anesth Analg 2001 ; 93 : 647-8.
15) Kornick CA, Santiago-Palma J, Khojainova N, et al. A safe and effective method for converting cancer patients from intravenous to transdermal fentanyl. Cancer 2001 ; 92 : 3056-61.
16) Maddocks I, Somogyi A, Abbott F, et al. Attenuation of morphine-induced delirium in palliative care by substitution with infusion of oxycodone. J Pain Symptom Manage 1996 ; 12 : 182-9.
17) Tallgren M, Olkkola KT, Seppala T, et al. Pharmacokinetics and ventilatory effects of oxycodone before and after liver transplantation. Clin Pharmacol Ther 1997 ; 61 : 655-61.
18) Cherny N, Ripamonti C, Pereira J, et al. ; Expert Working Group of the European Association of Palliative Care Network. Strategies to manage the adverse effects of oral morphine: an evidence-based report. J Clin Oncol 2001 ; 19 : 2542-54.
19) Cherny NJ, Chang V, Frager G, et al. Opioid pharmacotherapy in the management of cancer pain : a survey of strategies used by pain physicians for the selection of analgesic drugs and routes of administration. Cancer 1995 ; 76 : 1283-93.

(川股　知之)

臨床編

6 慢性疼痛とオピオイド

はじめに

　痛みは組織障害を知らせる警笛としての機能があるが，緩和で持続的な痛みは睡眠や社会生活を妨害し，慢性的な激しい痛みは人格や人間としての尊厳を破壊してしまうことさえある。痛みの診察および治療においてもっとも大切であることは，その痛みの原因が何であるかを的確に判断し，その痛みを取り除くことである。これらの痛みを鎮める薬物にモルヒネをはじめとする麻薬性鎮痛薬がある。1986年にWHOが癌性疼痛に対する除痛目的にモルヒネをはじめとするオピオイドの使用を勧める提言がなされて以来，十数年の年月が経過した[1]。その間に世界における医療用モルヒネの使用量は増加傾向にあるが，わが国における増加率はさほど際だったものではない。また本邦においては，オピオイドは癌性疼痛に対する除痛目的に使用されるのが一般的であり，オピオイドを非癌性疼痛患者（慢性疼痛患者）の疼痛コントロールに使用することなどはとんでもないと考えている医師も少なくない。これはオピオイド系鎮痛薬の使用による精神的・身体的依存と薬物乱用を異常なまでに懸念する誤った医学教育と，麻薬乱用者を減らすために幾度となく放送された"あなた人間やめますか？　それとも……"というメディアの影響が，本来ならば医療用麻薬を正しく使用しなければならない一般医師にまで悪影響を及ぼしているからだと考えられる。著明な医学者であるDr. Wallが"医師と科学者は麻薬性鎮痛薬が疼痛患者に与える計り知れない恩恵を，麻薬常習者のそれと混同する大衆ヒステリーに陥っている"と述べているように，混同の原因はオピオイドの薬理作用が疼痛患者と常習者，あるいは実験的に調べた健常人や動物で大きく異なるという点にある。

　欧米における疼痛治療では，早期からオピオイドによる鎮痛法を積極的に取り入れている。しかし本邦における疼痛治療においては，神経ブロック療法による痛みの治療が慢性疼痛に対する痛み治療の比較的中心であり，オピオイドをはじめとする投薬治療や認知行動療法，自律訓練法などの精神的アプローチはあまり行われていない。しかし，いくら同じ慢性疼痛患者の治療であるといっても，その社会的背景，宗教感，生活環境などが全く違う国の治療をそのまま，まねをすることはあまり意味がなく，神経ブロック療法中心の日本型の治療体系でも不十分であるし，またオピオイドをはじめとする薬物治療中心の欧米型の治療でも不十分であろう。われわれペインクリニシャンが神経ブロック療法で痛みの治療を行うことも大切であるが，神経ブロック療法のみではどうし

ても取り切れない痛みが存在することもまた事実であるので、そのようなときにオピオイドがひとつの選択肢になると考えられる。また今後、これらの治療法の良い点をうまく取り入れて、個々の慢性疼痛患者に対する新しい治療体系を作っていくことが、われわれ、痛みの治療の専門家に課せられた義務であると考えている。

慢性疼痛とは

　IASPの定義では、痛みとは"組織の実質的ないし潜在的な傷害と関連した、あるいはこのような傷害と関連して述べられる不快な感覚的・情動的体験"であるとされている[2]。痛みを便宜上、急性疼痛、慢性疼痛に分けてみた場合、一般的に急性疼痛とは生体が障害を受けた場合の組織の警告信号を発している状態であると考えられており、慢性疼痛とは原因が不明確であるか、また発見された原因よりも痛みの訴えがはるかに大きいもの、痛みの持続時間がその組織傷害の治癒期間をはるかに超えているもので、すなわちその疼痛システムが慢性的に駆動されているか、疼痛システム自体の異常であると考えられている[3]。このような状態では、神経生理学的には脳—脊髄—末梢神経系における痛覚伝導系や認知行動系において可塑的な変化が起こり、痛みの認知機能や伝達機能にも障害を来していると考えられている。具体的な疾患としては帯状疱疹後神経痛や視床痛、幻視痛、複合性局所疼痛症候群（complex regional pain syndrome：CRPS）、手術後の傷部痛など比較的に受傷機転のはっきりしているものもあるが、原因のはっきりしない腹痛や腰痛、非定型顔面痛、会陰部痛、舌痛のようなものも多く含まれている。しかし全体を通していえることは、痛みの訴え、身体所見に合わないほどの過剰な痛み行動があり、不快な感覚や情動体験が慢性化して、痛み、不眠、不快感などから抑うつ状態ひいては日常社会生活レベルの低下になることも多く、場合によっては自らの命を投げ出す者さえいるということであろう。慢性疼痛患者の心理的特徴として抑うつ、不安、不快、身体化傾向、怒り、引きこもりなどがあり、痛みだけではなくさまざまな症状を含めたひとつの症候群であると考えねばならない。慢性疼痛患者の受診はさまざまな診療科において見受けられるが、漠然と長期にわたって非ステロイド性抗炎症薬（nonsteroidal anti-inflammatory drugs：NSAIDS）をはじめとする消炎鎮痛薬を処方していたり、また痛みの専門科であるべきペインクリニック科においても漠然とした神経ブロックのみが永続的になされていたり、さらに他の外科系診療科においても医学的にみてもほとんど意味のない手術がなされていたりするようなケースさえも時に多く見受けられる。これらに関しても神経ブロック、外科的手術が認知行動療法や自律訓練法をはじめとする心理学的療法と比較して、高額の保険請求が可能であるという背景もその一因であろう。また、鍼灸などのように医学的にもその有効性が証明されているような民間療法が存在している一方で、法外な治療費を請求するといった宗教あるいは詐欺による悪徳商法が後を絶たないといった現状もあり、ひとえに慢性疼痛に対する医学的な治療法の効果の少なさを表しているといえ、痛みの治療を専門とする者として残念でならない。ただ徐々にではあるが、基礎および臨床研究においても、脳-脊髄-末梢神経レベルでの痛み

の認知機能や痛みの可塑的な変化なども解明されてきており，まだまだ医学・看護教育を行えるレベルではないが，今後の基礎・臨床研究の成果やガイドラインの作成などに期待をしたいと考えている．

オピオイドの適応疾患

慢性疼痛疾患に対するオピオイド系鎮痛薬の適応は，やはり非オピオイド系消炎鎮痛薬や他の薬物，各種神経ブロック療法で良好なコントロールができない各種疼痛疾患であろう．また，その病態としての適応は具体的にはCRPS，視床痛，腕神経叢引き抜き損傷後痛，幻視痛などに代表される神経損傷後疼痛，また閉塞性動脈硬化症やバージャー病などの難治性の虚血痛，帯状疱疹後神経痛，脊椎圧迫骨折や慢性膵炎，術後の傷部痛の一部においては適応となると考えられる．

診察および治療の方針

慢性疼痛患者に対する治療指針とは"目的をはっきりさせた診察および治療を行うこと"である．ペインクリニックにおいても長期にわたり通院している患者に対しては，とかく漠然とした診療になりがちである．そのなかで"目的をはっきりさせた診療"を行う意義はなにかというと，診療に対して情熱を持ち続けることができるかということである．それが，医師としてのプライドであり，患者に対する良心である．目的のはっきりとした診療とは，患者の最終到達地点を見据えた診療，すなわち診療方針を的確に立てて実践し，高い確率でその目的が達成されるかということである．いろいろ試してみたが効果が上がらず，医師も患者もともに失望するといった事態は極力避けなければならないし，またそのうえでのペインクリニックでなければならない．

治療および診察の過程で患者自身にしか分からない"痛み"に対しどのように対処するのか，これはきわめて困難な問題である．よく臨床の場において強い痛みを訴える患者に対し，医療従事者が鎮痛処置を行う現場を見る．この場合も"もう少し様子をみるべきなのか""当直医を呼ぶべきなのか""主治医に連絡すべきなのか""先輩医師を呼ぶべきなのか"決断に迫られる．"もう殺してくれ"と末期癌の患者に迫られたケースや，時間外の外来に"もっと強い痛み止めを"と希望してくる慢性疼痛患者を診た医療従事者も少なくなく，このような患者に対し，適切な対策を具体的なマニュアル化することは不可能である．医学的に同じような病態であっても症状や訴えは当然違ってくるし，また治療薬に対する反応にも差があり，また投薬以外の鎮痛法においても医療従事者や家族が痛みの部位をさすってあげることから，外科的に痛みの伝導路を遮断する外科的治療法までさまざまである．実際の医療現場での痛みに対する対応は，主に経験や習慣において行われていることがほとんどであり，この点は時代とともに修正する必要がある．"どのような痛みに対し，どのような対応を行うのが医療として妥当であるのか？"

とじっくり考えてみる必要がある。慢性疼痛患者の問題点は痛み以外にも不快感やしびれ感といった症状や行動など多岐にわたり，このような問題の多様性が痛みの治療を困難にしているのであろう。長期にわたる診療でとかく雑然となりがちな慢性疼痛患者の診察と治療においても，その適応と治療方針をしっかり立てることが必要である。痛みを有する患者の診察の基本は詳細な問診である。痛みの部位は，痛みの性質は，何時，どこから，どのような起こり方をしたのか，増強因子は，緩和因子はあるのかをていねいに聞き取る。問診により主観的な痛みの評価を行ったうえで，理学所見をとり多角的にその評価をする。具体的には知覚検査，運動機能評価，心理的評価，環境因子，活動性の評価であるが，他覚所見を的確にとることは痛みと原疾患や外傷との因果関係，神経損傷があるならその部位，その程度，今後の治療計画，障害や労災などの認定などにおいてきわめて重要である。具体的な痛みの構造をLoeser[4]の痛みの多層性モデルを中心に考えてみたい。このモデルは，侵害刺激，痛み，苦悩，疼痛行動の4つにより構成されており，侵害刺激，痛み，苦悩は患者の内部において起こっているプロセスであり，第3者が外部から観察することはできない。侵害刺激とは痛覚を受容する末梢神経における刺激による一次ニューロン（A線維，C線維）のことであるが，臨床の現場でそれ自体を計ることはできない。疼痛とは侵害刺激や伝導路の障害を脳において痛みと認識することであり，苦悩とは人間が感じるさまざまな苦しみ全体を指し示し，痛みに伴うものだけではなく，不安，恐怖，抑うつに伴う苦しみも指し示す。人はさまざまな苦悩を痛みとして表現する。疼痛行動とは客観的に観察できる行動体系であり，われわれ医療従事者と患者が唯一共有できるものである。具体的には患者が言うこと，言わないこと，行うこと，行わないことであり，痛いという仕草，薬や治療を求めて病院に受診する行動，仕事を休むなどの行動である。ここで重要なことは，（一番内部の）侵害刺激と（一番外部の）疼痛行動には必ずしも相関関係はないということである。慢性疼痛患者の治療において，その理想的なゴールは侵害刺激がなくなり，痛みが小さくなって，苦悩と疼痛行動がなくなるということである。しかし，治療過程において侵害刺激や痛みが小さくなっているにもかかわらず，心の苦悩や疼痛行動が変わらないといった例も見受けられ，そのような症例に対し漠然とした診療を行わないようにしなければならない。慢性疼痛の治療目的は痛みを小さくすることだけではなく，"痛みや苦悩の軽減""肉体活動の向上""医療資源の節約""社会生活における機能の回復"など痛み行動を小さくすること，さらに"痛みの消失"を臨むのではなく"痛みとともに生きてゆく"ことの援助が最終目的である。そのための投薬治療や神経ブロック療法をはじめとする各種ペインクリニック科的治療法でなければならない。

慢性疼痛に対するオピオイドの有効性

オピオイドは慢性疼痛に対して有効なのか？ すなわち，オピオイドは日常生活を改善するのに，また痛みを軽減するのに有効なのか？ ニューロパシックペインをはじめとする非癌性疼痛に対するオピオイドの使用については，いまだに議論がある。Zenzら[5]

は100名の慢性疼痛患者にオピオイドを使用し有効であったと報告しており，Papagallo[6]によると帯状疱疹後神経痛に対しモルヒネ徐放剤が有効であったという報告もある。また脳機能画像を使った研究では，Hauseら[7]がモルヒネによって徐痛効果が得られた幻視痛の症例においてMEGを用いて調べると，皮質知覚野の再構築の程度が減少しているという結果を報告している。これはモルヒネによる幻視痛の根本的な治療法を示唆した報告であり，非常に興味深い。一方で，オピオイドを使用している慢性疼痛患者は，その後の治療で難渋するケースが多く，またオピオイドからの離脱により痛みが減少したり，日常生活度が改善するといった報告[8][9]もある。また，末梢神経が損傷を受けると脊髄のオピオイド受容体が激減するといった研究報告があり，神経の圧迫や損傷によって起こる疼痛はオピオイドがあまり効果的でないといわれている。しかしなかにはオピオイドが有効な患者がおり，興味深いことにそのような患者においてはナロキソンを投与しても，鎮痛効果が軽減しなかったという報告もあり，オピオイドがオピオイド受容体以外の受容体に作用しているとも考えられている。最近の臨床および基礎研究においては，ニューロパシックペインの半数以上にはオピオイドが効果的であるといわれており，臨床的にもまず間違いないだろうが，すべてのニューロパシックペインに有効というわけではなさそうである[10][11]。

オピオイド療法の原則

　従来オピオイドが効きにくいとされていた神経因性疼痛であるが，最近の研究ではオピオイドが有効である患者もいるということが分かってきている。彼らにとって唯一の可能性がある治療法を社会的な理由で否定することはできないが，しかし慢性疼痛患者が容易にパニック発作による乱用などの薬物依存に陥りやすいということも事実である。これらの事実を照らし合わせて考えると，"他の薬物や神経ブロックでコントロールできない痛みがあるから，すぐオピオイド"というのはあまりにも安易すぎるであろう。また，現状況において明確なガイドラインがない以上，個々の患者において，個々の医師がその適応があるかどうかを判断せざるをえない。そのうえで大切なことを以下に列挙する。
　①他のさまざまな鎮痛法が成功しなかった場合に初めて考慮すべきであること。
　②患者自身にその適応があるかどうかの判断を十分に行うこと，すなわちヒステリーや人格障害をはじめとする心因性疼痛やきわめて精神的な要素が関与している可能性が高い腰下肢痛などに対してのオピオイド使用は問題外であり，薬物乱用の既往歴がある者，著明な病的性格を持つ者，すさんだ家庭環境などで嗜癖に容易に陥りやすい者などは相対的禁忌であろう。また，上記疾患のように病態としては十分な適応があるにもかかわらず，時間を決めての定期的な服薬や通院が不可能である場合や，また患者の自己判断によって"痛みが強くなったから勝手に服用量を倍にした""かぜぎみだから服用を突然やめた""急に痛くなったから他の救急病院に受診してペンタゾシンなどの痛み止めの筋肉注射を受けた"など，本人自身やその家族において麻薬性鎮痛薬に対する自己管理能力が欠如している場合などはオピオイドによる痛みのコントロールは困難である。

③インフォームドコンセントをしっかり行ったうえで使用すること。特に普通の一般患者およびその家族はオピオイド＝癌＝廃人といった潜入観念をもっており，必ずしも良い印象をもっていないのが現状である。また，患者は高齢者であることも多々あるので，理解を十分に深めるため小冊子や絵を使用するのがよい。特に患者自身とその家族にオピオイドを使用する必要性，その副作用，内服にあたっての注意点や投薬が長期にわたる可能性があることや，オピオイドでも痛みを完全には取れない場合があることなどを十分に説明し，同意をとっておく必要性がある。特に説明しておかなければならないことは真性の嗜癖が起こる可能性は低いが，身体的依存は起こる可能性がありうること，また同時に他の抗うつ薬や抗てんかん薬も同時に使用することが多いので認知機能障害を来す可能性があるといったことである。

④痛みの強さによりオピオイドの種類を選択すること。欧米においてはオキシコドン，メサドン，レボルファノール，フェンタニル，ペンタゾシンなど多数のオピオイドが使用されているが，本邦においては適応がないため使用できない。また，癌性疼痛をも含めると使用できるオピオイドは多岐にわたるが，本邦において実際に非癌性疼痛に使用できる麻薬系鎮痛薬は現在のところ塩酸モルヒネとリン酸コデインのみである。通常は癌性疼痛に対するWHOのガイドラインのとおりに弱オピオイドであるリン酸コデインから使用するケースが多いが，疼痛が著しく激しい場合には塩酸モルヒネを最初から使用することもある。

⑤副作用予防を同時に行うこと。オピオイドによる副作用として嘔気，嘔吐，眠気，便秘などが挙げられる。これらの症状には個体差があるが，症状が出てからでは疼痛コントロールがさらに困難となるので，オピオイドの内服治療を始めると同時に副作用予防も始めるべきであろう。副作用対策が不十分であると，患者は"薬物が体に合わない""薬が強すぎる"などと思って服用を中止してしまい，疼痛コントロールが得にくいケースもある。

⑥十分に患者教育を行うこと。特に本治療はあくまで社会復帰や身体機能の改善を目的としているリハビリテーション的なものであり，痛みに対する補助的治療であることを説明する。すなわち，投薬に頼り切り室内にこもりがちにならないよう，また寝てばかりにならないように指導する。

⑦定期的な通院。特にはじめてオピオイドを使用する場合は，入院させて調整するほうが管理が比較的容易であるが，入院が困難な場合は電話連絡を密にとることを勧める。多くの副作用は使用早期に出るので，電話などで確認することが，患者自身の不安をとる意味においても大切である[12)～14)]。

オピオイドによる副作用：耐性，依存，乱用，嗜癖

耐性とは"同程度の効果を維持するために必要とされる薬物の量が増加していくこと"と定義されており，初期症状としては定期的な薬物投与の時間前に痛みを訴えることで分かることが知られているが，実際の臨床において耐性が大きな問題となることは少な

い。耐性の機序については，吸収の低下，受容体の変化，分解の促進などが考えられているが，実際に使用薬物の量が増えた場合には，①原疾患の増悪，②身体活動の増大，③新しい病理学的原因の発生などについても考慮する必要があり，耐性単独で投薬量を増やす必要性が出現することは少ない。依存性には身体的依存と精神的依存の2種類があり，身体的依存性とは薬物治療を突然中止することにより起こる退薬現象であり，重症から軽症までさまざまであるが，通常"熱っぽくて""鼻水が出て""涙があふれて"などの感冒様の症状を呈する。精神的依存性とは，薬のある薬理作用を体験するために薬物を強く要求する状態で，身体的依存性よりもはるかにやっかいな問題である。ただし臨床的に痛みを有する患者にオピオイドを使用するかぎりで依存性が起こることはきわめてまれである。薬物の乱用はオピオイドに対する依存性などよりも，人格，社会的背景，生活環境などに左右される場合のほうがはるかに大きい。嗜癖は"強迫的にある物質を使用することにより，身体的，心理的，職業的，対人関係などに障害を生ずるにもかかわらず，なおその原因となる物質をやめられないこと"と定義されている[12)13)]。慢性の非癌性疼痛患者でのオピオイド使用において，薬物の乱用が大きな危険因子となることは疑いないが，その危険性がどの程度のものなのか，実際に慢性疼痛患者にオピオイドを使用した際，薬物乱用となる割合についてのデータは実際にはないが，もっとも信頼できるデータはベトナム帰還兵から得られた報告である。帰還兵の20％はベトナムにおいてオピオイドを常用し精神的に依存していたが，帰還後も引き続き麻薬を使用していたのは4％以下である。このデータは薬物嗜癖の既往のない患者に，麻薬などを鎮痛のために投与しても医原性の嗜癖を生ずる可能性はきわめて少ないことが分かる。また，薬物嗜癖の既往のない患者に麻薬などを鎮痛のために投与しても，医原性の薬物嗜癖を生ずる可能性はきわめて低いことが報告されている。しかし麻薬中毒患者の1/4は痛みのためにオピオイドを処方されたことに始まったと報告され，慢性痛の患者は薬物依存例が3.2〜18.9％と多く，慢性痛の患者が容易に陥りやすいといった一面もあり，慢性疼痛患者にオピオイドを使用することが一概に安全であるともいえない[15)16)]。

使用するオピオイド鎮痛薬の種類

オピオイド鎮痛薬は，μ，κ，δの3つのオピオイド受容体に作用し，それぞれ異なった親和性や鎮痛効果を現す。次に各サブタイプに結合するオピオイドを表1に示す。モルヒネをはじめとして，ほとんどのオピオイドはμ受容体に作用する[17)]。

オピオイドの鎮痛機序および薬物動態

痛みとはきわめて主観的な感覚であり，侵害受容情報と疼痛認知は相関しないことが多い。モルヒネを服用している患者に痛みについて尋ねると，痛み自体が軽くなったという者から，痛みはあるがあまり気にならなくなったという者までさまざまである。お

表1 オピオイドリガンドと受容体選択性

	受容体タイプ		
	μ	δ	κ
1）オピオイド受容体作動薬			
モルヒネ	+++		+
コデイン	+		
フェンタニル	+++		
ペチジン	+		
オキシコドン	++		+
トラマドール	Pまたは+		
ブトルファノール	P		+++
ペンタゾシン	P		++
ブプレノルフィン	P		－－
エプタゾシン	－		+
2）オピオイド受容体作動薬			
ナロキソン	－－－	－	－－
レバロルファン	－		+

＋：作動薬，－：拮抗薬，P：部分作動薬
（Gutstein HB, Akil H. Opioid analgesics. In : Hardman JG, Limbird LE, editors. Goodman Gilman's the pharmacological basis of therapeutics. New York : Mcgraw-Hill ; 2001. p.569-619 より引用）

そらくオピオイドの受容体の効果部位によって作用自体が変わるのであろう。オピオイドの作用部位は主に中脳中心灰白質のμ受容体に働き，脊髄に投射する下行性疼痛抑制系を賦活して末梢からの疼痛インパルスを抑制する。また脊髄後角に存在するμ受容体にも働く。さらに，大脳に作用して多幸感をもたらし，痛みを緩和する作用もある。最近，オピオイドは中枢性に作用するだけでなく，末梢神経終末にも受容体があり，その鎮痛効果を及ぼすことが注目されている。求心性のC線維およびAβ線維の活動性を低下させたり，一次求心神経終末から放出されるサブスタンスPやカルシトニン遺伝子関連ペプチド（calcitonin gene-related peptide：CGRP），コレシストキニン（cholecystokinin：CCK）などの興奮性神経伝達物質の分泌を抑制して神経の炎症を防ぐ。末梢組織にある迷走神経を刺激して，基底核にインパルスを送り，下行性疼痛抑制系を賦活化する経路も知られている。

　オピオイドが薬理作用を発現するには，血中から組織中に入り，オピオイド受容体に結合する必要性がある。したがって，蛋白結合率が低く，脂溶性が高いほど，その薬理作用は速い。例えば，フェンタニルはモルヒネの160倍という高い脂質溶解性を持つため，投与されるとすぐに脳に到達して効果を示すが，同時に半減期も短い。一方，モルヒネは水溶性が高いため，ゆっくり効果を発現し，また半減期も長い。モルヒネの代謝経路は，肝臓でグルクロンサン抱合され，腎臓から排出される。代謝産物はmorphine-3-glucuronide（M3G）とmorphine-6-glucuronide（M6G）の2つである。M3Gはオピオイド受容体に結合せず，鎮痛作用を持たないが，オピオイド受容体とは別の経路を介して中枢神経系に影響を与えていると考えられる。M6Gはオピオイド受容体に結合し，鎮痛効果

を発揮する[18)19)]。

そのほかの副作用

オピオイドの副作用として嘔気，嘔吐，眠気，便秘，皮膚瘙痒感，排尿障害，譫妄，ミオクローヌスなどが挙げられる。いずれもオピオイド開始と同時期より副作用対策が行われるのが望ましい[13)]。

今後期待される薬物

1 トラマドール

トラマドールは1977年にドイツで商品化され，現在各国で使用されている中枢作用性鎮痛薬である。その薬理作用はトラマドール自体とその代謝産物（mono-0-desmethyl tramadol）によるオピオイド受容体に直接作用するだけでなく，モノアミン受容体に対する間接作用（ノルエピネフリンおよびセロトニンの再取り込み抑制効果）を有するオピオイド鎮痛薬であり，トラマドールはオピオイドの作用と三環系抗うつ薬の作用を合わせもったユニークな鎮痛薬といえる。さらにこの薬物の利点は耐性も起こりにくく，重篤な合併症や薬物乱用などの危険性がきわめて低いことである。このようなことから，今後モルヒネなどの強オピオイドに代わってトラマドールがニューロパシックペインなどの慢性疼痛に積極的に使用される可能性がある[20)]。

2 κ オピオイド作動薬

μ オピオイドがニューロパシックペインに有効であることは基礎および臨床研究においてある程度証明されているが，癌性疼痛患者以外の症例に投与する場合，依存性などの問題がある。κ オピオイド作動薬は μ オピオイド作動薬と比較して身体的依存性や便秘などの副作用がなく，優れた特徴を持ち合わせている。近年 κ_2 オピオイド受容体を賦活化するとN-メチル-D-アスパラギン酸（N-methyl-D-aspartic acid：NMDA）受容体機能が抑制されることが明らかとなった。この事実は κ_2 オピオイド受容体アゴニストによって間接的にNMDA受容体機能を抑制し，ニューロパシックペインの疼痛過敏を軽減できる。最近，オピオイドは中枢性に作用するだけでなく末梢神経終末にもその受容体があり，鎮痛作用を及ぼすことが注目されている。アシマドリンは末梢に選択的に作用する κ オピオイド作動薬である。末梢選択制 κ オピオイド作動薬は動物実験においても疼痛の軽減を有しており，全身投与においても局所投与においても交差耐性がないと報告[21)]されている。今後さらに検討されるべき薬物であろう。

表2

1. 他のすべての合理的な治療法が成功しなかった場合にのみ考慮されるべきである。
2. 薬物乱用の既往,著明な病的性格,混乱した家庭環境などは相対的禁忌と考える。
3. 治療は1人の治療者が一義的な責任を負うべきである
4. 患者に対し,治療前に以下の事項についてインフォームドコンセントを行うこと。真性の嗜癖が起こる危険は低いこと,麻薬系鎮痛薬単独あるいは他の鎮静薬や催眠薬の併用で認知障害が起こる可能性,身体的依存が起こる可能性(突然の中断により退薬現象が起こりうる可能性),母親がオピオイドの投与を受けている場合に生まれた子供は,オピオイドに先天的な身体依存を起こす可能性があることである。
5. 投与薬を決めたあとは24時間定時に投与する。初期投与量の決定期間として数週間が必要であることを了承してもらう。また機能の改善は強調されるべきことではあるが,治療の適切な目的は少なくとも部分的な鎮痛であることを医療者側も患者側も同意する。
6. 耐性のない患者において,初期投与量で少なくとも部分的な鎮痛も得られない場合には治療の対象としている痛みがオピオイドで治療できるかどうか疑問であり,速やかに再評価を行うべきである。
7. 投薬により鎮痛を得たら,身体的および社会的な活動を増加することにより鎮痛効果が増強することを強く勧める。オピオイド療法は他の鎮痛療法やリハビリテーション的な治療法の補助療法であると考えるべきである。
8. 初めに決めた1日量に加えて,一時的に痛みが増強する日のために,服用量を増加させることを許可する。これには2つの方法があり,(1)頓服分を1カ月間に4〜6回分処方する,(2)常用量の1〜2回分を余分に使ってもよいが,次の日には使用した量と同量を減量して使用することを指示する。
9. 初期には,最低1カ月に1回受診させ,診察後,薬物を処方する。症状が安定していれば,受診回数を減らすことも可能である。
10. 痛みが増強し,一時的な少量の投与量の増加では効果がない場合には,管理された環境下で慎重に用量を増加でき,また用量を元に戻すことが可能であるため入院させることがよい。
11. 薬物を貯めること,他の医師から薬物を得ること,用量のコントロールなどの異常な行動は厳しく監視しなければならない。ときには治療の中止や斬減などが必要である場合もあるし,厳しい治療指針の中で治療の継続が可能である者もいる。また嗜癖の専門家にコンサルトすることも考慮に入れるべきである。
12. 診察時には以下のことに注意する。(1)快適さ(鎮痛の程度),(2)オピオイドに関連した副作用,(3)機能の状態(身体的および心理社会的),(4)薬に関する異常行動の有無
13. 自己申告型の評価法(VAS)などの使用は有用ではあるが必須ではない。
14. 医学的記録,特に快適さ(鎮痛の度合い),オピオイドに関連する副作用,機能状態(身体的および心理社会的),薬物に関する異常行動の存在について繰り返し記載すべきである。

(Portenoy RK. Opioid therapy for chronic nonmalignant pain : current status, progress in pain research and management. In : Fields HL, Liebeskind JC, editors. Pharmacological approaches to the treatment of chronic pain. Vol 1. Seattle : IASP Press ; 1994, p.247-87 より引用)

最後に

非癌性疼痛患者に対するオピオイドの使用例の報告はいまだ少なく,これからさらに臨床を重ねて有効な治療法を確立していく必要性がある。表2にオピオイドによる慢性疼痛の治療法を推進しているportenoyの指針案[22]を挙げたので,慢性疼痛患者にオピオイドを使用する際に参考にしていただきたい。

謝辞:本稿執筆にあたり公私ともにご指導してくださったNTT東日本関東病院ペインクリニック科部長の大瀬戸清茂先生に感謝の意を表します。

■参考文献

1) 武田文和. 世界保険機構編. がんの痛みからの解放―WHO方式がん疼痛治療法―. 第2版. 東京：金原出版；1996.
2) Mersky N, Bogduk N. Classification of chronic pain. 2nd ed. In : Mersky N, Bogduk N, editors. Seattle : IASP Press ; 1994. p.40-3.
3) 林　剛彦, 真下　節. 図説シリーズ. 筋骨格系の痛みとその対策. ペインクリニック. 東京：メディカルトリビューン；1997. p.2-11.
4) Loeser JD, Egan KJ. Managing the chronic pain patients. In : Loeser JD, Egan KJ, editors. New york : Raven press ; 1989. p6.
5) Zenz M, Strumpf M, Tryba M. Long-term oral opioid therapy in patients with chronic nonmalignant pain. J Pain Sympton Manage 1992 ; 7 : 69-77.
6) Pappagallo M, Campbell JN. Chronic opioid therapy as alternative treatment for postherpetic neuralgia. Ann Neurol 1994 ; 35 : S54-6.
7) Haus E, Larbig W, Flor H, et al. The effect of opioids on phantom linb pain and cortical reorganization. Pain 2001 ; 90 : 47-55.
8) Finlayson RE, Maruta T, Morse RM, et al. Substance dependence and chronic pain : Experience with treatment and follow-up results. Pain 1986 ; 26 : 175-80.
9) Murata T, Swanson DW, Finlayson RE, et al. Drug abuse and dependency in patients with chronic pain. Mayo Clin Proc 1979 ; 54 : 241-4.
10) Jadad AR, Carroll D, Glynn CJ, et al. Morphine responsiveness of chronic pain : double-blinds randomized crossover study with patients-controlled analgesia. Lancet 1992 ; 339 : 1367-71.
11) Moulin DE, Lezzi A, Amireh R, et al. Randomized trial of oral morphine for chronic non-cancer pain. Lancet 1996 ; 347 : 143-7.
12) 長櫓　功, 安部俊吾, 木村重雄ほか. 慢性疼痛とオピオイド. ペインクリニック 1999 ; 20 : 1143-50.
13) 加藤佳子, 加藤　滉. 慢性非癌性疼痛に対するオピオイドの適応. ペインクリニック 2000 ; 23 : 928-36.
14) 佐伯　茂. 非癌性疼痛に対するオピオイドの使用法. 小川節郎編. ペインクリニシャンのためのオピオイドの基礎と臨床. 東京：真興交易；2004. p.169-79.
15) Scofferman J. Long-term use of opioid analgesics for the treatment of chronic pain of nonmalignant origin. J Pain Symptom Manage 1998 ; 8 : 279-88.
16) Perry S, Heidrich G. Management of pain during debridement : a survey of US burn units. Pain 1982 ; 13 : 267-80.
17) Gutstein HB, Akil H. Opioid analgesics. In : Hardman JG, Limbird LE, editors. Goodman Gilman's the pharmacological basis of therapeutics. New York : Mcgraw-Hill ; 2001. p.569-619.
18) 神保明依. 麻薬性鎮痛薬. 柴田政彦, 吉矢生人, 真下　節編. 痛みの診療. 東京：克誠堂出版；2000. p.188-93.
19) 岸岡史郎. オピオイドの基礎. 小川節郎編. ペインクリニシャンのためのオピオイドの基礎と臨床. 東京：真興交易；2004. p.11-34.
20) Raffa RB, Fridserrichs E, Reimann W, et al. Opioids and nonopioids components independently contribute to the mechanism of action of tramadol, an atypical opioid analgesic. J Pharmacol Exp Ther 1992 ; 260 : 275-85.
21) Ho J. Putative kappa-2 opioid agonists are antihyperalgesic in a rat model of inflammation. J Pharmacol Exp Ther 1997 ; 281 : 136-41.
22) Portenoy RK. Opioid therapy for chronic nonmalignant pain : current status, progress in pain research and management. In : Fields HL, Liebeskind JC, editors. Pharmacological approaches to the treatment of chronic pain. Vol 1. Seattle : IASP Press ; 1994, p.247-87.

（井上　隆弥, 大瀬戸清茂）

臨床編

7　小児とオピオイド

はじめに

　近年，小児において術後疼痛管理の重要性が認識されるようになった[1]。年齢に応じた痛みの評価が行われるようになり，薬物動態も研究され，安全で有効な鎮痛法が確立されてきた[2]。小児において鎮痛が必要なもっともありふれた場面は術後である。麻酔薬は作用時間が短く，調節性のよいものが主流になってきているが，その反面で術後鎮痛を別途に考慮する必要が生じてきた。術後にも鎮痛効果の持続する神経ブロックの併用，またはなんらかの鎮痛薬の併用が必要である。小児の術後鎮痛の薬物療法の主体は，オピオイドとアセトアミノフェンまたは非ステロイド性抗炎症薬（nonsteroidal anti-inflammatory drugs：NSAIDs）である。しかしながら，わが国で小児の術後鎮痛にオピオイドを使用することは，いまだに一般的ではない。それはオピオイドに対する医療従事者や患者家族の偏見や誤解が根強く，さらに呼吸抑制などの副作用に対する過剰な警戒心があるためである。ここでは小児におけるオピオイドの使用について，術後急性痛に対する自己調節鎮痛（patient-controlled analgesia：PCA）に焦点を絞って述べる。

オピオイドの種類と作用

　わが国で使用されるオピオイドは，麻薬性オピオイドとしてモルヒネ，フェンタニル，コデイン，ペチジン，オキシコドンがあり，非麻薬性オピオイドとしてペンタゾシン，ブプレノルフィン，ブトルファノール，トラマドール，エプタゾシンなどがある。欧米ではモルヒネを中心とした麻薬性オピオイドが主流であるのに対して，わが国では麻薬性オピオイドの使用に関して"麻薬及び向精神薬取締法"に基づく手続きや管理が煩雑であり，非麻薬性オピオイド（拮抗性鎮痛薬）のほうがより使用される傾向にある。非麻薬性オピオイドが麻薬性オピオイドより有利な点は，処方が簡単である以外にはない。癌性疼痛に対するオピオイドの使用は，経口薬，貼付薬，坐剤が中心であるのに対して，術後疼痛管理に使用される薬物は注射薬が中心となる。小児では体重が少ないため，剤型に依存せず滴定投与が可能な注射薬を用いる。麻薬性オピオイドは μ 受容体の作動薬であるのに対して，非麻薬性オピオイドは μ 受容体の部分作動薬であるか，κ 受容体の

作動薬である。ペンタゾシンはモルヒネと比較すると、鎮痛作用が弱い半面で呼吸抑制や消化管運動低下の副作用も弱い。ブプレノルフィンはμ受容体との結合が強いため、ナロキソンで拮抗されにくく、呼吸抑制が生じた場合の拮抗に問題がある。ユニークなものとして、トラマドールはμ_1受容体の作動薬であるが、ノルエピネフリンやセロトニンのようなモノアミンの再取り込みを阻害することにより下行性痛覚抑制系を活性化させる。麻薬性オピオイドでは、モルヒネとフェンタニルが主流である。一方、ペチジンは代謝産物の中枢神経刺激作用（痙攣、ミオクローヌスなど）のため、あまり使用されない。オピオイドの全身作用としては、μ受容体作動薬の等鎮痛力価での使用は同程度の悪心・嘔吐、瘙痒、便秘、尿閉、腸管蠕動の抑制、呼吸抑制を生じる。オピオイドの種類による鎮痛効果の差はない[3]が、フェンタニルのほうが鎮静作用は弱い。モルヒネはヒスタミン遊離作用を持つため、喘息や循環血液量が低下している状態では使用しにくい。悪心・嘔吐のほかに、瘙痒と尿閉が一般的に起こりやすい。フェンタニルは徐脈以外に循環器系への影響が少ないが、急速投与により硬直を生じるので注意が必要である。2004年5月からフェンタニルの保険適応が拡大され、術後鎮痛と硬膜外投与、くも膜下投与に使用できるようになった。モルヒネに関しても2004年12月に同様の拡大がなされた。

オピオイドの投与法

術後疼痛は一定ではなく時々刻々と変化していることや、オピオイドの薬物動態学、薬力学の個人差を考えると、体重に基づく投与方法や一定の間隔で投与するだけでは有効ではない。オピオイドの投与法の基本は滴定投与であり、この点においてPCAが有用である。鎮痛薬を筋肉内投与した場合と比較して、1回の投与量の少ないPCAのほうが鎮痛薬を有効血中濃度付近に維持しやすく、過鎮静を生じることなく良好な鎮痛効果が得られる[4)5)]。鎮痛薬の投与の遅延や作用発現の遅延に由来する患者の不安を減少させるため、患者の満足度は高い[5)6)]。PCAと持続投与の実際の方法については、PCAの項で述べる。

薬物の投与経路としては、静脈内、筋肉内、経腸（経口、直腸内）、皮下、硬膜外などがある。筋肉内は痛みと恐怖を伴うので、小児では受け入れにくい方法である。経口投与は、悪心・嘔吐、禁飲食、適切な剤型がない、作用発現が遅いために比較的大きな手術の術後には不適切である。同様に直腸内投与の場合も適切な剤型がない、患者の年齢によっては受け入れにくい、吸収が不安定であるなどの理由で不適切である。

オピオイド投与時の観察項目とモニター

鎮痛効果と副作用を定期的に評価する必要があり、近年、欧米を中心に発展してきているAcute Pain Service（APS）[7)8)]の確立が必要になってきている。

オピオイド投与中、特にPCAを行う場合は、施設ごとの看護評価プロトコールを作成

しなければならない。Johns Hopkins病院小児センターでは，看護師により経皮酸素飽和度，呼吸回数，意識レベル，鎮静レベル，疼痛強度と部位，心拍数と血圧の監視と記録が行われている[9]。APSのガイドライン[10]に従って，われわれは1日2回の医師による回診を行っている。

疼痛の評価方法として，新生児ではCHEOPS[11]やCRIES[12]などの生理学的行動学的指標が主であるが，乳幼児期になるとobserver pain scale[13]のような行動学的指標が用いられ，さらに学童期になるとより主観的と考えられる視覚的評価尺度（visual analogue scale：VAS）などが用いられるようになる。簡便なフェイススケール[14]は，どの年齢にも用いられる。われわれは，年少児ではobserver pain scaleを，年長児ではPrince Henryペインスコア[15]またはVASを使用している。

もっとも注意が必要な観察項目は呼吸である。オピオイドによる呼吸抑制は，手術当日に起こることがほとんどである。Johns Hopkins病院小児センターでは，術後24時間はSp_{O_2}を連続モニターし，以後4時間ごと，呼吸数と鎮静レベルは24時間まで2時間ごと，以後4時間ごとの測定が行われている[9]。最近のパルスオキシメータは，体動の影響を受けにくくするアルゴリズムが加えられているものがある。さらにディスポーザブルプローブの使用により装着感は改善されており，連続モニターとしての信頼性が高まった。空気吸入下ではSp_{O_2}は換気のモニターとなりうる[16]が，酸素投与下では呼吸抑制がマスクされる危険性があるので，呼吸数と鎮静レベルの観察が必要である。呼吸抑制は必ず傾眠を伴うので，われわれはMackenzieら[17]の5段階の鎮静スケールを用い，鎮静スコアが3，すなわち"閉眼しているが呼びかけで目を覚ます"より過鎮静にならないようにしている。

副作用とその対策

小児は発達段階にあり，年齢による生理学的変化は大きい。表1に薬物による副作用を理解するうえでの生理学的特徴を示した[2]。特に，新生児から乳児期では薬物代謝が未熟で，薬物の副作用が現れやすい。フェンタニルは血液中のα_1酸性糖蛋白と結合するので，α_1酸性糖蛋白の少ない新生児では，非結合型の薬物が増加し副作用が出現しやすい。数種類の鎮痛薬や神経ブロックを組み合わせて副作用を減少させる多様な鎮痛法（multi-modal analgesia）が主流になってきている[7,18]。生理学的な発達段階を考慮し，薬物を滴定投与し，定期的に鎮痛と副作用を評価することが重要である[7]。乳幼児では，表2に示したような特殊な病態では呼吸循環器系の合併症を生じやすいので，投与量を減量するかICUなどの高度観察ユニットで連続的な監視を行う必要がある[9]。表3にオピオイドの副作用と対策について示した[9]。特に呼吸抑制，過鎮静には十分な注意が必要である。悪心・嘔吐と瘙痒がもっとも多い副作用で，これらを抑制し，鎮痛効果を上げることが患者の満足度を増加することにつながる[1]。

自験例では，もっとも一般的な副作用である悪心・嘔吐の頻度はintravenous patient-controlled analgesia（IV-PCA）では38％で，patient-controlled epidural analgesia（PCEA）

表1 新生児・乳児の生理学的特徴

	年齢に関連した傾向	臨床的意義
コンパートメント	新生児では水分が多く，水溶性薬物の分布容積が大きい	水溶性薬物の作用が延長する
蛋白結合	新生児ではアルブミン，α_1酸性糖蛋白が少ない	蛋白結合能の高い薬物の非結合体の増加，中毒の危険性が増加する
肝酵素（薬物代謝）	新生児，乳児ではP-450とグルクロン酸転移酵素が未熟	新生児，乳児ではクリアランス低下 2～6歳ではクリアランス上昇
腎からの排泄	新生児，乳児では糸球体濾過率の低下	新生児，乳児では腎排泄性薬物とその活性代謝産物の蓄積
代謝・酸素消費量 呼吸機能	体重あたりの酸素消費量が大きい 2型横隔膜線維が少ない	新生児，乳児では無呼吸により急速に低酸素血症を生じる
	気道の径が小さい，気道抵抗の増加 咽頭筋や舌筋の調節が未熟	手術による呼吸仕事量の増加が無気肺，呼吸不全を生じる危険性が増加する
	声門下の剛性が低下 酸素，二酸化炭素に対する換気応答の低下	オピオイドなどによる換気応答の抑制が起きやすい
	機能的残気量がクロージングボリュームに近い	

（Berde CB, Sethna NF. Analgesics for the treatment of pain in children. N Engl J Med 2002 ; 347 : 1094-103 より引用）

表2 オピオイド投与後の呼吸・循環器系合併症を増大させる病態

3カ月未満の乳児
修正週数60週未満の早期産児
無呼吸発作の既往
睡眠時無呼吸症候群
気道閉塞（扁桃肥大や気道の解剖学的異常）
呼吸循環器疾患の合併
外傷，脱水などで血行動態が不安定な状態
神経筋疾患
頭蓋内圧亢進
肝腎疾患

（Morton NS. Prevention and control of pain in children. Br J Anaesth 1999 ; 83 : 118-29 より改変引用）

では13％で，IV-PCAで有意に高かった。一方，瘙痒の頻度はIV-PCAでは11％で，PCEAでは20％で，PCEAで有意に高かった。いずれも学童期以降に頻度が高かったが，治療を要するものは少なかった[19]。

便秘は長期の使用で生じやすいが，術後の短期間の使用では問題は少ない[1]。年長児，特に10歳以上では嘔吐の頻度が高く[20]，オピオイドの投与量の個人差が大きくなる[21]。

表3 オピオイドの副作用と対策

副作用	対策
呼吸抑制	オピオイドの減量または中止 気道確保と酸素投与 ナロキソン（静脈内）1～5μg/kg/hr
過鎮静	オピオイドの減量
悪心嘔吐	メトクロプラミド（静脈内）0.1～0.2mg/kg（最大10mg） ドロペリドール（静脈内）0.03～0.75mg/kg（最大1.25mg） デキサメタゾン（静脈内）0.1mg/kg（最大10mg） オンダンセトロン（静脈内）0.1mg/kg（最大4mg/kg） ジフェンヒドラミン（経口）1mg/kg（最大50mg）
瘙痒	ジフェンヒドラミン（経口）　1mg/kg（最大50mg） ヒドロキシジン（経口）0.5～1mg/kg ブトルファノール（静脈内）0.03～0.05mg/kg（最大10mg） ナロキソン（静脈内）0.5μg/kg/hr

（Morton NS. Prevention and control of pain in children. Br J Anaesth 1999 ; 83 : 118-29 より改変引用）

乗り物酔いの既往は危険因子である[22]。NSAIDsやアセトアミノフェンなどを併用してオピオイドの投与量を減量する。PCAでは持続投与を減量し，ボーラスを主体にするのがよい。痛み自体が嘔吐の原因になるので，嘔吐が軽度で経口摂取ができればPCAの設定は変更しない。悪心・嘔吐の薬物治療での注意点は，メトクロプラミドやドロペリドールなどは過鎮静や錐体外路症状[23]を生じることがある点である。デキサメタゾンも嘔吐を抑制する[24]が，内分泌学的な問題から頻用はできない。オンダンセトロン（0.1～0.15mg/kg）などの5-HT$_3$受容体拮抗薬は強力な制吐作用を有するが，高価なため適応は限定される。

　瘙痒感が強い場合は，抗ヒスタミン薬またはナロキソンの少量投与を行う。抗ヒスタミン薬も過鎮静を生じることがあるので注意が必要である[3]。

　呼吸抑制の頻度は低いが，前述したようにパルスオキシメータの使用と呼吸数と鎮静レベルの観察が重要である。酸素を投与しているときには呼吸抑制によるSpo$_2$の低下がマスクされる危険性があるので，鎮静レベルや呼吸数も合わせて評価しなければならない。呼吸抑制は必ず傾眠を伴う。傾眠が高度でオピオイドの過量が疑われるときはオピオイドの減量または中止，さらにナロキソンの投与（1～2μg/kg，10μg/kgまで）を行う。激しい疼痛や離脱現象を生じるので，ナロキソンは少量ずつ投与すべきである。

PCA

1 PCAの設定と持続投与

　一般的に5〜6歳くらいからPCAを理解して，自分でボーラスボタンを押すことができる。テレビゲームができれば使用可能と考えている。年少児で，自分でボーラスボタンを押せない場合には，看護師が代行するnurse-controlled analgesia（NCA）などが行われている[25]。われわれの施設では親が付き添っているので，親が子供に代わってボーラスを行うparents-assisted patient-controlled analgesiaとしている[26]。PCAの設定項目は，患者が希望しなくても一定の速度で薬物が投与される持続投与，患者が希望して投与されるボーラス投与，連続してボタンを押してもボーラス投与を受けることができないフェイルセイフ機構であるロックアウト時間と1時間あたりの最大ボーラス回数の4つである。PCAの原法はボーラス投与のみであるが，NCAの場合は持続投与が多めに設定されるので，麻薬に起因する副作用の頻度が高くなる可能性がある。持続投与を併用することの有効性については結論が出ていない。持続投与を設定すれば鎮痛効果と患者の満足度が高くなることが期待されるが，患者自身によるネガティブフィードバックが抑制され，投与量増加による過鎮静や悪心・嘔吐，さらに呼吸抑制などの副作用の頻度が高くなる危険性がある[27〜31]。

　小児の開腹手術，脊椎手術では，むしろ持続投与よりPCAのほうがモルヒネの投与量は多く，モルヒネの投与量は手術の大きさに関係し，投与方法にはよらないとする報告[32][33]がある。モルヒネの持続投与とPCAによる鎮痛効果は，年齢が関係している。9歳から15歳まではPCAのほうが鎮痛効果は良好であるが，5歳から8歳までは持続投与とPCAとの間で差がないという報告[34]もある。

　われわれは麻酔回復室で表4に示す設定でPCAを開始し，投与量を調節している。持続投与，ボーラス投与の増減は25から50％としている。その後は鎮痛効果と副作用に応じて投与量を調節する。通常は第1から第2病日で術後疼痛が軽減してくるので，この時

表4　PCAの初期設定

	IV-PCA（モルヒネ）	IV-PCA（フェンタニル）	PCEA*
持続投与	10〜20μg/kg/hr	0.5〜1μg/kg/hr	0.05〜0.1ml/kg/hr
ボーラス	10〜20μg/kg	0.5〜1μg/kg	0.05〜0.1ml/kg
ロックアウト時間	5〜10分	5〜10分	20分

* 0.2％ロピバカイン＋フェンタニル（2μg/ml）
6カ月未満は0.1％ロピバカイン＋フェンタニル（1μg/ml）
〔田中裕之. 小児の疼痛. 並木昭義, 表　圭一編. PCA（自己調節鎮痛）の実際. 東京：克誠堂出版；2004. p.93より引用〕

点より持続投与を徐々に減量する。1日に少なくとも2回の回診を行い,鎮痛効果と副作用の評価を行って投与量を調節している[35]。持続投与のみの場合も表4の初期設定で開始し,鎮痛効果と副作用を観察しながら20～50%ずつ増減している。3日以上投与するときは徐々に減量して中止するようにしている。

2 投与経路

PCAの場合は静脈内（IV-PCA），皮下（SQ-PCA），硬膜外（PCEA）が選択される。IV-PCAの場合は静脈路が確実に確保されていれば問題は少ない。静脈路の側管から投与する場合には,接続部の上流に一方向弁を挿入することにより,より早く患者に薬物が到達する。SQ-PCAは術後早期に静脈ルートが抜去される場合に有用である。ボーラス量が多いと発赤や瘙痒を来しやすいので,モルヒネ濃度を高くする（50 μg/kg/ml）。設定,効果と安全性はIV-PCAと同様である[36]。

一方,PCEAには,局所麻酔薬を使用することにより,麻薬を減量でき,呼吸抑制や過鎮静などの副作用を減らすことができることや,体動時の痛みも強く抑えることができるなどの利点がある。硬膜外カテーテルの挿入と保守管理に関してさまざまな問題がある。血液凝固異常と局所の感染では禁忌であり,脊椎や脊髄に異常がある場合も相対的な禁忌である。われわれは侵襲の大きな手術では,PCEAを第一選択としている。しかし,小児ではカテーテルの挿入が困難な場合やカテーテルに起因した閉塞や漏れ,外れなどの問題があり,IV-PCAに変更せざるをえないこともある。

3 症例提示

図1にIV-PCAの典型的症例を呈示する[35]。患者は12歳の女児で,身長138cm,体重30kgであった。脊椎側彎症に対して左開胸胸椎前方固定術が行われた。麻酔回復室でモルヒネによるIV-PCAを開始した。初期設定は持続投与10 μg/kg/hr,ボーラス20 μg/kg,ロックアウト時間10分とした。手術当日から翌朝にかけては,全身麻酔の影響で比較的モルヒネの投与量は少なかった。軽度の嘔吐があったが,飲水が可能であったので設定は変更しなかった。昼間にはガーゼ交換や体位変換などの処置に伴って疼痛は増強し,ボーラス回数が増加している。第2病日より安静時のVASは低下した。夜間は持続投与の併用によりよく眠れた。第3病日より体動時のVASの低下を認めたため,持続投与を6 μg/kg/hrに減量した。ボーラス回数にはほとんど変化がなかった。第4病日になると昼間も眠気があるので,持続投与を2 μg/kg/hrに減量した。第5病日に胸腔ドレーン抜去の処置や体位変換により一時的に疼痛は増強した。この後,安静時と体動時のいずれもVASは低下したが,本人の痛みに対する恐怖心が強く,PCAを止めたがらなかった。第6病日にNSAIDsの内服を開始し,PCAを中止しても痛みが強くなることはないことを十分に説明して中止した。

図2にPCEAの症例を呈示する[35]。患者は5歳の女児で,身長105cm,体重15kgであった。膀胱尿管逆流に対して尿管新吻合術が行われた。硬膜外カテーテルは全身麻酔後

臨床編

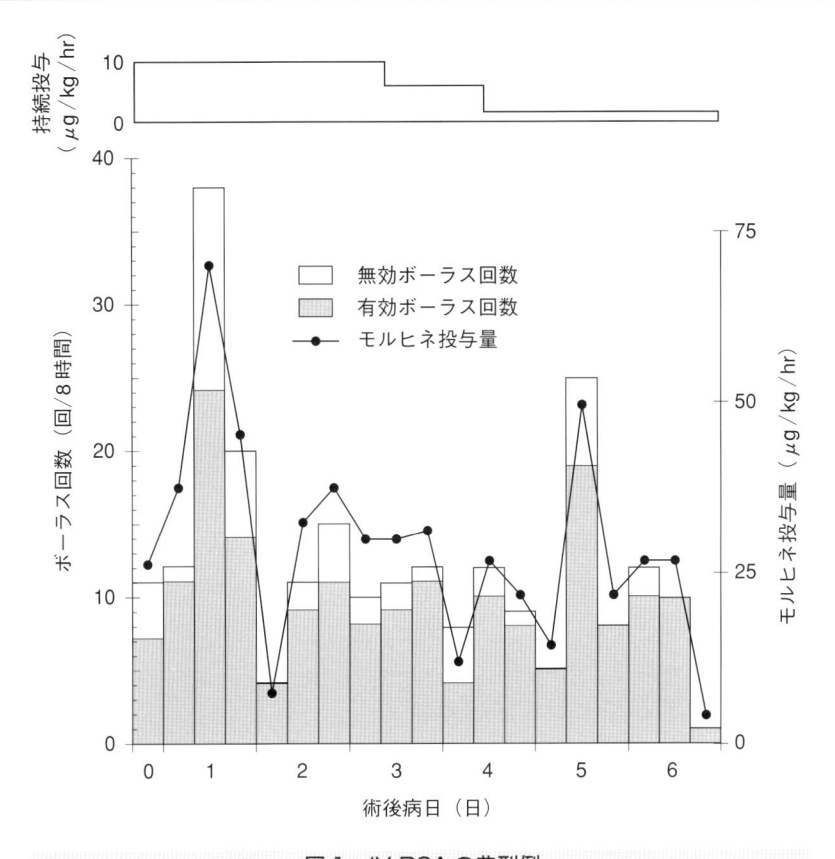

図1 IV-PCA の典型例

〔田中裕之. 小児の疼痛. 並木昭義, 表 圭一編. PCA（自己調節鎮痛）の実際. 東京：克誠堂出版；2004. p.93 より引用〕

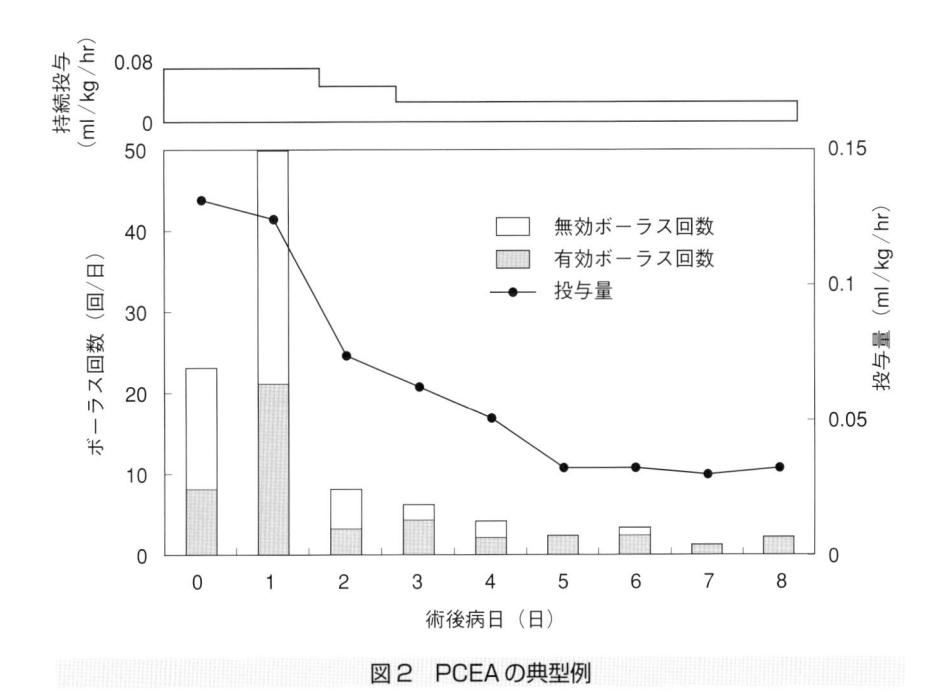

図2 PCEA の典型例

163

にL_{4-5}より挿入した。麻酔回復室で麻酔域を確認したのちにPCEAを開始した。0.2％ロピバカインと$2\mu g/ml$のフェンタニルの混合液を持続投与0.05 ml/kg/hr，ボーラス0.05 ml/kg，ロックアウト時間20分，1時間あたりの最大ボーラス回数2回で開始した。観察中に安静時の疼痛を訴えたため持続投与を増量し0.08 ml/kg/hrとした。両下肢の軽度のしびれはあったが，十分に動かすことができた。手術当日から第1病日にかけては頻繁にボーラスボタンを押した。最初は痛いときにボーラスボタンを母親が手伝って押したが，自分で押せるようになった。手術当日と第1病日には痛いときは連続してボタンを押していたので，効果発現まで少し時間がかかることを患者と親の両方に繰り返し説明した。眠気は軽度で，体動時の軽度の疼痛はあったが安静時にはなかった。創部や背部のテープ貼付部の瘙痒を訴えたが特に治療を必要としなかった。第2病日より体動時のペインスコアが低下したため，持続投与を0.05 ml/kg/hrに減量した。この時点で下肢のしびれは消失した。硬膜外カテーテルの周囲から少量の薬液のリークがあるために毎日観察と消毒を行った。第3病日より車いすで移動ができるようになった。第4病日に持続投与を0.03 ml/kg/hrに減量した。第7病日に尿路系の造影検査が行われ，ドレーンや尿管ステントが抜去された。その翌日にPCEAを終了した。

4 小児における硬膜外鎮痛の問題点

　硬膜外鎮痛はオピオイドと局所麻酔薬を組み合わせることにより，過鎮静を来すことなく良好な鎮痛が得られる利点がある。オピオイドに関しては遅発性の呼吸抑制の危険性が低く，作用発現が速やかであるフェンタニルを使用している。仙骨硬膜外鎮痛の場合のみモルヒネの単回投与（0.05 mg/kg）を行っている[37]。局所麻酔薬は2002年からすべてロピバカインに変更している。ロピバカインの薬物動態は小児でも研究[38]されており，ブピバカインと比較して痙攣や循環器系の副作用が少なく安全性が高い。硬膜外カテーテルに起因する合併症には細心の注意を払っている。

　Pietropaoliら[39]による硬膜外鎮痛の合併症に関する報告によると，胸部硬膜外（23％），腰部硬膜外（57％），仙骨硬膜外（16％），胸腔内（4％）に挿入したカテーテルにより管理した174症例では，5％で薬液量を減量しなければならず，4％でカテーテルの機械的な問題が，2％で悪心・嘔吐が，1％で瘙痒が，1％で尿路感染が，1％で硬膜外膿瘍が生じた。神経学的な合併症は鎮静が3％，下肢の運動障害が2％であった。硬膜外膿瘍の1症例は13歳で，急性呼吸窮迫症候群に対してステロイド投与を受けていた。ボストン小児病院での報告[40]では，術後硬膜外鎮痛の1,458症例（施行期間：中央値は2日，範囲0から8日）では硬膜外膿瘍を生じた患者はなかった。彼らは1症例で骨肉腫の転移による痛みに対する硬膜外鎮痛10日目にカンジダによる硬膜外膿瘍の症例を経験している。痛みの進行と急性の運動知覚麻痺が生じ，緊急の椎弓切除術が行われた。感染は免疫抑制状態にある患者やカテーテルを長期留置した場合に生じやすい。仙骨裂孔からカテーテルを挿入する場合は，肛門に近いため便によるカテーテルの汚染に注意が必要である[41]。穿刺部周囲から薬液の漏れを生じやすいので，カテーテル挿入部位の定期的な観察は必要である。

英国での小児麻酔専門施設での硬膜外鎮痛の現況についての興味深い報告[42]がある。これによると，硬膜外に投与される薬物とその組み合わせについてのコンセンサスはほとんどない。副作用の頻度も施設間で大きな違いがあった。実施上の重要な違いは，適応，インフォームドコンセント，テストドースの使用，薬物投与システム，副作用のモニターと管理であった。12％の小児センターで急性痛管理チームがなかった。そのほかの施設でも（小児麻酔の）専門的な経験のほとんどないスタッフにより行われていた。わが国の現状よりははるかに進んではいるが，成人と比較して小児の術後疼痛管理はまだ遅れているといわざるをえない。

感染予防に関するガイドラインはないが，われわれは硬膜外カテーテルの挿入時には，クロルヘキシジンアルコールに引き続いて，ポビドンヨードで消毒し，カテーテル挿入部位はガーゼ付のドレープで被覆している。少なくとも3日に1度は挿入部の観察と消毒を行うようにしている。

Acute Pain Service の役割

患者の満足度を増加させ，危機管理の観点からAPSの役割は重要になってきている。オピオイドは滴定投与が原則で，シリンジポンプやPCAポンプで投与される。これらのポンプの入力間違いが生じる危険性が常に存在する。定期的な回診によるポンプの使用履歴の確認と薬物使用量の記録が重要である。マンパワーの不足から，欧米と比較してわが国において医師が積極的に術後鎮痛にかかわっている施設は圧倒的に少ない。疼痛管理の専門看護師を配置している施設もごくわずかである。安全で効率的な術後疼痛管理を行うためには，疼痛管理チームを編成することが望ましい。われわれは1997年よりPCAを導入したが，症例数の増加とともに安全で効率的な術後疼痛管理を行うためにAPSの必要性を痛感している。PCA担当者は専用のPHSを所持し，緊急時に対応できるようにしている。PCAをうまく行うためには治療を標準化することや，患者と医療スタッフの教育が重要である。われわれの主な業務はPCAポンプの設定の記録，疼痛評価，副作用の評価などからなる。米国麻酔科学会のガイドライン[10]に従って患者ごとに記録用紙を作成し，少なくとも1日2回は患者の回診を行い，疼痛評価と副作用の観察を行っている。そのほかにPCAポンプの保守管理，薬物の調製と補充を行っている。将来的にはMEセンターでのPCAポンプの保守管理と，薬剤部での薬物の調製が可能になるように希望している。

おわりに

小児のオピオイドの使用について，術後急性痛に対するPCAに焦点を絞って述べた。小児においてもオピオイドは有効な鎮痛薬である。オピオイドは滴定投与が原則で，鎮痛効果と副作用の観察が重要である。患者の年齢に応じた投与方法と副作用の特徴を理解することにある。オピオイドの副作用の軽減にはアセトアミノフェンやNSAIDsを組み

合わせるなどのmultimodal analgesiaが有用である。副作用や合併症には早期発見，早期治療が原則である。そのためにはAcute Pain Serviceのような疼痛管理専門チームによる系統的な管理が望ましい。

■参考文献

1) American Academy of Pediatrics, American Pain Society. The assessment and management of acute pain in infants, children and adolescents. Pediatrics 2001 ; 108 : 793-7.
2) Berde CB, Sethna NF. Analgesics for the treatment of pain in children. N Engl J Med 2002 ; 347 : 1094-103.
3) Woodhouse A, Hobbes AFT, Mather LE, et al. A comparison of morphine, pethidin and fentanyl in the postsurgical patient-controlled analgesia environment. Pain 1996 ; 64 : 115-21.
4) Rodgers BM, Webb CJ, Stergios D, et al. Patient-controlled analgesia in pediatric surgery. J Pediatr Surg 1988; 23 : 259-62.
5) White PF. Use of patient-controlled analgesia for management of acute pain. JAMA 1988 ; 259 : 243-7.
6) Jamison RN, Taft K, O'Hara JP, et al. Psychosocial and pharmacologic predictors of satisfaction with intravenous patient-controlled analgesia. Anesth Analg 1993 ; 77 : 121-5.
7) Morton NS. Prevention and control of pain in children. Br J Anaesth 1999 ; 83 : 118-29.
8) Lloyd-Thomas AR, Howard RF. A pain service for children. Paediatr Anaesth 1994 ; 4 : 3-15.
9) 高橋孝雄，津崎晃一監訳．小児のセデーションハンドブック．東京：メディカル・サイエンス・インターナショナル；2002. p.23.
10) Ready BL, Ashburn M, Caplan RA, et al. Practice guidelines for acute pain management in the perioperative setting. Anesthesiology 1995 ; 82 : 1071-81.
11) McGrath PJ, Johnson G, Goodman JT, et al. CHEOPS : A behavioral scale for rating postoperative pain in children. Adv Pain Resear Ther 1985 ; 9 : 395-402.
12) Krechel SW, Bildner J. CRIES : A new neonatal postoperative pain management score. Initial testing of validity and reliability. Paediatr Anaesth 1995 ; 5 : 53-61.
13) Krane EJ, Jacobson LE, Lynn AM, et al. Caudal morphine for postoperative alalgesia in children : A comparison with caudal bupivacaine and intravenous morphine. Anesth Analg 1987 ; 66 : 647-53.
14) Wong DL. Whaley and Wong's essentials of pediatric nursing. 5th ed. St. Louis : Mosby-Year Book ; 1997.
15) Pybus DA, Torda TA. Dose-effect relationship of extradural morphine. Br J Anaesth 1982 ; 54 : 1259-62.
16) Hutton P, Clutton-Brock T. The benefits and pitfalls of pulse oximetry. Br Med J 1993 ; 309 : 457-8.
17) Mackenzie N, Grant IS. Propofol for intravenous sedation. Anaesthesia 1987 ; 42 : 3-6.
18) Kehlet H, Dahl JB. The value of "multimodal" or "balanced analgesia" in postoperative pain treatment. Anesth Analg 1993 ; 77 : 1048-56.
19) 田中裕之，弓削孟文．小児の術後痛に対する自己調節鎮痛法の薬物の投与経路による副作用の比較．Clin Pediatr Anesth 2005 ; 10 (in press)
20) Baines D. Postoperative nausea and vomiting in children. Paediatr Anaesth 1996 ; 6 : 7-14.
21) Tyler DC, Pomietto M, Womack W. Variation in opioid use during PCA in adolescents. Paediatr Anaesth 1996 ; 6 : 33-8.
22) Busoni P, Sarti A, Crescioli M, et al. Motion sickness and postoperative vomiting in children. Paediatr Anaesth 2002 ; 12 : 65-8.

23) Habre W, Wilson D, Johnson CM. Extrapyramidal side-effects from droperidol mixed with morphine for patient-controlled analgesia in two children. Paediatr Anaesth 1999 ; 9 : 235-41.
24) Spinter AM, Roberts DJ. Dexamethasone decreases vomiting by children after tonsillectomy. Anesth Analg 1996 ; 83 : 913-6.
25) Monitto CL, Greenberg RS, Kost-Byerly S, et al. The safety and efficacy of parent-/nurse-controlled analgesia in patients less than six years of age. Anesth Analg 2000 ; 91 : 573-9.
26) Broadman LM, Rice LJ, Vaughan M, et al. Parent-assisted "PCA" for postoperative pain control in young children. Anesth Analg 1990 ; 70 : S34.
27) Doyle E, Robinson D, Morton NS. Comparison of patient-controlled analgesia with and without a background infusion after lower abdominal surgery in children. Br J Anaesth 1993 ; 71 : 670-3.
28) Doyle E, Harper I, Morton NS. Patient-controlled analgesia with low dose background infusions after lower abdominal surgery in children. Br J Anaesth 1993 ; 71 : 818-22.
29) Dawson PJ, Libreri FC, Jones DJ, et al. The efficacy of adding a continuous intravenous morphine infusion to patient-controlled analgesia (PCA) in abdominal surgery. Anaesth Intensive Care 1995 ; 23 : 453-8.
30) Russel AW, Owen H, Ilsley AH, et al. Background infusion with patient-controlled analgesia : Effect on postoperative oxyhaemoglobin saturation and pain control. Anaesth Intensive Care 1993 ; 21 : 174-9.
31) McNeely JK, Trentadue NC. Comparison of patient-controlled analgesia with and without nighttime morphine infusion following lower extremity surgery in children. J Pain Symptom Manage 1992 ; 13 : 268-73.
32) Peters JWB, Hoekstra IENGB, Abu-Saad HH, et al. Patient controlled analgesia in children and adolescents : a randomized controlled trial. Paediatr Anaesth 1999 ; 9 : 235-41.
33) Bray RJ, Woodhams AM, Vallis CJ, et al. Morphine consumption and respiratory depression in children receiving postoperative analgesia from continuous morphine infusion or patient-controlled analgesia. Paediatr Anaesth 1996 ; 6 : 129-34.
34) Bray RJ, Woodhams AM, Vallis CJ, et al. A double-blind comparison of morphine infusion and patient-controlled analgesia in children. Paediatr Anaesth 1996 ; 6 : 121-7.
35) 田中裕之. 小児の疼痛. 並木昭義, 表　圭一編. PCA（自己調節鎮痛）の実際. 東京：克誠堂出版；2004. p.93.
36) Doyle E, Morton NS, McNicol LR. Comparison of patient controlled analgesia in children by i.v. and s.c. routes of administration. Br J Anaesth 1994 ; 72 ; 533-6.
37) McCann ME, Sethna NF, Mazoit J, et al. The pharmacokinetics of epidural ropivacaine in infants and young children. Anesth Analg 2001 ; 93 : 893-7.
38) 鈴木玄一. 小児の硬膜外微量オピオイド鎮痛法. 臨床麻酔 1994 ; 18 : 312-8.
39) Pietropaoli JA, Keller MS, Smail DF, et al. Regional anesthesia in pediatric surgery : Complication and postoperative comfort level in 174 children. J Pediatr Surg 1993 ; 28 : 560-4.
40) Strafford MA, Wilder RT, Berde CB. The risk of infection from epidural analgesia in children : A review of 1620 cases. Anesth Analg 1995 ; 80 : 234-8.
41) McNeely JK, Trentaudue NC, Rusy LM, et al. Culture of bacteria from lumber and caudal epidural catheters used for postoperative analgesia in children. Reg Anesth 1997 ; 22 : 428-31.
42) Williams DG, Howard RF. Epidural analgesia in children. A survey of current opinions and practices amongst UK paediatric anaesthetists. Paediatr Anaesth 2003 ; 13 : 769-76.

〈田中　裕之〉

臨床編 8 高齢者・基礎疾患を有する患者とオピオイド

はじめに

　高齢者では，あらゆる薬物の吸収，代謝，排泄能力が低下しているとされ，特に癌患者では癌そのものによる臓器障害だけでなく，癌の治療によって引き起こされる臓器障害も少なくない。本項では，癌性疼痛に使用されるオピオイドが年齢や臓器障害によりどのような影響を受けるのか，またそのためにオピオイドの投与量調節や投与経路をどのようにするべきなのかを概説する。

年齢と痛みの関係

　加齢による痛み閾値の変化に関しては，基礎研究，臨床研究とも多くの報告[1)~4)]があり，無痛性の心筋虚血や心筋梗塞は加齢とともに増加すること[5)6)]，腹膜炎で痛みを訴えない症例が高齢者に多いこと[7)8)]などから，高齢者では痛みの感受性が低い傾向にあると考えられているが，いまだ結論には至っていない。結論が出ない理由は，大部分の報告がレトロスペクティブであること，高齢者に特有の精神状態を考慮していないこと，そして痛みの測定方法が報告により異なっていることなどが挙げられる[9)]。
　癌性疼痛の年齢による差異に関しても多くの報告があり，一報告[10)]以外は年齢とともに痛みの感受性は低下するとしている[11)12)]。鎮痛に必要なオピオイドの用量は，若年層と比較して高齢者では少ないとする報告[13)14)]と，癌患者ではオピオイド使用量に年齢による差はなかったという報告[15)16)]もあり，高齢者の癌性疼痛に使用されているオピオイドの"量"に関しては一概に多いとも少ないともいえない。結局，臨床の現場では，患者の暦年齢で投与量を決めるのではなく，生理的年齢，肝機能，腎機能，栄養状態などを考慮に入れながら，個々の患者で鎮痛に必要なオピオイドの種類，用量を決めていく必要がある。

表1　加齢による生理学的変化，基礎疾患・癌患者での薬物動態に影響する因子

	加齢による変化	癌患者側の要因
吸収	消化管血流の減少 消化管吸収面積の減少 消化管運動の低下 胃内pHの上昇	便秘，下痢などでの吸収障害 消化管手術・悪性腫瘍による吸収障害， イレウス，慢性胃炎，制酸薬の投与
分布	心拍出量の低下 体内水分量の低下 体内脂肪割合の増加 血中アルブミン濃度の低下 除脂肪体重の減少	心不全，心疾患 脱水，浮腫 低栄養状態 発汗，脱水，浮腫
代謝	肝血流量の低下 肝酵素活性の低下	心不全 甲状腺機能低下症 腫瘍による肝障害 閉塞性肝障害
排泄	腎血流量の低下 GFRの低下 尿細管分泌の低下	腎障害 腫瘍，腫瘍圧迫による腎障害

高齢者の薬物代謝と排泄

　ヒトは加齢により生理学的機能が変化し，薬物の体内動態および薬理効果が青年期とは著しく異なってくる。加齢と基礎疾患が薬物動態に影響を与える因子を，吸収，分布，代謝，排泄で分けたものを表1に示す。

　経口投与された薬物は，濃度勾配による受動拡散で消化管から吸収され腸間膜静脈血へと移行する。薬物の吸収が加齢によって影響を受ける要因は，胃酸分泌能の低下，胃内容排泄速度の低下，胃腸管運動の減少，小腸血流量の減少，消化管吸収面積の減少などがある[17]が，薬物の溶解率が低下して吸収の遅延が生じても，停滞時間が長いため吸収量に関してはあまり影響がないと考えられる。また，消化管血流の低下は，薬物の吸収が受動拡散に依存しているため，あまり影響しない。つまり薬物の吸収に関しては，年齢による変化はあまりないと考えられる[18]。

　吸収された薬物の分布には，血漿蛋白量，結合能および臓器血流量が関与する。高齢者では体内水分量と除脂肪体重（lean body mass）の減少が見られ，相対的に脂肪量が増加するので水溶性の薬物の分布容積は小さくなり，血中薬物濃度の上昇を起こしやすい。脂溶性の薬物では，逆に分布容積が増大し，期待した薬効がなかなか得られないうえに，体内からの排泄時間が延長することとなる。また高齢者，特に癌患者では血清アルブミン値の低下がみられることが多く，蛋白結合能が低下するために遊離型薬物濃度が上昇して薬理作用が増大することも少なくない。

薬物の主たる代謝は肝臓で行われるが，その代謝能にかかわる因子としては，肝血流量，血中蛋白結合率，肝固有クリアランス，肝酵素活性が挙げられる。高齢者では，肝血流量は健常成人の約半分程度まで低下し，それに伴い肝クリアランスも低下している。また，血中アルブミン濃度の低下，薬物代謝酵素であるチトクロームP450含量も低下している。このため，チトクロームP450に代謝を依存する薬物では加齢に伴い低下すると考えられるが，チトクロームP450以外のアセチル抱合，グルクロン酸抱合や脱水素酵素などにより代謝される薬物の半減期は年齢による変化はあまりない。

薬物の主たる排泄は腎で行われるが，高齢者では体重に占める筋肉の割合が低下しているため，血清クレアチニン値が正常であっても糸球体濾過率（glomerular filtration rate：GFR）や腎血流量は低下している。薬物の排泄能はクレアチニン値ではなく，GFRを示すクレアチニン・クリアランスを参考に，高齢者では腎排泄性の薬物の投与方法，投与量を慎重に調節する必要がある。

また，薬物の相互作用は，高齢者では若年者と比較して高頻度に認められるとされる。これは上記のような加齢に伴う生理的変化によるものだけではなく，高齢者では合併症の増加や，複数の薬物を併用していることが多いため，薬物相互作用も念頭において薬物の用法・用量を調節しなくてはならない[19]。

以上のように，高齢者では薬物の代謝・排泄能が低下しており，オピオイドを投与する場合，それぞれの薬物の代謝・排泄の特性を理解して用量調節を行う必要がある。

以下の項では，本邦で主に使用される個々のオピオイドの薬理学的特性と，高齢者や基礎疾患を有する患者に使用する場合の注意点について述べる。

モルヒネ

1 モルヒネの薬物動態

モルヒネは主に肝臓でグルクロン酸抱合により速やかに代謝され，静脈内投与された場合，約40％がmorphine-3-glucuronide（M3G）へ，約10％がmorphine-6-glucuronide（M6G）へと代謝され，半減期は約2時間である。代謝産物のM6Gはモルヒネの数倍の強い鎮痛作用を示すが，M3Gには鎮痛作用はないとされている。またM3Gは μ（ミュー）受容体への親和性は持たないが，アロディニア，ミオクローヌスを引き起こし，さらにはモルヒネに拮抗する作用を持つ可能性が指摘されている[20]。

2 モルヒネの臨床使用

M3G，M6Gは主に腎から排泄されるが，GFRの低下する高齢者や腎機能の低下している患者では，これら代謝産物の排泄が遅延され体内に蓄積される可能性がある。肝機能の低下患者でも，モルヒネのグルクロン酸抱合はあまり低下せず代謝されるため[21]，モ

表2 オピオイド注射薬の「初期」投与量設定と投与経路による違い

モルヒネ

	効力比(倍)	薬液濃度 (mg/ml)	PCA設定		
			持続投与量 (ml/時)	レスキュー投与量 (ml/回)	ロックアウトタイム (分)
経口	1	—	—	—	—
皮下	2～3	1.0	0.5～2.0	0.5	20
静脈内	3	1.0	1.0	1.0	10
硬膜外腔※	30	0.1	4.0	4.0	30
(くも膜下)	300	静脈内投与の1日量の1/100を24時間で投与			
		硬膜外投与の1日量の1/10量を24時間で投与			

フェンタニル

	効力比(倍)	薬液濃度 (mg/ml)	PCA設定		
			持続投与量 (ml/時)	レスキュー投与量 (ml/回)	ロックアウトタイム (分)
経皮	1	—	—	—	—
皮下	1	0.02	0.5～1.0	0.5	20
静脈内	1	0.01	1.0～2.0	1.0～2.0	10
硬膜外※	1	0.01	4.0	4.0	30

PCA：Patient-controlled analgesia，レスキュー：急な疼痛が出現した場合のボーラス投与量，ロックアウトタイム：1回レスキューを使用した後で一定時間投与を禁止する時間。
※：硬膜外投与を行う場合は，溶媒を低濃度の局所麻酔薬（0.05％ブピバカインなど）にする。
(服部政治. 終末期医療におけるオピオイド注射薬の使用法. 癌と化学療法 2005；32：161-6より引用)

ルヒネおよび代謝産物の蓄積は，肝機能障害によるものより，腎機能障害により排泄率の低下している症例で起こる可能性が高い[21]。

　これらのことから，モルヒネを高齢者や腎機能の低下している症例に投与する場合，モルヒネや代謝産物の排泄率の低下を考慮に入れ投与量を減量するか，投与間隔を広げるなどの対策を立て，かつ注意深い経過観察を行うことが必要である。

　モルヒネがオキシコドン，フェンタニルに勝る点は剤型が豊富な点で，錠剤（MSコンチン®，塩酸モルヒネ錠，ピーガード®），カプセル（カディアン®カプセル），顆粒（MSツワイスロン®），細粒（モルペス®細粒），塩酸モルヒネ液（オプソ®内服液）といった経口薬に加え，坐剤，注射薬がある。投与経路による投与量の減量が可能なのもモルヒネの特徴といえよう。表2に投与経路による等鎮痛用量の違いを示す。経口，静脈内，硬膜外腔，くも膜下腔の順に鎮痛に必要なモルヒネの用量が減少するため，モルヒネ投与中の患者で副作用により増量できない場合や，高用量となった場合は投与経路を変更してみるのもひとつの手段である。ただし，投与経路を変更する場合は，日常生活様式（activity daily living：ADL）を障害する可能性もあるため，ADLの利益/不利益を考慮に入れ判断しなくてはならない。

オキシコドン

1 オキシコドンの薬物動態

オキシコドンを経口投与した場合の生物学的利用能は50〜87％とされ[22]〜[24]，消化管から吸収されたのち，肝臓のチトクロームCYP2D6によって脱メチル化されnoroxycodoneとoxymorphoneへと代謝される。主たる代謝産物であるnoroxycodoneには鎮痛活性はない。一方，oxymorphoneはオキシコドンの7から10倍の強い鎮痛作用を有するが，通常，測定検出限界前後の微量であるため鎮痛効果を示すとは考えられず，オキシコドンを投与された患者での鎮痛効果と副作用はオキシコドンの血中濃度に由来するといわれている[25]。

オキシコドンは未変化体で尿中に排泄される。主な代謝産物noroxycodoneの腎クリアランス値はオキシコドンよりも高く，未変化体として排泄され，oxymorphoneは複合体として尿中に排泄される。また，性別による血中濃度に差があり，男性に比べて女性でCmaxは35％も高く，血中からの消失時間も25％女性で長い傾向にあった[25]。

2 オキシコドンの臨床使用

2004年現在，オキシコドンは本邦では徐放製剤（オキシコンチン®錠）として発売されている。オキシコドンの副作用はモルヒネと同様であるが，譫妄や幻覚の発現率は有意に低く，年齢による血中濃度の差がほとんどないため高齢者でも使用しやすい[26]。

オキシコドン徐放剤とモルヒネ徐放剤の大きな違いは，活性代謝産物が微量であることと，効果発現時間が早いことである。活性代謝産物oxymorphoneは非常に微量で，薬物排泄能が低下している高齢者や肝機能，腎機能低下症例で代謝産物の蓄積をほとんど心配しなくてよい。しかしながら肝不全，腎不全の患者ではオキシコドン自体の血中濃度が上昇する可能性があるため，患者の症状を観察しながら投与間隔をあけるなど適宜調節しなくてはならない。

また，便秘の発現率はモルヒネと同様高いので，緩下剤などを併用していくのを忘れてはならない

フェンタニル

1 フェンタニルの薬物動態

フェンタニルは合成オピオイドで，オピオイドの中でも副作用が少ないことから麻酔

や癌性疼痛管理に汎用されている。

フェンタニルは主にCYP3A4によって活性をもたないnorfentanylへと代謝され，投与量の約75％は尿中に代謝産物として排泄され，10％未満が未変化体として尿中に排泄される[27]。

2 フェンタニルの臨床使用

2004年現在，本邦では，注射薬（フェンタネスト®）と経皮吸収型フェンタニル貼付剤（デュロテップ®パッチ）が使用可能である。

フェンタニルの最大の特徴は，脂溶性が高いこと，便秘が他のオピオイドより少ないこと，経皮吸収が可能なことにある。また，代謝産物であるnorfentanylは活性を持たないため腎機能が障害された患者でも代謝産物の蓄積による有害作用を心配しなくてよい。低アルブミン血症がある場合，蛋白結合性の高いフェンタニルは，その効果と毒性の両方が増強する可能性がある[28]が，モルヒネと比較すると，全身皮膚瘙痒，便秘などの副作用が少ないといわれている[1]。

フェンタニル注射薬は主として麻酔に使用されるが，癌性疼痛管理には経皮吸収型貼付剤であるデュロテップ®パッチが使用される。デュロテップ®パッチは，フェンタニルの小分子量と適度に高い脂溶性を利用した製剤で，他のオピオイドと比較して便秘が少ない点だけでなく，内服できなくなった癌患者で容易に疼痛管理ができる点で本邦でも汎用されている。

高齢者や基礎疾患をもつ患者でもっとも問題となるのは，フェンタニルそのものよりもその製剤の特徴にある。癌患者は高齢者が多く，皮膚表面が乾燥している患者では剝がれやすく，皮膚が弱く貼付薬を使用すると皮膚炎を起こす症例も少なくない。また，体温の上昇により皮膚からの吸収量が増加するため，感染，腫瘍熱，入浴などで体温変化が著しい患者では，相対的過量投与になる可能性があり観察を要する場合も少なくない[29]。さらに飢餓状態が続いた場合，脂肪の燃焼により脂質に溶けたフェンタニルが血中に放出され，一時的に過量投与となる可能性も否定できない。脂溶性が高く経皮吸収が可能であるため，内服や静脈内投与で見られる薬物濃度の日内変動が少なく，一定の血中濃度維持に適しているが，皮膚の状態，体温，栄養状態に大きく左右される危険性を考慮する必要がある。

また，2.5mgパッチ1枚がモルヒネ60mgに相当するため，12～72時間後に呼吸抑制を起こした報告があり，増量時には注意が必要である。その使用は，他のオピオイドを使用したことのある患者に限るべきと，米国FDAでは警告を出している。

オピオイドの選択

上記のように個々のオピオイドで薬物動態，代謝，排泄の特性は異なる。患者にとって好ましい鎮痛薬を選択する場合，当然，鎮痛効果や投与経路を優先しなくてはならな

表3 オピオイドの等鎮痛用量

	モルヒネ徐放剤	オキシコドン徐放剤	経皮吸収型フェンタニル貼付剤
等鎮痛用量	60mg/day 120mg/day 180mg/day	40mg/day 80mg/day 120mg/day	0.6mg/day（2.5mgパッチ） 1.2mg/day（5.0mgパッチ） 1.8mg/day（7.5mgパッチ）
効力比	1	1.5	100

いが，併せて個々の患者の代謝・排泄障害によって引き起こされるオピオイドならびに活性代謝産物の蓄積による有害作用も考慮してオピオイドを投与しなくてはならない。特に高齢者では，基礎疾患がなくても表1に示すような特徴的な薬物動態の生理学的変動があることを考慮に入れてオピオイドを選択する。

高齢の癌患者にオピオイドを初めて使用する場合，内服ではオキシコドン徐放剤10mg/dayで開始し，鎮痛が得られるまでなるべく短期間で増量する。オキシコドン徐放剤は代謝産物の蓄積や譫妄の発現がモルヒネ徐放剤よりも少ないため，第一選択薬物として適している。

また，同様の理由で，腎不全患者や肝不全患者に内服で開始する場合でも，モルヒネ徐放剤よりもオキシコドン徐放剤を選択したほうがよい。オキシコドンはそれ自体の鎮痛効果のみを考慮すればよいが，モルヒネ徐放剤を使用する場合はM6G，M3Gの蓄積が問題となり鎮痛効果が強すぎたり，精神症状やミオクローヌスが現れたりするため注意が必要である。

高齢者で先行するオピオイドがあって，オピオイドローテーションを行う場合，等鎮痛用量表を用いてローテーションを行う。現在，推奨されている各オピオイド間の効力比，等鎮痛用量は表3に示すとおりである。通常，モルヒネ180mg/day内服患者を経皮吸収型フェンタニル貼付薬へとローテーションする場合，1.8mg/dayになる。通常であれば1.8mg/dayを選択するが，高齢者や基礎疾患を抱える患者では，その75％つまり，1.2mg/dayで開始して鎮痛効果を見ながら増減する。オキシコドン徐放剤の場合も同様である。

また，入院治療中でオピオイドの静脈内投与や硬膜外投与が可能な患者では，モルヒネまたはフェンタニル注射薬を使用した自己調節鎮痛法（patient-controlled analgesia：PCA）[30]を利用すると細かい投与量調節が可能で，タイトレーションやオピオイドローテイションが確実に行える。静脈内および硬膜外投与時の基本的な初期設定を表4に示す。この初期設定で開始したのち，患者の痛みに対するオピオイドの要求量に応じて増量する。細かい調節が必要な患者，突出痛が急峻で強い患者には，このPCAを用いた管理方法が適している。

おわりに

癌患者は高齢者に多く，癌性疼痛のある患者では高率にオピオイドが投与されるよう

表4 モルヒネ，フェンタニル注射薬PCAポンプ投与での初期設定

オピオイド	投与経路	濃度	投与量	PCA量	ロックアウトタイム	備考
モルヒネ	静脈内	1.0mg/ml	1.0ml/hr	1.0ml/回	10min	溶媒：eq) 0.05%
	硬膜外	0.1mg/ml	4.0ml/hr	4.0ml/回	30min	ブピバカイン
フェンタニル	静脈内	0.01mg/ml	2.0ml/hr	2.0ml/回	10min	溶媒：eq) 0.05%
	硬膜外	0.01mg/ml	4.0ml/hr	4.0ml/回	30min	ブピバカイン

になった。2005年現在，本邦で癌性疼痛管理に使用できる主たるオピオイドは，モルヒネ，オキシコドン，フェンタニルの3薬である。本項では，各オピオイドの代謝，排泄，代謝産物について述べてきた。癌性疼痛患者の痛みの程度，部位，性状は個体間で異なっており，おのおのの患者に合った量のオピオイドが投与されるべきである。高齢者や薬物動態に影響を与える合併症を抱えている患者では，患者に必要と想定されるオピオイド量の75%量で開始し，患者の疼痛の程度をよく観察しながら適宜増量しタイトレーションしていくことが勧められる。

　統計学的に高齢者では，オピオイドの使用量が少ないとされているが，そこには高齢者であるということで疼痛評価が不十分であったり，オピオイドの増量を躊躇したりという医療サイドのバイアスが入っている可能性がある。オピオイド鎮痛薬を特に癌性疼痛で使用する場合，代替薬物による鎮痛治療がないことが多く，高齢だから，基礎疾患を持っているからという理由で，オピオイドの使用を控えることは患者に痛みを我慢させることにほかならない。患者の痛みを取り除き満足行く余命を全うできるようにするためには，オピオイドの使用を控えるのではなく，薬物動態，投与経路，副作用をよく理解して，最大限"うまく"使用することこそが第一に優先されると考えている。

■参考文献

1) Davis MP, Srivastava M. Demographics, assessment and management of pain in the elderly. Drugs Aging 2003 ; 20 : 23-57.
2) Besson JM, Chaauch A. Peripheral and spinal mechanisms of nociception. Physiol Rev 1987 ; 67 : 67-89.
3) Grove C-L. Physical changes of the older skin. Clin Geriatr Med 1989 ; 5 : 115-27.
4) Gibson SJ, Helme RD. Age-related differences in pain perception and reports. Clin Geriatr Med 2001 ; 17 : 334-51.
5) Ambepitiya GB, Roberts ME, Ranyadayalan K, et al. Silent exertional myocardial ischemia in the elderly : a quantitative analysis of anginal perceptual threshold and the influence of autonomic function. J Am Geriatr Soc 1994 ; 42 : 732-9.
6) Solomon CG, Lee TH, Cook EF, et al. Comparison of clinical presentation of acute myocardial infarction in patients older than 65 years of age to younger patients : the multicenter chest pain study experience. Am J Cardiol 1989 ; 63 : 772-8.
7) Clinch D, Banjeree AK, Ostik G. Ansence of abdominal pain in elderly patients with peptic ulcer. Age Ageing 1984 ; 13 : 120-6.
8) Norman DC, Yoshikawa TT. Intraabdominal infections in the elderly. J Am Geriatr Soc 1983 ; 31 : 677-84.

9) Balducci L. Management of cancer pain in geriatric patients. Review. J Support Oncology 2003 ; 1 : 175-91.
10) Vigano A, Bruera E, Suarex-Ahmaron ME. Age, pain-intensity and opioid dose in patients with advanced cancer. Cancer 1998 ; 83 : 1244-9.
11) Caraceni A, Portenoy RK, Ryan M, et al. An international survey of cancer pain characteristics and syndromes. Pain 1999 ; 82 : 263-70.
12) Curless R, French JM, Williamas GV, et al. Colorectal cancer: do elderly patients present differently? Age Aging 1994 ; 23 : 102-8.
13) Kaiko RF, Wallenstein SL, Rogers AG. Sources of variation in analgesic responses in cancer patients with chronic pain receiving morphine. Pain 1983 ; 15 : 191-200.
14) Belleville JW, Forrest WH Jr, Miller E, et al. Influence of age on pain relief from analgesics. JAMA 1971 ; 217 : 1835-41.
15) Mercadante S, Casuccio A, Pumo S, et al. Factors influencing the opioid response in advanced cancer patients with pain followed at home : the effects of age and gender. Support Care Cancer 2000 ; 8 : 123-30.
16) Boisvert M, Cohen SR. Opioid use in advanced malignant disease : why do different centers use vastly different doses? A ;lea for standardized reporting. J Pain Symptom Manage 1995 ; 10 : 632-8.
17) 太田共夫, 青葉安里. 第1章人における薬物動態とその変動要因の基礎知識. 月間薬事 2000 ; 42 : 155-61.
18) 加藤隆一. 臨床薬物動態学. 東京 : 南江堂 ; 1992. p.146-8.
19) 安原 一. 高齢者における薬物動態 (2). 月間薬事 2000 ; 42 : 162-8.
20) Andersen G, Christrup L, Sjogren P. Relationships among morphine metabolism, pain and side effects during long-term treatment : an update. J Pain Symptom Manage. 2003 ; 25 : 74-91.
21) Ashby M, Fleming B, Wood M, et al. Plasma morphine and glucuronide (M3G and M6G) concentrations in hospice inpatients. J Pain Symptom Manage 1997 ; 14 : 157-67.
22) Leow KP, Smith MT, Williams B, et al. Single-dose and steady-state pharmacokinetics and pharmacodynamics of oxycodone in patients with cancer. Clin Pharmacol Ther 1992 ; 52 : 487-95.
23) Kalso E, Vaino A. Morphine and oxycodone hydrochloride in the management of cancer pain. Clin Pharmacol Ther 1990 ; 47 : 639-46.
24) Poyhia R, Vainio A, Kalso E. A review of oxycodone's clinica pharmacokinetics and pharmacodynamics. J Pain Symptom Manage 1993 ; 8 : 63-7.
25) Kaiko RF, Benziger DP, Fitzmartin RD, et al. Pharmacokinetic-pharmacodynamic relationships of controlled-release oxycodone. Clin Pharmacol Ther 1996 ; 59 : 52-62.
26) Poyhia R, Olkkola KT, Seppala T. The pharmacokinetics of oxycodone after intravenous administration in adults. Br J Pharmacol. 1991 ; 32 : 516-8.
27) 太田正昭, 重岡恒彦, 鳥居慎一ほか. フェンタニル貼付剤 (デュロテップ®パッチ) の製剤設計. 化学療法の領域 2001 ; 17 : 101-8.
28) Peng PW, Sandler AN. A review of the use of fentanyl analgesia in the management of acute pain in adults. Anesthesiology 1999 ; 90 : 576-99.
29) Gupta SK, Southam M, Gale R, et al. System functionality and physicochemical model of fentanyl transdermal system. J Pain Symptom Manage 1992 ; 7 : S17-26.
30) 服部政治, 奥田健太郎, 山本一嗣ほか. 癌性疼痛管理におけるiv morphine PCAの使用方法. Pharma Medica 2003 ; 21(10) : 143-9.

（服部　政治，野口　隆之）

索　引

和　文

あ
アストロサイト 39
アデニル酸シクラーゼ............21
アヘンアルカロイド系オピオイド
　..58
アルフェンタニル 94
アンペック®坐剤....................73

い
意識レベル 123
依存 33, 150
一次感覚神経 22
遺伝子多型 14
イフェンプロジル 47
インドメタシン坐剤...............73

え
エプタゾシン 15
塩酸オキシコドン 79
塩酸トラマドール 87
塩酸ブプレノルフィン 85
塩酸ペチジン 84, 112
塩酸モルヒネ 59, 112
　──坐剤...............................73
　──錠..................................66
　──末..................................66
炎症性疼痛モデル 43
延髄呼吸中枢 34
延髄網様体 22
エンドソーム 4

お
嘔気・嘔吐............................35
オキシコドン 13, 20, 94, 172
　──徐放性製剤.................138
　──徐放錠の特徴...............81
オキシコンチン™ 138
オキシコンチン®錠..............172
オキシモルフォン 13
悪心・嘔吐..................103, 158
オピウム 57
オピエート 57
オピオイド 33, 57, 145, 168
　──受容体....3, 20, 43, 149, 151
　──耐性................................3
　──による副作用.............150
　──の全身作用.................157
　──の有効性.....................148
　──療法の原則.................149
オピオイドローテーション
　...................77, 78, 81, 88, 139, 174
オプソ®..................................64
　──内服液..........................66
オンダンセトロン 160

か
外傷診断 119
化学受容器引金帯..................35
下行性痛覚抑制系..................22
カディアン® 64, 67, 69, 71
カルシウム/カルモジュリン依存性
　キナーゼⅡ..........................49
加齢 17
看護評価プロトコール........157
患者自己調節鎮痛法...............61

肝障害 18
癌性疼痛..............................168
　──管理..............................63
完全アゴニスト 31
完全作動薬 57
感染予防..............................165
癌の痛みからの解放...........126
肝不全 174

き
拮抗性鎮痛薬.................28, 58
拮抗薬 57
吸収 169
急性疼痛..............................146
強オピオイド製剤 75
恐怖 26
局所麻酔薬とオピオイドを混合
　投与....................................99
局所麻酔薬とオピオイドを併用
　...99
虚血痛 147
筋肉内投与.....................93, 94

く
空腹感 122
クエン酸フェンタニル 75
くも膜下..............................100
　──オピオイド.................100
　──腔投与.........................113
　──投与.............................102
クラスリン被覆小胞................4
グリア細胞......................33, 38
グルクロン酸抱合...............170
グルタミン酸 22

け

経口腔粘膜吸収型フェンタニル 79
経口薬 84
　――が広く使用 87
経皮吸収型持続性治療薬 77
経皮吸収型製剤の特徴 77
経皮吸収型フェンタニル貼付剤 173
傾眠 35
　――傾向 122
血圧低下 124
血液脳関門 16
嫌悪効果 50

こ

交感神経系緊張 117
高次脳機能 117
合成オピオイド製剤 85
硬膜外 100, 162, 175
　――オピオイド 99
　――腔投与 113
　――腔へ投与されたフェンタニル 98
　――血腫 121
　――自己調節鎮痛 100, 101
　――持続投与 100
　――鎮痛 164
　――鎮痛の合併症 164
　――投与 97
　――膿瘍 121
　――PCA 100
高齢 174
高齢者 168
呼吸運動連動痛 123
呼吸抑制 34, 102, 120, 121, 158, 173
コデイン 14, 94
　――経口投与 82

さ

再感作 4
サイトカイン 41
細胞内移行 38
作動薬-拮抗薬 57
サブスタンスP 22, 152
三量体GTP結合蛋白質 3

し

ジクロフェナク坐剤 73
思考力低下 122
自己調節鎮痛 111
　――法 174
視床下部 50
持続静脈内投与 95
持続投与 161
シナプス可塑性 39
シナプス伝達効率 39
シナプス伝達長期増強 49
嗜癖 150, 151
弱オピオイド製剤 82
酒石酸ブトルファノール 86
出血傾向 121
出血性ショック 124
術後鎮痛 90
　――目的 63
術後痛 90, 91
循環血液量減少 123, 124
　――性ショック 120
循環抑制 121
上気道 123
条件付け場所嗜好性（嫌悪性）試験法 26
静脈内 162
　――投与 94
除脂肪体重 169
徐放錠 80
徐放性製剤 66
神経因性疼痛 49
神経栄養因子 41
神経損傷後疼痛 147
神経伝達物質遊離抑制 23
侵襲ストレス 117
侵襲制御 120
腎障害 18

す

身体依存 44
身体的依存性 151
心停止 124
腎不全 174

スフェンタニル 94, 100
スプライスバリアント 44

せ

精神依存形成 33
精神的依存性 151
生体恒常性 118
成長因子 41
青斑核 46
脊髄くも膜下硬膜外併用麻酔 114
脊髄後角 22
脊髄損傷 123
脊椎圧迫骨折 147
セリン/スレオニンキナーゼ 38
セロトニン 23
漸減法 46
前部視床下部 46

そ

瘙痒 159
　――感 103
側坐核 47, 49
速放性製剤 66
組織損傷 117

た

代謝 169
　――産物 171
帯状疱疹後神経痛 147
耐性 33, 150
タイトレーション 96
ダイナミン 4
ダイノルフィン 47
大縫線核 46
退薬症候 44
多幸感 35

索　引

多臓器不全 120
脱感作 4, 38
多発外傷 124
ダブルインジツハイブリダイゼーション 24
多様な鎮痛法 158

ち
遅発性呼吸抑制 97, 102
注射薬 80, 84
中脳水道周囲灰白質 22, 46
中脳辺縁ドパミン神経 35
長期臥床 118
鎮静スケール 158
鎮痛耐性 37

つ
痛覚過敏反応 43

て
適応と禁忌 60
デキサメタゾン 160
デュロテップ®パッチ 136, 173

と
等鎮痛用量 171
疼痛性運動抑制 118
疼痛の評価方法 158
頭部外傷 123
投与経路 61, 171
ドパミン 47
トラフィッキング 38
トラマドール 15, 153, 157
トランスアクチベーション 6
ドロペリドール 160

な
内因性オピオイドペプチド 52
内在化 4
ナロキソン 14, 34, 160

に
ニューロパシックペイン 149

ね
熱傷 124

の
乗り物酔い 160
ノルアドレナリン 23
ノルオキシコドン 13
ノルコデイン 14
ノルフェンタニル 12
ノルブプレノルフィン 14
ノルメペリジン 13, 18

は
排泄 169
　──率 171
ハイドロモルフォン 94
パッチ製剤 60

ひ
皮下 162
　──投与 93, 94
非癌性疼痛 148
　──患者 145
ビスフォスフォネート 140
ヒドロキシブトルファノール ...15
非麻薬性オピオイド 156
百日咳毒素 3

ふ
不安 26
フェンタニル
　　12, 20, 77, 94, 95, 100, 101, 111
　──注射薬 77
　──の硬膜外投与 99
　──の静注に特徴的な副作用
　　..77
不快 26
副作用 153
腹側被蓋野 51
ブトルファノール 15, 20, 94
負の情動反応 26
ブピバカイン 101

ブプレノルフィン
　..............14, 20, 94, 100, 101, 157
部分アゴニスト 31
部分作動薬 57
プレペノン® 64
プロテインキナーゼC 38
分布 169
分娩第1期 109
分娩第2期 110
分娩痛 109, 110

へ
米国FDA 173
ペチジン 13, 20, 94, 95, 100
ペンタゾシン 14, 20, 83, 94, 157
扁桃体 26
便秘 37, 159, 172

ほ
ボーラス投与 161

ま
末梢神経損傷 123
末梢性鎮痛作用機序 18
麻薬性オピオイド 156
麻薬性鎮痛薬 58
慢性膵炎 147
慢性疼痛 145, 146
　──患者に対する治療指針
　　..147

む
無痛分娩 109

め
メサドン 88, 94
メタロプロテアーゼ 6
メチルフェニデート 133
メトクロプラミド 160
メペリジン 13

も
モヒアト注射液® 65

索 引

モルヒネ ...4, 11, 20, 94, 95, 100, 101, 170
　――水 66
　――製剤 63, 64
　――の硬膜外投与 97
モルヒネ-3-グルクロニド 11
モルヒネ-6-グルクロニド 11
モルペス®細粒 64, 67, 69, 70

ゆ
有害ストレス反応 120

ら
乱用 150

り
硫酸アトロピン 65

δ受容体 111
drug delivery system 65

硫酸モルヒネ 59, 65
リン酸化 44
リン酸コデイン 59, 82, 129
リン酸ジヒドロコデイン 83

ろ
ロックアウト時間 161
ロピバカイン 102, 165

英　文

A
Acute Pain Service 165
α_2受容体 23
AMPA受容体 49
APF試験 5

B
βアレスチン 4

C
c-fos 26
Ca^{2+}チャネル 21
calcium/calmodulin-dependent protein kinase II 49
CaMK II 49
CCK 152
cDNAクローニング 20
CGRP 152
combined spinal-epidural anesthesia 114
CSEA 114
CYP2D6 .... 13, 14
CYP3A4 .... 12, 14

D
DAMGO 4

G
G蛋白質 21
　――活性化作用 51
　――連関型受容体キナーゼ 4
γ-アミノ酪酸 47
GFAP 40
GRK 4

H
HB-EGF 7

I
IV-PCA 95, 162

K
κオピオイド作動薬 153
κオピオイド神経系 47
κ受容体 111
K^+チャネル 21

L
lean body mass 169
Loeserの痛みの多層性モデル 148
long-term potentiation 49
LTP 49

M
M3G 152, 170
M6G 152, 170
MAPキナーゼ 5
maximum concentration of pain 92
MCP 92, 96
mdr 1a遺伝子 16
MEAC 90, 95, 96
minimum effective analgesic concentration 90
MK801 27
MOR1 37
MOR1B 37
MSコンチン® 64, 67, 69
MSツワイスロン® 64, 67
MSツワイスロンカプセル® 69
μ受容体 111
　――機能 51
　――サブタイプ 44
　――ノックアウトマウス 29, 46
multimodal analgesia 158

N
N-メチル-D-アスパラギン酸 47
NCA 161
NMDA受容体 27, 49, 153
NR2Bサブユニット 48

nurse-controlled analgesia 161

O

opiophobia 60
oxymorphone 172

P

P糖蛋白質 16
parents-assisted patient-controlled analgesia 161
patient-controlled analgesia
.... 61, 111
patient-controlled epidural analgesia 100, 101

PCA 61, 111, 132, 157, 174
PCEA 100, 102, 162
PKC 38, 39
PKC γ 40
──ノックアウトマウス 48
PKC仮説 4
protein kinase C 38
PTX 3

R

RAVE仮説 4
regulator of G protein signaling
.... 3
RGS 3

S

SQ-PCA 162

W

WHO 126
──方式癌疼痛治療法暫定指針 126

181

For Professional Anesthesiologists

オピオイド　　　　　　　　　　　　　　　＜検印省略＞

| 2005年 8月 8日 | 第1版第1刷発行 |
| 2007年12月1日 | 第1版第2刷発行 |

定価（本体5,800円＋税）

編集者　並　木　昭　義
　　　　表　　　圭　一
発行者　今　井　　良
発行所　克誠堂出版株式会社
〒113-0033　東京都文京区本郷3-23-5-202
電話（03）3811-0995　振替00180-0-196804
URL　http://www.kokuseido.co.jp

ISBN 978-4-7719-0293-0 C3047 ¥5800E　　印刷　三報社印刷株式会社
Printed in Japan ©Akiyoshi Namiki, Keiichi Omote, 2005

- 本書の複製権・翻訳権・上映権・譲渡権・公衆送信権（送信可能化権を含む）は克誠堂出版株式会社が保有します。
- JCLS ＜（株）日本著作出版権管理システム委託出版物＞
本書の無断複写は著作権法上での例外を除き禁じられています。複写される場合は，そのつど事前に（株）日本著作出版権管理システム（電話03-3817-5670，FAX 03-3815-8199）の許諾を得て下さい。